認知症予防専門テキスト

一般社団法人　日本認知症予防学会──監修

浦上克哉　児玉直樹──編

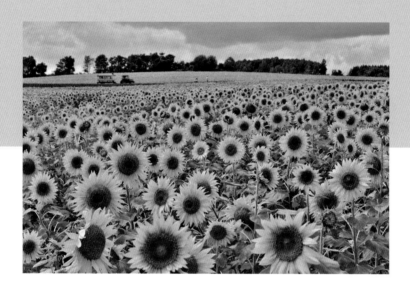

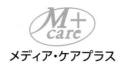

メディア・ケアプラス

危険因子	リスク比 (95% CI)	人口寄与割合
早期 (45歳未満)		
低教育歴	1.6 (1.3-2.0)	7.1%
中年期 (45-65歳)		
聴力障害	1.9 (1.4-2.7)	8.2%
外傷性脳損傷	1.8 (1.5-2.2)	3.4%
高血圧	1.6 (1.2-2.2)	1.9%
アルコール 過剰摂取	1.2 (1.1-1.3)	0.8%
肥満　 (BMI ≧ 30)	1.6 (1.3-1.9)	0.7%
高齢期 (> 65歳)		
喫煙	1.6 (1.2-2.2)	5.2%
うつ	1.9 (1.6-2.3)	3.9%
社会的孤立	1.6 (1.3-1.9)	3.5%
身体不活動	1.4 (1.2-1.7)	1.6%
糖尿病	1.5 (1.3-1.8)	1.1%
大気汚染	1.1 (1.1-1.1)	2.3%

文献６より作成

認知症の危険因子

(34頁　図7-1-4) 認知症の修飾可能な危険因子

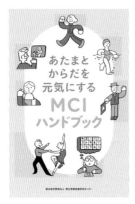
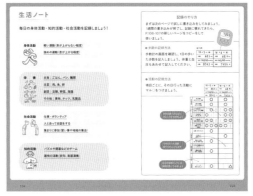

スマホ版 https://www.ncgg.go.jp/ncgg-overview/pamphlet/documents/mcihandbook.pdf
WEB版　https://www.ncgg.go.jp/ncgg-overview/pamphlet/p-mci.html

（34頁　図7-1-5）認知症のリスク低減の啓発資材　"MCIハンドブック"と"生活ノート"

【第7章（2）　生活習慣病】

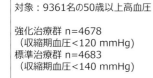

対象：9361名の50歳以上高血圧

強化治療群 n=4678
　（収縮期血圧<120 mmHg）
標準治療群 n=4683
　（収縮期血圧<140 mmHg）

アウトカム：認知症（probable）
平均観察期間：3.3年

MCIの発症は有意に抑制

MCI：0.81（0.69-0.95）
MCI+認知症：0.85（0.74-0.97）

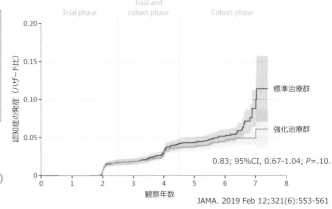

0.83; 95%CI, 0.67-1.04; P=.10.

JAMA. 2019 Feb 12;321(6):553-561

（40頁　図7-2-4）厳格な血圧管理による認知症抑制効果（SPRINT MIND研究）

【第7章（8）　多因子介入】

A. 全体解析

B. 運動教室の参加率で分類

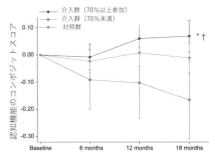

*： 介入群（70%以上）vs. 対照群，P < 0.05
†： 介入群（70%以上）vs. 介入群（70%未満），
　　P < 0.05

（72頁　図7-8-3）　認知機能の変化

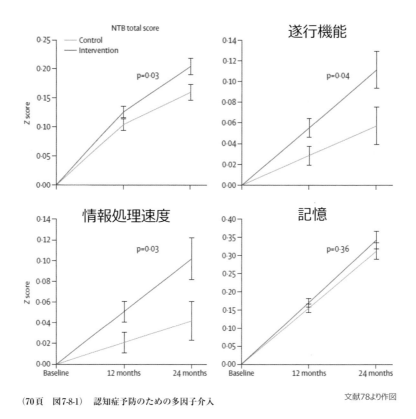

（70頁　図7-8-1）　認知症予防のための多因子介入

文献78より作図

【第8章（1）　認知症看護・ケアの基本的考え方】

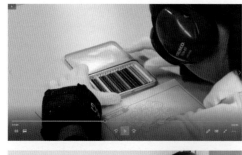

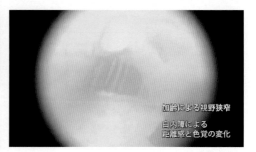

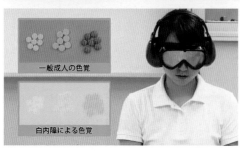

（79頁　写真8-1-1）
白内障による距離感と色覚の変化

発刊にあたって

　このたび『認知症予防専門テキスト』を刊行することができ、とてもうれしく思っております。

　この本の前身は『認知症予防専門士テキストブック』で、初版ならびに改訂第2版を出版してまいりました。2011（平成23）年に日本認知症予防学会を設立し、最初に作った専門制度が認知症予防専門士でした。そのテキストブックとして作成したのが初版でした。その後、認定認知症領域検査技師制度（現在は日本臨床衛生検査技師会が運営）、認知症予防専門医制度、認知症予防ナース制度、認知症予防専門薬剤師制度、認知症予防専門臨床検査技師制度などを制度化し、認知症予防専門士のみならず他の専門制度のテキストも必要になりました。

　そこで、今回の改訂では認知症予防専門士だけでなく全ての専門制度に対応できるテキストにということを目標に作成しました。そのためボリュームもかなり多いものになりました。しかし、本書の目的は、当初より認知症予防を学ぶ人のための聖書^{バイブル}となることを目指しており、その目標に大きく近づくことができているのではないかと期待しております。

　近年、本邦における認知症患者数は急増しており、予防対策は急務であります。ただ、認知症ならびに認知症予防への偏見は未だに根強いものがあります。そのような偏見への科学的知見に基づく対応に本書は役立つものと考えます。以前は、認知症予防のエビデンスが乏しいとの批判がありましたが、近年多くの認知症予防への科学的エビデンスが蓄積されてきております。全国的にも住民のニーズから、さまざまな予防への取り組みが行われております。しかし、科学的エビデンスが得られていない予防を行っている取り組みも少なくありません。現場で認知症予防に既に携わられている方やこれから教室の立ち上げを考えておられる方の参考図書としてもご活用頂きたいと希望します。

　最後に本テキストの編集の中核を担ってくださった児玉直樹先生、各章の原稿執筆に携わって頂いた多くの先生方、そして本書の出版にご尽力頂きました株式会社メディア・ケアプラスの編集部のみなさま、また表紙の写真をご提供いただいた中村成信さんに深く感謝致します。

　2024年5月

一般社団法人日本認知症予防学会代表理事　浦上　克哉

〈上巻〉目次

編集協力 七七舎 ／ 装幀 石原雅彦 ／ 装幀写真 中村成信 ／ イラスト パント大吉

第6章

認知症および高齢者に関する施策

(1) 認知症施策

(2) 成年後見制度、意思決定

(3) 高齢者虐待防止

(4) 認知症基本法

認知症施策

・地域包括ケア　・新オレンジプラン　・認知症初期集中支援チーム
・認知症施策推進大綱

はじめに

※**地域包括ケア**

かつての医療は、「病院完結型」でしたが、慢性疾患や複数の疾患を抱えながら生きる高齢者は、病気が治癒することが難しくQOL（Quality of Life）の維持向上を目指す医療を地域で行うように変えざるをえなくなった。

重度な要介護状態となっても住み慣れた地域で自分らしい暮らしを人生の最後まで続けることができるよう、住まい・医療・介護・予防・生活支援が一体的に提供されるシステム。高齢化の進展状況には大きな地域差が生じており、地域の自主性や主体性に基づき、地域の特性に応じてつくりあげていくことが必要。

　2011（平成23）年介護保険の改正において「**地域包括ケア**※」を目標理念として、国の施策が設定されました。2012（平成24）年にオレンジプラン（認知症施策推進 5か年計画）、2015（平成27）年に新オレンジプラン（認知症施策推進総合戦略）が策定され、2019（令和元）年には認知症施策推進大綱[1]がとりまとめられました。いわゆる団塊の世代が75歳以上となる2025（令和7）年を目指し、認知症により在宅での生活が困難になった場合でも、住み慣れた地域でできるだけ生活を送れるように医療・介護サービスを提供する環境整備、また、認知症者本人とその家族の視点から支える内容となっています。「認知症施策推進大綱」は、認知症の発症を遅らせ（予防）、認知症になっても希望をもって日常生活を過ごせる社会（共生）を目指す施策です。

1．認知症高齢者数

　わが国における認知症の人の数は2012（平成24）年で約462万人、65歳以上高齢者の約7人に1人と推計されています。現在は500万人を超えたと考えられ、正常と認知症との中間の状態の軽度認知障害（MCI：Mild Cognitive Impairment）と推計される約400万人と合わせると、65歳以上高齢者の約4人に1人が認知症の人、またはその予備群ともいわれています。

2．認知症施策推進5か年計画（オレンジプラン）

　これまでの認知症の人は、施設や精神科病院を利用せざるをえないとされてきましたが、「認知症になっても本人の意思が尊重され、できる限り

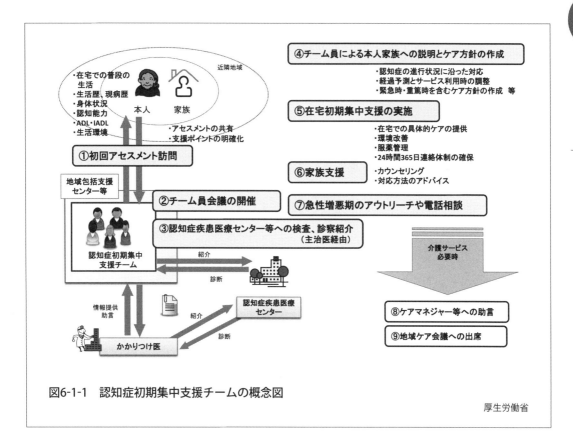

図6-1-1　認知症初期集中支援チームの概念図

厚生労働省

住み慣れた地域の良い環境で暮らし続けることができる社会」の実現を目指して、2012（平成24）年から5ヵ年計画で、7つの視点に立って今後の施策を進めてきました。

　例えば、

1）標準的な認知症ケアパスの作成・普及（行動・心理症状〈BPSD：Behavioral and Psychological Symptoms of Dementia〉などの急性増悪があっても地域で医療や介護を利用しながら自宅で家族と過ごせるような流れ）。

2）早期診断・早期対応（「**認知症初期集中支援チーム**※」（図6-1-1）を地域包括支援センターなどに配置し、早期診断・早期対応を目指す）。

3）「地域包括ケア」（医療との連携強化として24時間対応の在宅医療、訪問看護やリハビリテーションの充実強化を目指すこと、特別養護老人ホームなどの介護拠点を整備し、介護サービスの充実強化を行うこと、見守り、配食、買いものなど在宅サービスを強化すること、多様な生活支援サービスの確保や権利擁護を支援すること、一人暮らしや高齢夫婦のみの世帯の増加を踏まえたさまざまな生活支援を推進すること、バリアフリーの高齢者住宅の整備など）。

**※認知症初期集中
　支援チーム**

認知症が疑われる人
または認知症の人や
その家族を訪問し、観
察・評価を行ったうえ
で、家族支援などの初
期の支援を包括的・集
中的に行い、かかりつ
け医と連携しながら
認知症に対する適切
な治療につなげ、自立
生活のサポートを行
う。
チーム員は専門医と
看護師、介護福祉士
などで編成する。

7

3. オレンジプランから新オレンジプランへ

2012（平成24）年のオレンジプランから2年後の2014（平成26）年11月に東京で開催された認知症サミットでは、内閣総理大臣が認知症施策を国家戦略と位置付け、認知症当事者の話を聞き、認知症の人とその家族の生活を支える仕組みを構築することを宣言し、各省庁と共同で「認知症施策推進総合戦略：認知症高齢者等にやさしい地域づくりに向けて（新オレンジプラン）」を2015（平成27）年に発表しました。認知症の人などにやさしい地域づくりを推進していくため、認知症の人が住み慣れた地域の良い環境で自分らしく暮らし続けるために必要なことに的確に応えていくことを旨としつつ、7つの柱（表6-1-1）に沿って、施策を総合的に推進していくことになっています。

4. 新オレンジプランから認知症施策推進大綱へ

2019（令和元）年6月18日認知症施策推進関係閣僚会議が発表されました（図6-1-2）。

「共生」：認知症の人が、尊厳と希望をもって認知症と共に生きる、また認知症であってもなくても同じ社会で共に生きるという意味です。

「予防」：「認知症にならない」という意味ではなく、「認知症になるのを遅らせる」「認知症になっても進行を穏やかにする」という意味です。予防をすることで、70代での発症を10年間で1歳遅らせる（70代の認知症者を10%減らせる）ことを目指しています。

「認知症施策推進大綱」の5つの柱（表6-1-1、図6-1-2）について概

表6-1-1　新オレンジプランと認知症施策推進大綱の柱

■新オレンジプランの7つの柱
1. 認知症への理解を深める為の普及・啓発の推進
2. 認知症の容態に応じた適時・適切な医療・介護等の提供
3. 若年性認知症施策の強化
4. 認知症の人の介護者への支援
5. 認知症の人を含む高齢者にやさしい地域づくりの推進
6. 認知症の予防法、診断法、治療法、リハビリテーション、介護モデルなどの研究開発及びその成果の普及の推進
7. 認知症の人やその家族の視点の重視

■認知症施策推進大綱の5つの柱
1. 普及啓発・本人発信支援
2. 認知症の予防
3. 医療・ケア・介護サービス・介護者への支援
4. 認知症バリアフリーの推進・若年性認知症の人への支援・社会参加支援
5. 研究開発・産業促進・国際展開

説します。

① 普及啓発・本人発信支援

普及啓発・本人発信支援に大きな役割を果たす「**認知症サポーター**[※]」の養成を推進しています。認知症サポーターは、2023（令和5）年3月に1,450万人を超え、地域における相互扶助、連携をつくる活動が期待されています。また、認知症サポーターは個人だけでなく警察、銀行、企業などでも養成がなされています。

認知症当事者から発信することを支援する取り組みとして、認知症当事者（ピアサポーター）が自分の経験をもとに、話を聞き、悩みを相談できるような取り組みが開始されました。日本認知症本人ワーキンググループは2018（平成30）年「認知症と共に生きる希望宣言〜一足先に認知症になった私たちからすべての人へ〜」を表明しました。

厚生労働省では、2019（令和元）年から認知症の人たちの中から「認知症希望大使」を任命しています。任命された当事者は、本人自身から声を発信しています。

② 予防

認知症のリスクに教育、中年期のリスク（難聴、頭部外傷、高血圧、過度の飲酒、肥満）、高齢期のリスク（喫煙、うつ、社会的孤立、運動不足、大気汚染、糖尿病）があげられ、それら12のリスクを改善させることで40%認知症が予防できることを示した論文[2]が発表されました。食生活の改善、運動不足の解消、社会的孤立の解消などの介入を促すとともにエビデンスの収集を目的とした研究の支援も行われています。

国立長寿医療研究センターから「自治体における認知症の予防に資する取り組み事例集」[3]と「市町村における認知症予防の取り組み推進の手引き」[4]（令和3年度厚生労働省老人保健健康推進事業）という冊子が出されています。エビデンスに基づいた予防についてまとまっており、いくつかの県都市での具体的な予防の取り組み事例（認知症カフェ、介護予防教室、脳活フェス、認知症予防プログラムなど）が載っています。ダウンロードできますので、ぜひご一読いただき、個人として、また地域でできる認知症予防について考える機会をもってください。

③ 医療・ケア・介護サービス・介護者への支援

「新オレンジプラン」からさらに推進した内容になっています。認知症地域支援推進員は保健師や看護師などで、地域の実態に応じた認知症施策の推進を行う役割を担い、かかりつけ医からの情報を得て、必要に応じて

※**認知症サポーター**
認知症について正しく理解し、認知症の人や家族を温かく見守り、支援する応援者。市町村などで実施する「認知症サポーター養成講座」を受講して認知症サポーターになる。

【基本的考え方】

認知症の発症を遅らせ、認知症になっても
希望を持って日常生活を過ごせる社会を目指し
認知症の人や家族の視点を重視しながら
「共生」と「予防」※1を車の両輪として施策を推進

※1「予防」とは、「認知症にならない」という意味ではなく、「認知症になるのを遅らせる」「認知症になっても進行を緩やかにする」という意味

世界の認知症戦略

英国
○国家認知症戦略
・2009年に国家認知症
年に2020年までの新た

フランス
○神経変性疾患に関する
・2001年に認知症国家
性疾患全般に関する新

上記のほか、韓国、インドネシ

コンセプト

○認知症は誰もがなりうるものであり、家族や身近な人が認知症になることなども含め、多くの人にとって身近なものとなっている。

○生活上の困難が生じた場合でも、重症化を予防しつつ、周囲や地域の理解と協力の下、本人が希望を持って前を向き、力を活かしていくことで極力それを減らし、住み慣れた地域の中で尊厳が守られ、自分らしく暮らし続けることができる社会を目指す。

○運動不足の改善、糖尿病や高血圧症等の生活習慣病の予防、社会参加による社会的孤立の解消や役割の保持等が、認知症の発症を遅らせることができる可能性が示唆されていることを踏まえ、予防に関するエビデンスを収集・普及し、正しい理解に基づき、予防を含めた認知症への「備え」としての取組を促す。結果として70歳代での発症を10年間で1歳遅らせることを目指す。また、認知症の発症や進行の仕組みの解明や予防法・診断法・治療法等の研究開発を進める。

期間：2025年まで

具体的な施策

認知機能の低下のない人、プレクリニカル期
認知症発症を遅らせる取組
（一次予防※3）の推進

認知機能の低下のある人(軽度認知障害(MC
早期発見・早期対応(二次予防)、発症
進行を遅らせる取組(三次予防※4)の推

① 普及啓発・本人発信支援
・認知症に関する理解促進
認知症サポーター養成の推進
子供への理解促進
・相談先の周知

② 予防
・認知症予防に資する可能性のある活動の推進
・予防に関するエビデンスの収集の推進
・民間の商品やサービスの評価・認証の仕組みの検討

③ 医療・ケア・介護サービス・介護者へ
・早期発見・早期対応、医療体制の整備
・医療従事者等の認知症対応力向上の促進
・医療・介護の手法の普及・開発

④ 認知症バリアフリーの推進・若年性
・バリアフリーのまちづくりの推進
・移動手段の確保の推進
・交通安全の確保の推進
・住宅の確保の推進
・地域支援体制の強化
　・地域の見守り体制の構築支援　・見守り・探索に関する連携
　・地方自治体等の取組支援
　・ステップアップ講座を受講した認知症サポーターが認知症の人やその家族への支援を行う仕組み(「チームオレンジ」)の構築
・認知症に関する取組を実施している企業等の認証制度や
・商品・サービス開発の推進
・金融商品開発の推進
・成年後見制度の利用促進
・消費者被害防止施策の推進
・虐待防止施策の推進
・認知症に関する様々な民間保険の推進
・違法行為を行った高齢者等への福祉的支援

⑤ 研究開発・産業促進・国際展開
・認知症発症や進行の仕組の解明、予防法、診断法、治療法、リハビリテーション、介護モデル等の研究開発など、様々な病態やステージを対象に研究開発を推進
・認知症の予防法やケアに関する技術・サービス・機器等の検証、評価指標の確立
・既存のコホ
人等が研究
・研究開発の
　介護サー

認知症の人や家族の視点の重視
上
家

赤字：新規・拡充施策

※3 認知症の発症遅延や発症リスク低減　※4 重症化予防、機能維持、行動・心理症状の予防・対応

図6-1-2　認知症施策推進大綱

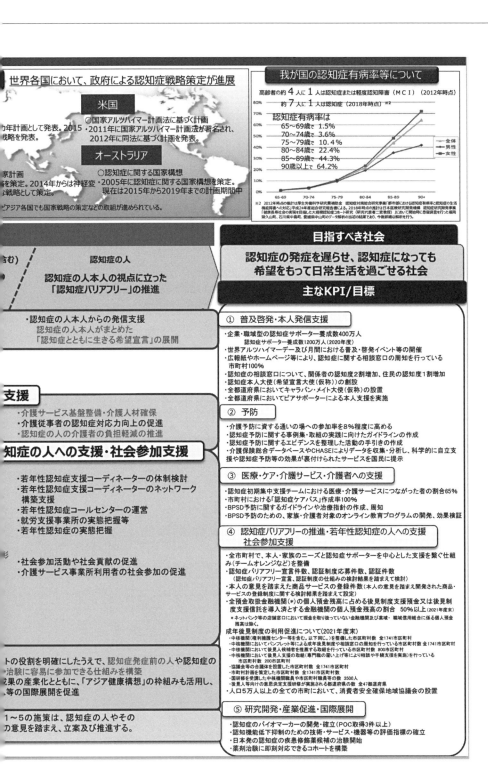

世界各国において、政府による認知症戦略策定が進展

米国

○国家アルツハイマー計画法に基づく計画。2015
・2011年に国家アルツハイマー計画法が署名され、2012年に同法に基づく計画を発表。

オーストラリア

○認知症に関する国家構想
・2014年からは神経変・2005年に認知症に関する国家構想を策定。
・現在は2015年から2019年までの計画期間中

アジア各国でも国家戦略の策定などの取組が進められている。

我が国の認知症有病率等について

高齢者の約 4 人に 1 人は認知症または軽度認知障害（ＭＣＩ）（2012年時点）
約 7 人に 1 人は認知症（2018年時点）

認知症有病率は
65～69歳で 1.5%
70～74歳で 3.6%
75～79歳で 10.4%
80～84歳で 22.4%
85～89歳で 44.3%
90歳以上で 64.2%

認知症の人

認知症の人本人の視点に立った
「認知症バリアフリー」の推進

・認知症の人本人からの発信支援
認知症の人本人がまとめた
「認知症とともに生きる希望宣言」の展開

支援

・介護サービス基盤整備・介護人材確保
・介護従事者の認知症対応力向上の促進
・認知症の人の介護者の負担軽減の推進

知症の人への支援・社会参加支援

・若年性認知症支援コーディネーターの体制検討
・若年性認知症支援コーディネーターのネットワーク構築支援
・若年性認知症コールセンターの運営
・就労支援事業所の実態把握等
・若年性認知症の実態把握

・社会参加活動や社会貢献の促進
・介護サービス事業所利用者の社会参加の促進

トの役割を明確にしたうえで、認知症発症前の人や認知症の
治験に容易に参加できる仕組みを構築

果の産業化とともに、「アジア健康構想」の枠組みも活用し、
等の国際展開を促進

1～5の施策は、認知症の人やその
意見を踏まえ、立案及び推進する。

目指すべき社会

**認知症の発症を遅らせ、認知症になっても
希望をもって日常生活を過ごせる社会**

主なKPI/目標

① 普及・啓発・本人発信支援

・企業・職域型の認知症サポーター養成数400万人
認知症サポーター養成数1200万人（2020年度）
・世界アルツハイマーデー及び月間における普及・啓発イベント等の開催
・広報紙やホームページ等により、認知症に関する相談窓口の周知を行っている市町村100%
・認知症の相談窓口について、関係者の認知度2割増加、住民の認知度1割増加
・認知症本人大使（希望宣言大使（仮称））の創設
・全都道府県においてキャラバン・メイト大使（仮称）の設置
・全都道府県においてピアサポーターによる本人支援を実施

② 予防

・介護予防に資する通いの場への参加率を8%程度に高める
・認知症予防に関する事例集・取組の実践に向けたガイドラインの作成
・認知症予防に関するエビデンスを整理した活動の手引きの作成
・介護保険総合データベースやCHASEによりデータを収集・分析し、科学的に自立支援や認知症予防の効果が裏付けられたサービスを国民に提示

③ 医療・ケア・介護サービス・介護者への支援

・認知症初期集中支援チームにおける医療・介護サービスにつながった者の割合65%
・市町村における「認知症ケアパス」作成率100%
・BPSD予防に関するガイドラインや治療指針の作成、周知
・BPSD予防のための、家族・介護者対象のオンライン教育プログラムの開発、効果検証

**④ 認知症バリアフリーの推進・若年性認知症の人への支援
社会参加支援**

・全市町村で、本人・家族のニーズと認知症サポーターを中心とした支援を繋ぐ仕組み（チームオレンジなど）を整備
・認知症バリアフリー宣言件数、認証制度応募件数、認証件数
（認知症バリアフリー宣言、認証制度の仕組みの検討結果を踏まえ検討）
・本人の意見を踏まえた商品サービスの登録件数（本人の意見を踏まえ開発された商品・サービスの登録制度に関する検討結果を踏まえ設定）
・全預金取扱金融機関（＊）の個人預金残高に占める後見制度支援預金又は後見制度支援信託を導入済とする金融機関の個人預金残高の割合 50%以上（2021年度末）
＊ネットバンク等の店舗窓口において現金を取り扱っていない金融機関及び業域・職域信用組合に係る個人預金残高は除く。
成年後見制度の利用促進について（2021年度末）
・中核機関（権利擁護センター等を含む。以下同じ。）を整備した市区町村数 全1741市区町村
・中核機関においてパンフレット等による成年後見制度や相談窓口の周知を行っている市区町村数 全1741市区町村
・中核機関において後見人候補者を推薦する取組を行っている市区町村数 800市区町村
・中核機関において後見人支援の取組（専門職の関い上げ等により相談や手続支援を実施）を行っている
　市区町村数 200市区町村
・協議会等の合議体を設置した市区町村数 全1741市区町村
・市町村計画を策定した市区町村数 全1741市区町村
・国研修を受講した中核機関職員や市区町村職員の数 3500人
・後見人等向けの意思決定支援研修が実施される都道府県の数 全47都道府県
・人口5万人以上の全ての市町において、消費者安全確保地域協議会の設置

⑤ 研究開発・産業促進・国際展開

・認知症のバイオマーカーの開発・確立（POC取得3件以上）
・認知機能低下抑制のための技術・サービス・機器等の評価指標の確立
・日本発の認知症の疾患修飾薬候補の治験開始
・薬剤治験に即刻対応できるコホートを構築

厚生労働省「令和元年6月18日認知症施策推進関係閣僚会議決定」（概要）

※認知症サポート医

「認知症サポート医研修」を受講して認知症サポート医になる。役割としては、
①かかりつけ医の認知症診断等に関する相談・アドバイザー役となるほか、ほかの認知症サポート医との連携、②各地域医師会と地域包括支援センターとの連携、③かかりつけ医を対象とした認知症対応力の向上を図るための研修を行う。

認知症初期集中支援チームと連携をとる職員です。早期発見・早期対応のためのかかりつけ医・歯科医師、薬剤師の認知症対応力向上のための研修や**認知症サポート医**※の養成をしています。看護職員や介護職員向けの認知症介護・対応力向上のための研修、医療・介護者間の情報共有も進められています。

2025（令和7）年を目指して、早期診断・早期対応を軸とする循環型の仕組み（図6-1-2）を構築することで、本人主体の医療・介護等を基本に据えて医療・介護等が有機的に連携し、発症予防⇒発症初期⇒急性増悪時⇒中期⇒人生の最終段階という認知症の容態の変化に応じて適時・適切に切れ目なく、そのときの容態にもっともふさわしい場所で提供される仕組みを実現することです。

・認知症疾患医療センターの役割

2019（令和元）年に全市区町村に設置された**認知症疾患医療センター**※は、認知症の疑いがある人が、かかりつけ医や認知症サポート医などの支援を受けながら、鑑別診断やBPSDの治療介入など必要に応じて専門的な医療が受けられるセンターです。

認知症疾患医療センターは、2017（平成29）年より「基幹型」「地域型」「連

表6-1-2　認知症疾患医療センターの類型と機能

認知症疾患医療センター運営事業

○認知症疾患に関する鑑別診断や医療相談を行うほか、地域での認知症医療提供体制の構築を図る事業（H20年度創設）
○本人や家族に対し今後の生活等に関する不安が軽減されるよう行う「診断後等支援」や、都道府県・指定都市が行う地域連携体制の推進等を支援する「事業の着実な実施に向けた取組」なども実施
○実施主体：都道府県・指定都市（病院または診療所を指定）
○設置数：全国に**５０５カ所**（令和5年10月現在）【認知症施策推進大綱：KPI/目標】全国で500カ所、2次医療圏ごとに1カ所以上

		基幹型Ⅰ	基幹型Ⅱ	地域型	連携型
主な医療機関		総合病院、大学病院等		精神科病院、一般病院	診療所、一般病院
設置数（令和5年10月現在）		17カ所	4カ所	386カ所	98カ所
基本的活動圏域		都道府県圏域		二次医療圏域	
専門的医療機能	鑑別診断等	認知症の鑑別診断及び専門医療相談			
	人員配置	・専門医又は鑑別診断等の専門医療を主たる業務とした5年以上の臨床経験を有する医師　（1名以上） ・臨床心理技術者　（1名以上） ・精神保健福祉士又は保健師等　（2名以上）		・専門医又は鑑別診断等の専門医療を主たる業務とした5年以上の臨床経験を有する医師（1名以上） ・臨床心理技術者　（1名以上） ・精神保健福祉士又は保健師等（2名以上）	・専門医又は鑑別診断等の専門医療を主たる業務とした5年以上の臨床経験を有する医師（1名以上） ・看護師、保健師、精神保健福祉士、臨床心理技術者等（1名以上）
	検査体制 （※他の医療機関との連携で可）	・CT ・MRI ・SPECT（※）		・CT ・MRI（※） ・SPECT（※）	・CT（※） ・MRI（※） ・SPECT（※）
	BPSD・身体合併症対応	救急医療機関として空床を確保	急性期入院治療を行える他の医療機関との連携で可		
	医療相談室の設置	必須		－	
地域連携機能		・地域への認知症に関する情報発信、普及啓発、地域住民からの相談対応 ・認知症サポート医、かかりつけ医や地域包括支援センター等に対する研修の実施 ・地域での連携体制強化のための「認知症疾患医療センター地域連携会議」の組織化　等			
診断後等支援機能		・診断後等の認知症の人や家族に対する相談支援や当事者等によるピア活動や交流会の開催			
事業の着実な実施に向けた取組の推進		都道府県・指定都市が行う取組への積極的な関与		※基幹型が存在しない場合、地域型・連携型が連携することにより実施	

厚生労働省

携型」の３タイプになりました。「基幹型」は総合病院、「地域型」は単科の精神科病院・精神科のある病院、「連携型」は診療所や病院が相当します。「基幹型」はBPSDや身体合併症の入院のために空床を確保しておく必要があり、「地域型」「連携型」は、急性期入院ができる施設と連携をとっている施設です（表6-1-2）。診断後も認知症の人や家族に対する支援、当事者によるピア活動や交流会を開催することも大事な取り組みです。

・認知症初期集中支援チームの役割

　早期に認知症の鑑別診断が行われ、速やかに適切な医療・介護などが受けられる初期の対応体制が構築されるよう、認知症初期集中支援チームの設置がなされました。市町村が地域包括支援センターや認知症疾患医療センターを含む病院・診療所などにチームを置き、認知症専門医の指導のもと複数の専門職が、認知症が疑われる人または認知症の人やその家族を訪問し、観察・評価を行ったうえで本人および家族への初期の支援を包括的・集中的に行い、かかりつけ医と連携しながら認知症に対する適切な治療につなげ、自立生活のサポートを行います。「認知症ケアパス」とは、認知症発症予防から人生の最終段階まで、認知症の容態に応じ、相談先や、いつ、どこで、どのような医療・介護サービスを受ければいいのか、これらの流れをあらかじめ標準的に示したもので、各自治体で作成率100％を目指します。

・BPSDや身体合併症への適切な対応

　認知症のBPSDや身体合併症などが見られた場合にも、医療機関・介護施設等で適切な治療やリハビリテーションが実施されるとともに、当該医療機関・介護施設等での対応が固定化されないように、退院・退所後もそのときの容態に最もふさわしい場所で適切なサービスが提供される循環型の仕組みを構築します。BPSDに対しては、非薬物療法をまず推奨し、「かかりつけ医のためのBPSDに対する向精神薬使用ガイドライン」では、BPSDの原因がないか検討し、コリンエステラーゼ阻害薬やメマンチンで改善が見られない場合、向精神薬を低用量で開始し症状を見ながら漸増する方法を推奨しています。BPSDの原因として、身体的要因、ほかの薬物の作用・副作用、環境要因、適切でない非薬物介入を検討する必要があり、介護職、医療職など多職種で検討する必要があります。

　BPSDが起きてから対応するのではなく、BPSD予防に関するガイドラインや治療指針を作成し、BPSD予防のための家族・介護者対象のプログラムの開発、効果検証を予定しています。

※**認知症疾患医療センター**

都道府県および指定都市により認知症専門医療の提供と介護サービス事業者との連携を担う医療機関のこと。
認知症疾患に関する鑑別診断とその初期対応、認知症のBPSDと身体合併症への急性期対応、専門医療相談、診断後の相談支援等を実施するとともに、地域保健医療・介護関係者への研修等を行っている。地域の認知症医療の中核的な役割を果たす。

・**身体合併症等への適切な対応**

　認知症があっても適時適切に身体合併症に対する検査治療ができるように、急性期医療機関、一般病院勤務の医療従事者に対する認知症対応力向上研修の受講を進めます。

　早期診断・早期対応やBPSD、身体合併症などへの対応においては、かかりつけ医・認知症サポート医・認知症専門医、認知症初期集中支援チーム、認知症疾患医療センター、急性期対応を主とする病院・リハビリテーション対応を主とする病院・精神科病院、歯科医療機関、薬局、地域包括支援センター、介護支援専門員（ケアマネジャー）、介護サービス事業者などさまざまな主体が関わることから、医療・介護関係者などの間の情報共有が重要になるので連携が大切です。

④　**認知症バリアフリーの推進・若年性認知症の人への支援・社会参加支援**

　障害があっても暮らしていきやすい社会をつくるために日本認知症官民協議会が設立され、金融、交通、住宅、産業関連団体などが参画し、認知症バリアフリーワーキンググループを設置しました。「認知症バリアフリー宣言」は2020（令和2）年に認知症の人と接する機会の多い業種の中から、金融（銀行・信託・生保・損保・証券）、住宅（マンション）、小売（コンビニ・小売店・薬局等）、レジャー・生活関連（旅館・ホテル・理容室・飲食業等）の4業種を選定し、認知症の人への接遇に関する手引き「認知症バリアフリー社会実現のための手引き」を作成・公表しました。日本認知症官民協議会のホームページからダウンロードできます[5]。買いものに来て同じものを買う人や支払いを忘れる人への声掛けの具体的な例も書いてあり、認知症者のケアにも参考になります。

　また、若年性認知症者については、就労や生活費、子どもの教育費などの経済的な問題が大きく、居場所づくり、就労・社会参加支援などのさまざまな分野にわたる支援が必要とされています。そのため、若年性認知症コールセンター、若年性認知症支援コーディネーター、若年性認知症の実態調査など、支援する制度やサービスの整備を推進しています。

　認知症になって判断力がなくなった場合は、成年後見制度利用を促進しています。

⑤　**研究開発・産業促進・国際展開**

　認知症発症や進行のメカニズム解明、予防法・診断法・治療法・リハビリテーション、介護モデルなどの研究開発を推進しています。アルツハイマー型認知症（AD：Alzheimer's Disease）に対する抗アミロイドβ抗体薬が日本でも2023（令和5）年12月に承認されました。大規模な認知

症コホート研究やレジストリ研究を行い、認知症の治験開始をスムーズに
できるような取り組みも行われています。

　認知症予防やケアに関する技術・サービス・機器などの検証、評価指標
の確立のための研究も病院・研究機関の研究者と企業とが合同で開発に力
を入れています。今後アジア・欧米も高齢化が進むことを受け、日本の高
齢者医療や施設への見学者が増えています。日本で開発された医療機器、
介護機器、システムを国際展開させることも推進されています。

まとめ

　認知症発症予防・進行予防のためには、国をあげての対策が必須です。
認知症になっても地域で自分らしい人生が送れるように、2012（平成
24）年「オレンジプラン」が、2015（平成27）年「新オレンジプラン」
が策定されました。2019（令和元）年には認知症施策推進大綱がとりま
とめられ「予防」「共生」を目指しています。認知症の早期診断・早期対
策のための体制として認知症初期集中支援チームが全市町村に整備され、
地域の社会資源の一つとなっています。BPSDに対しても、それぞれに合
わせた非薬物療法・薬物療法を多職種で検討するとともにBPSDの予防
が望まれます。

引用文献
1）認知症施策推進大綱について（厚生労働省）https://www.mhlw.go.jp/stf/seisakunitsuite/bunya/0000076236_00002.html
2）Gill Lifingston, et.al., Dementia prevention, intervention, and care: 2020 report of the Lancet Commission. Lancet 396（10248）:413-446, 2020
3）厚生労働省「自治体における認知症予防に資する取り組み事例集」https://www.mhlw.go.jp/content/12300000/R2-5G2_s.pdf
4）国立長寿医療研究センター「市町村における認知症予防の取り組み推進の手引き」
　　https://www.ncgg.go.jp/ncgg-kenkyu/documents/R3_RiskReduction.pdf
5）日本認知症官民協議会　https://ninchisho-kanmin.or.jp/guidance.html

成年後見制度、意思決定

キーワード ・意思決定支援 ・成年後見制度

はじめに

認知症などにより判断能力が低下している場合、自己決定（自分のことを自分で決める）や自己実現（人生を主体的に生きる）という権利が無視されたり、侵害されたりすることが少なくありません。日常的な金銭管理や重要な財産管理などに支援を受けながら「認知症の人たちが当たり前の生活が当たり前にできる」ために、さまざまな視点からのさまざまな支援が必要となります。

1. 認知症ケアの倫理

① 認知症の人の二重の困難

認知症の人は病気の進行とともに自分のできることが自分でできなくなる自立の障害や、自分のことを自分で決めることができなくなる自律の障害などにより、周りが感じている以上に自分自身への不安や焦躁を抱えています。さらに終末期には、延命治療を含む命に関わる重大な倫理的問題が起こってきます。

認知症の人は、それぞれの障害の中で自身の中にある意識のズレと周囲との関係におけるさまざまなズレによる二重の困難を抱えることになるのです。

② ケアの倫理

認知症の人本人の意思を尊重し、認知症の人々の尊厳に配慮するためには、認知症への偏見・蔑視を取り除き、多職種で協働しさまざまな角度からともに考えていく姿勢が望まれます。

ケアの実践現場では倫理的価値判断をしなければならない場面は多々あり、その解決策も一つではないことから、倫理的ジレンマを感じることが

あります。中島らは次の点に注意を払いつつ判断し、対策を考えることが必要であると述べています[1]。

1）「事実認識」「〜である」は、必ずしも「〜であるべき」という倫理的価値判断にはならない
2）より良い倫理的価値判断を行うには正しい事実認識が必要
3）良い倫理的判断は必ずしも一つではない

本人や家族、医療ケア専門家それぞれが異なった価値観を有しており、それぞれの価値観に相違があることを認識したうえで互いに尊重されなければなりません。

2．認知症の人の意思決定支援

病気の進行とともに認知症の人自身による意思決定の表出は、徐々に困難になっていきます。認知症ケアに携わる者が常に倫理観を意識下におくことで、必要時速やかに判断し行動することができるのです。

認知症の人の意思決定支援の重要性はこれまでもいわれてきましたが、具体的な方法が十分に明らかにされていない現状があります。認知症イコール意思確認ができないという認知症の人に対する理解不足や、知識不足・偏見などにより、認知症の人の意思を確認することが軽視されることがあってはなりません。認知症であっても意思がある人と捉えて支援することが前提です。これはケアする者の基本的態度です。

認知症の人を理解するということは、記憶障害、見当識障害、言葉や数の障害など、外見的な症状の理解にとどまらず、症状の奥で本人がどんな体験をし、どのように暮らそうと思っているのか、本人の体験世界を知ることが大切です。そのためには、認知症の人たちの言葉と行動にきめ細かに心を配り寄り添い、想像力と創造力を働かせ、その人と関わりつつ理解していくことが重要です。

3．認知症の人のエンド・オブ・ライフ・ケア

加齢に伴う機能低下や認知症の進行により、日常生活動作の低下や生命維持能力が低下して人は死に至りますが、その経過は個人差が大きいといわれています。

高度認知症の人であっても意思がある人と捉えて、最後の瞬間まで「人間としての尊厳」を失わないよう支援することを前提として、認知症の人の苦痛を取り除くなど、残された期間の生活の質を大切にした適切な医療とケアが必要とされます。

2012（平成24）年に日本老年医学会が発表した「高齢者の終末期の医療およびケア」に関する「立場表明」によると、高齢者の終末期の医療およびケアは、患者個々の死生観、価値観および思想・信条・信仰を十分に尊重して行わなければならないとし、認知機能低下や意識障害などのために患者の意識の確認が困難な場合であっても、以前の患者の言動などを家族などからよく聴取し、家族などとの十分な話し合いのもとに患者自身の希望と患者の意向の代弁とを明確に区別する必要があるとしています。患者の意思をより明確にするために事前指示書などの導入も検討すべきであるとし、自己の表出が不得意な患者に対して真の希望を話すことを促す援助や、真に希望することを洞察する能力が要求されるとしています。

4．認知症の人の権利擁護に関する制度

　認知症の中核症状は、認知機能の障害であり、そのことが生活障害を引き起こします。そのため認知症の人は自分のことを自分で決めたり、決めたことを周りに情報発信したりすることが行いにくくなり、基本的な人権を享受することができにくい状況下に置かれてしまいがちです。

　認知症の人にケアを提供する人たちは、認知症の人が自己決定でき、意思が訴えられるようサポートし、時にそれらを代弁する（アドボカシー）役割が求められます。

　また、サービス提供者自らが、権利侵害の加害者にならないように十分注意が必要です。ここでは、権利擁護を目的とした施策について解説します。

① **日常生活自立支援事業**

　日常生活自立支援事業は認知症や障害によって判断能力が不十分な人の金銭管理や福祉サービスの利用を支援する事業で、全国の社会福祉協議会によって実施されています。

〈対象者〉

　軽度認知症や知的障害・精神障害などによって判断能力が不十分な人で日常生活を営むことに必要なサービスを利用するための情報の入手や理解、判断、意思表示に関して本人のみでは適切に行うことが難しい人。

　判断能力が不十分といってもこの事業の契約内容を理解できる程度の能力は必要とされます。

〈支援の内容〉

1）福祉サービス利用の援助

　高齢者や障害者が「介護保険制度」や「障害者自立支援法」に基づく福祉サービスを利用する際の情報提供や手続の支援をします。

〔例〕・福祉サービスを利用または利用をやめるために必要な手続き

　　　・福祉サービスの利用料の支援手続き

　　　・福祉サービスについての苦情解決制度を利用する手続き

2）日常的金銭管理サービス

　公共料金や家賃など生活に必要な支払や生活費等の預貯金の払い戻し・預入の支援をします。

〔例〕・年金および福祉手当の受領に必要な手続き

　　　・医療費の支援手続き

　　　・税金や社会保険料、公共料金の支払手続き

　　　・日用品等の代金の支払手続き

　　　・上記に伴う預金の払戻し、預金の解約、預入手続き

3）書類等の預かりサービス

　預貯金の通帳や権利証、実印など大切な書類を預かります。

〔例〕・年金証書

　　　・預貯金の通帳

　　　・権利証

　　　・契約書類

　　　・保険証書

　　　・実印・銀行印

　　　・そのほか実施主体が適正と認めた書類（カードを含む）

4）見守り

　生活変化の見守りをします。

② **成年後見制度**

　成年後見制度は判断能力の不十分な人の権利を擁護する制度として2000（平成12）年4月にスタートしました。

1）日常生活自立支援事業との関係

　日常生活自立支援事業は、利用者本人と実施主体との契約締結により援助が開始されるものですが、「利用者本人が利用契約を締結できない場合」や「利用者本人の意思が確認できないため、この事業に

よる支援計画を立てることができない場合」、また「この事業の援助内容だけでは本人に対する十分な援助ができない場合」、「本人の意思能力喪失後も本人が援助の継続を希望する場合」など、本人の判断能力の程度や援助内容に応じて成年後見制度につなげることになります。

2) 種類

補助：事理を弁識する能力が不十分な者
　　　（物事によっては一人で判断ができないことがある）

保佐：事理を弁識する能力が著しく不十分な者
　　　（日常生活のかなりの部分で支援が必要）

後見：事理を弁識する能力を欠く状況にある者
　　　（常に自分一人で判断ができない状態にあり、日常生活に常に支援が必要）

まとめ

　認知症の人たちの尊厳ある暮らしとは、自己決定できること、他者から人権や財産を侵害されないことであり、認知症になっても地域が支えることができるなどの条件を周囲で支え、見守っていくことが大切です。それが今後の高齢社会において、独居や高齢者のみ世帯の高齢者・認知症などで判断能力の低下した人々に住み慣れた地域での継続した暮らしを可能にしていくものと考えます。

引用文献
1)　中島紀恵子監修『認知症の人々の看護』2017年、医歯薬出版

参考文献
・日本老年精神医学会『改訂老年精神医学講座；総論』ワールドプランニング
・『成年後見実務マニュアル』2006年、中央法規
・井上計雄『相談事例から見た成年後見の実務と手続き』2006年、新日本法規
・岡田准一編著、日本認知症ケア学会監修『認知症ケアにおける倫理』2008年、ワールドプランニング
・福島敏之『現場で役立つ社会保障制度』2023年、中央法規

第6章
(3)
高齢者虐待防止

はじめに

　高齢化が進むわが国においては介護保険制度の普及や活用が進む一方で、高齢者に対する身体的虐待や心理的虐待、介護放棄や放任などが家庭や施設などで表面化し社会問題となっています。

1. 増加する高齢者の虐待件数

　厚生労働省による調査では養介護施設従事者による虐待と判断された件数は増加しており養護者による件数は横ばい状態となっています。

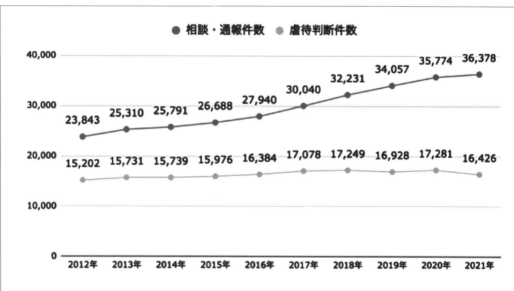

図6-3-1　養護者による虐待件数の推移

厚生労働省｜令和3年度「高齢者虐待の防止、高齢者の養護者に対する支援等に関する法律」に基づく対応状況等に関する調査結果より作成

2. 高齢者虐待と定義されている5種類

① 虐待の種類

1.身体的虐待：高齢者の身体に外傷が生じ、または生じるおそれのある暴行を加えること（つねる、殴る、蹴るなど）。外部との接触を意図的に遮断する行為。

2.心理的虐待：脅しや侮辱など言語や威圧的な態度、無視、嫌がらせなどによって精神的苦痛を与えること（怒鳴る、ののしる、悪口を言うなど）。

3.経済的虐待：本人の合意なしに財産や金銭を使用したり、本人の金銭の使用を理由なく制限したりすること（生活費を渡さない、年金や預金を本人の意思・利益に反して使用するなど）。

4.ネグレクト（介護放棄・放任）：

意図的か結果的かは問わず、介護や世話を放棄または放任し、高齢者の生活環境や身体・精神的な状態を悪化させている行為（入浴させず異臭がする、水分や食事を提供せず脱水症状や栄養失調が見られる、医療が必要な状態にもかかわらず受診させないなど）。

5.性的虐待：高齢者にわいせつな行為をすることまたは高齢者にわいせつな行為をさせること。

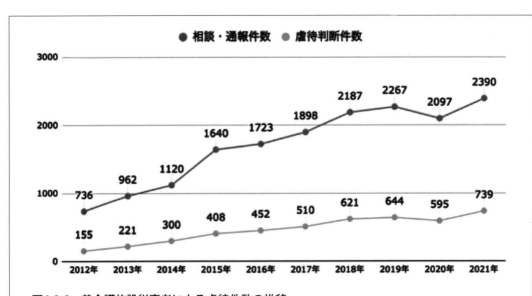

図6-3-2　養介護施設従事者による虐待件数の推移

厚生労働省｜令和3年度「高齢者虐待の防止、高齢者の養護者に対する支援等に関する法律」に基づく対応状況等に関する調査結果より作成

② **高齢者虐待防止法**

高齢者虐待防止法とは、正式には「高齢者虐待の防止、高齢者の養護者に対する支援等に対する法律」といい、高齢者に対する虐待を防ぎ、保護するための措置や支援について定めた法律です（2006〈平成18〉年より実施）。

「高齢者が他者から不適切な扱いにより権利利益を侵害される状態や生命、健康、生活の損なわれるような状態に置かれること」を捉えたうえで、高齢者虐待防止法の対象を次のように定めています。

・養護者による高齢者虐待

・養介護施設従事者等による高齢者虐待

この法律では高齢者虐待の定義を明確化・通報／相談窓口への通報を義務化しており、介護施設における高齢者虐待を起こさない・起きた際は迅速に対応することを促しています。

◎内容のポイント

1. 65歳以上の高齢者が対象（40歳以上の人には適切な権限行使）
2. 養護者による虐待と養介護施設従事者による虐待への対応
3. 養護者による虐待は市町村地域包括支援センターが対応
4. 養介護施設従事者による虐待は、都道府県・市町村が対応
5. 国、自治体には連携強化、体制整備、専門的人材の確保、研修啓発広報の責務がある
6. 介護福祉、保健医療などの関係者には早期発見の努力協力が求められている
7. 発見者には通報の義務があり、市町村、地域包括支援センターに通報
8. 市町村には立ち入り調査権があり、必要に応じ警察に援助要請、老人福祉法の措置発動、面会制限を行い、成年後見制度の首長申立につなげる
9. 成年後見制度の利用促進の明記

表6-3-1　高齢者虐待防止法に定める「養介護施設従事者等」の範囲

	養介護施設	養介護事業
老人福祉法による規定	・老人福祉施設 ・有料老人ホーム	・老人居宅生活支援事業
介護保険法による規定	・介護老人福祉施設 ・介護老人保健施設 ・介護療養型医療施設 ・地域密着型介護老人福祉施設 ・地域包括支援センター	・居宅サービス事業 ・地域密着型サービス事業 ・居宅介護支援事業 ・介護予防サービス事業 ・地域密着型介護予防サービス事業 ・介護予防支援事業

まとめ

　高齢者虐待は高齢者の「人としての人権」を傷つける重大な人権侵害行為です。

　「高齢者の尊厳の保持」を妨げる虐待を防止することが、今後の高齢社会にあっては極めて重要になってきます。

第6章
（4）

認知症基本法

6

認知症および
高齢者に関する施策

（4）

認
知
症
基
本
法

はじめに

　日本認知症予防学会は認知症予防の大切さを伝えるため、アルツハイマー博士の誕生日である6月14日を認知症予防の日と制定しました。2023（令和5）年6月14日の認知症予防の日に「共生社会の実現を推進するための認知症基本法（認知症基本法）」は成立しました。この認知症基本法に基づき、政府は認知症認知症施策の総合的かつ計画的な推進を図るため、認知症施策推進基本計画を策定します。また、都道府県においては、当該都道府県の実情に即した都道府県認知症施策推進計画を策定するように努め、さらに市町村は、当該市町村の実情に即した市町村認知症施策推進計画を策定するように努める必要があります。認知症の人やその家族と価値観を共有しながら、政府のみならず産学官民の関係する全てのステークホルダーの主体的な認知症に関する理解と活動が求められます。

1. 認知症基本法の成立

　認知症基本法は、2018（平成30）年に超党派の議員が認知症国会勉強会をスタートしたことが始まりです。2019（令和元）年に認知症施策推進関係閣僚会議において認知症施策推進大綱が取りまとめられましたが、自民党と公明党によって認知症基本法案は国会に提出されました。しかし、2021（令和3）年に衆議院の解散によって提出された認知症基本法案は廃案となってしまいます。その後、2022（令和4）年の参議院選挙後に認知症基本法案の作成に向けた議論が再び活発化し、2023（令和5）年に、国会に「共生社会の実現を推進するための認知症基本法」として提出され、6月14日の認知症予防の日に成立しました。なお、2024（令和6）年1月1日に認知症基本法は施行され、認知症施策推進本部が設置されました。

認知症基本法は、日本における急速な高齢化の進展に伴い認知症の人が増加している現状などに鑑み、認知症の人が尊厳を保持しつつ希望をもって暮らすことができるよう制定をしました。認知症に関する施策に関し、基本理念を定め、国・地方公共団体等の責務を明らかにし、および認知症施策の推進に関する計画の策定について定めるとともに、認知症施策の基本となる事項を定めることなどにより、認知症施策を総合的かつ計画的に推進します。それによって認知症の人を含めた国民一人ひとりがその個性と能力を十分に発揮し、相互に人格と個性を尊重しつつ支え合いながら共生する活力ある社会の実現を推進することを目的としています。

2. 7つの基本理念

　認知症施策については、認知症の人が尊厳を保持しつつ希望をもって暮らすことができるよう、以下の7つの基本理念が示されています。

① 全ての認知症の人が、基本的人権を享有する個人として、自らの意思によって日常生活および社会生活を営むことができるようにすること。

② 国民が、共生社会の実現を推進するために必要な認知症に関する正しい知識および認知症の人に関する正しい理解を深めることができるようにすること。

③ 認知症の人にとって日常生活または社会生活を営むうえで障壁となるものを除去することにより、全ての認知症の人が、社会の対等な構成員として、地域において安全にかつ安心して自立した日常生活を営むことができるようにするとともに、自己に直接関係する事項に関して意見を表明する機会および社会のあらゆる分野における活動に参画する機会の確保を通じてその個性と能力を十分に発揮することができるようにすること。

④ 認知症の人の意向を十分に尊重しつつ、良質かつ適切な保健医療サービスおよび福祉サービスが切れ目なく提供されること。

⑤ 認知症の人に対する支援のみならず、その家族その他認知症の人と日常生活において密接な関係を有する者（以下、「家族等」という）に対する支援が適切に行われることにより、認知症の人および家族等が地域において安心して日常生活を営むことができるようにすること。

⑥ 認知症に関する専門的、学際的または総合的な研究その他の共生社会の実現に資する研究等を推進するとともに、認知症および軽度の認

知機能の障害に係る予防、診断および治療並びにリハビリテーション
および介護方法、認知症の人が尊厳を保持しつつ希望をもって暮らす
ための社会参加の在り方および認知症の人がほかの人々と支え合いな
がら共生することができる社会環境の整備その他の事項に関する科学
的知見に基づく研究等の成果を広く国民が享受できる環境を整備する
こと。

⑦　教育、地域づくり、雇用、保健、医療、福祉その他の各関連分野に
おける総合的な取り組みとして行われること。

3. 施策推進のための基本的施策

なお、政府は認知症施策の総合的かつ計画的な推進を図るため、認知症
施策推進基本計画を策定しなければなりません。また、都道府県において
は、認知症施策推進基本計画を基本とするとともに、当該都道府県の実情
に即した都道府県認知症施策推進計画を策定するよう努めなければなりま
せん。さらに市町村は、認知症施策推進基本計画および都道府県認知症施
策推進計画を基本とするとともに、当該市町村の実情に即した市町村認知
症施策推進計画を策定するよう努めなければなりません。

また、基本的施策としては主に次の8項目が示されています。

①　認知症の人に関する国民の理解の増進等

②　認知症の人の生活におけるバリアフリー化の推進

③　認知症の人の社会参加の機会の確保等

④　認知症の人の意思決定の支援および権利利益の保護

⑤　保健医療サービスおよび福祉サービスの提供体制の整備等

⑥　相談体制の整備等

⑦　研究等の推進等

⑧　認知症の予防等

なお、主な8項目のほか、認知症施策の策定に必要な調査の実施、多様
な主体の連携、地方公共団体に対する支援、国際協力についても示されて
います。

認知症基本法の施行に先立ち、2023（令和5）年9月に認知症の本人
やその家族、有識者を交え、基本法の目指す共生社会、認知症の人を含め
て全ての人が相互に人格と個性を尊重しつつ支え合いながら共生する活力
ある社会の実現に向けた議論を行うため、認知症と向き合う『幸齢社会』
実現会議を立ち上げられました。従来の認知症施策推進大綱からより踏み
込んだ内容について議論されています。

4. 認知症の予防

　共生社会の実現を推進するための認知症基本法第21条に、認知症予防について記載があります。国および地方公共団体は、希望する人が科学的知見に基づく適切な認知症および軽度の認知機能の障害の予防に取り組むことができるよう、予防に関する啓発および知識の普及ならびに地域における活動の推進、予防に係る情報の収集、その他の必要な施策を講ずるものとしています。

　また、国および地方公共団体は、認知症および軽度の認知機能の障害の早期発見、早期診断および早期対応を推進するため、介護保険法第105条の46第1項に規定する地域包括支援センター、医療機関、民間団体等の間における連携協力体制の整備、認知症および軽度の認知機能の障害に関する情報の提供、その他の必要な施策を講ずるものとしています。

　認知症の予防に関する啓発と知識の普及、認知症予防に関する地域活動の推進、認知症予防に係る情報の収集など、積極的に実施されることが望まれます。

まとめ

　共生社会の実現を推進するための認知症基本法により、国民は共生社会の実現を推し進めるために必要な認知症に関係する正しい知識や認知症の人に関係する正しい理解を深めるとともに、共生社会の実現に力を尽くすよう努力する責任が求められます。また、公共交通事業者、金融機関、小売業者、その他の認知症の人が日常生活や社会生活を送るうえで欠かせないサービスを提供する会社などの事業者は、認知症の取り組みに協力する必要もあります。さらに、認知症の病態解明、認知症と軽度認知障害の予防、診断、治療、リハビリテーション、介護などに関する基礎研究や臨床研究を推し進め、研究成果の普及にも努める必要があります。今後、認知症の人の視点を重視しながら、産学官民の関係する全てのステークホルダーの創意工夫が社会へ実装されていくと思われます。

第 **7** 章 認知症の予防

認知症の
1次予防、2次予防、3次予防

はじめに

　認知症の予防（リスク低減）とは、認知症の発症や進行を止めることではなく、疾患の進行を遅くさせることです。高齢者の認知症の原因にはアルツハイマー型認知症（AD：Alzheimer's Disease）以外にも多くの疾患があり、認知症の発症・進行を抑制する予防法の開発が必要です。認知症の危険因子には遺伝的因子と修飾可能な因子があります。1次予防、2次予防では、修飾可能な因子に適切な対策を講じることになります。3次予防は認知症の人が対象となり、行動・心理症状（BPSD）や併発する身体疾患の管理、本人と介護者への心理社会的支援などが中心となります。

1. リスク低減（認知症予防）の考え方

　認知症は高齢者でよくみられる病気であり、特別なものではありません。「認知症の予防」とは、認知症の発症や進行を止めるものではなく、疾患の進行を遅くさせることです。その手段として、薬物療法、非薬物療法があります。最近、早期アルツハイマー型認知症（AD）の治療薬として登場したレカネマブなどの新しい疾患修飾薬も、進行を遅延させる効果が示されており、認知症予防という概念にも含まれます。また、高齢者のADの95%以上は複合病理であることも知られており（図7-1-1）[1]、多くのタイプの認知症の発症・進行を抑制する予防法の開発は喫緊の課題です。

　認知症予防の非薬物介入は、最近は「認知症のリスク低減」と表現されることが多くあります。まさに認知症のリスクを減少させ、進行を抑制する意味合いです。人には生物学的な寿命があり、寿命に至るまでに認知症の発症を遅らせることができれば、認知症の発症を制御できたと考えることができます。認知症のリスク低減は「逃げ切り戦略」ともいえるのです。

　一般的に疾患の"予防"は、1次予防、2次予防、3次予防に分けられ

※7章の引用文献は章末P74〜76にまとめています。

ます。１次予防は、認知症の発症を遅延させるための対策です（図7-1-2）。認知症の危険因子である生活習慣病の予防や運動不足の解消に努めるなどにより、認知症のリスクを低減させます。２次予防は、ごく軽度の認知機能の低下などが認められる段階（軽度認知障害：MCI）で、ライフスタイルの見直しなどにより、認知機能の維持や改善を目指すものです。３次予防は認知症になっても、進行を遅らせ穏やかにより長く自宅で生活できるケア対策です。

認知症施策推進大綱では、認知症の発症を遅らせ、認知症になっても希望をもって日常生活を過ごせる社会を目指し、認知症の人や家族の重視しながら「共生」と「予防」を車の両輪として施策を推進すると明記されています。上記のように、認知症の「予防」と「共生」は、本来は連続的なものであります。

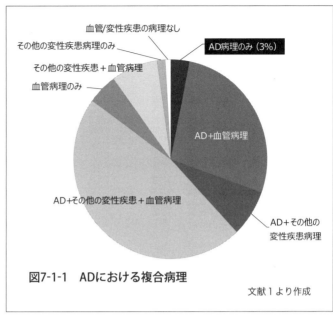

図7-1-1　ADにおける複合病理

文献１より作成

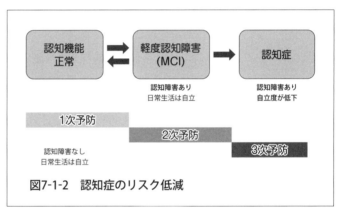

図7-1-2　認知症のリスク低減

認知症への偏った考え方（偏見）はわが国でも根強くみられます。認知症の偏見を直ちに解消することは難しいと思われますが、正しい知識を広く啓発することで軽減できます。認知症のリスク低減についても正しく知識が普及して、誰もが自分事としてとらえて対策を講じられる環境を構築することが、認知症にやさしい社会を創る第一歩となるのです。

2. 遺伝素因はどれほど寄与するか？

家族性ADではプレセネリン１やプレセネリン２などの遺伝子異常が知られていますが、その頻度は極めて低く、高齢発症のADではアポタンパクEε4のほか、多くの認知症のリスク遺伝子が報告されています。Gatzらの "ふたご研究" では、65歳以上の一卵性双生児11,884ペアを追跡し、

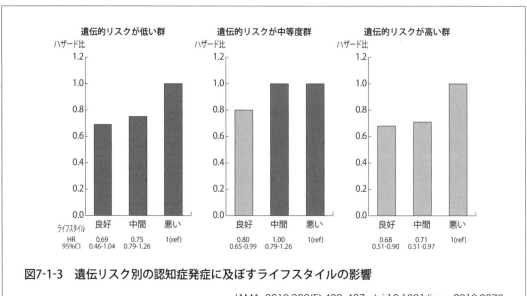

図7-1-3 遺伝リスク別の認知症発症に及ぼすライフスタイルの影響

JAMA. 2019;322(5):430-437. doi:10.1001/jama.2019.9879

ADの遺伝率は58%であることを報告しています[1]。

　Louridaらは、遺伝リスクを低い群～高い群に層別化し、認知症発症に及ぼすライフスタイルの影響について検討しました（図7-1-3）[3]。遺伝的リスクの高い群においても、良好～適度なライフスタイルを有する者では、ライフスタイルの悪い者よりも、認知症の発症が有意に低下していました。つまり、高齢者認知症にも遺伝素因は強く関与しますが、ライフスタイルの改善により発症を抑制できる可能性を示しています。

3. 修飾可能な危険因子

　ランセット国際委員会（Lancet International Commission on Dementia Prevention, Intervention and Care）は、2017年に認知症の改善可能な危険因子を提唱しました[4]。若年期の低教育、中年期（45歳～65歳）の聴力障害、高血圧、肥満、高齢期（65歳以上）の喫煙、うつ、社会的孤立、身体不活動、糖尿病です。2019年にはWHOから認知症予防ガイドラインが発刊され、「認知症のリスク低減」という概念が広く受け入れられるようになりました[5]。ランセット国際委員会から報告されたリスクとまったく同一ではありませんが、これは文献検索の方法が異なったためであり、本質的には差異はありません。2020年、ランセット国際委員会は、新たに外傷性脳損傷、アルコール過剰摂取、大気汚染を認知症の改善可能なリスクとして追加し、これらに適切な対策を講じることで、世界の認知症発症の約40%を減少させることが可能であると推計してい

ます（図7-1-4）⁶⁾。人口寄与割合をみると、低教育、聴力障害、頭部外傷、うつ、社会的孤立、大気汚染のインパクトが大きいことがわかります。認知症の修飾可能な危険因子に関する知見は日々更新されており、新たな危険因子が今後とも明らかになると考えられます。

4. リスク低減のための活動

認知症の1次から2次予防では、これらの危険因子を管理してリスクを低減させることが目的となります。しかし個々の危険因子に対して介入を行ってもその効果量は限られており、今日、さまざまなリスクに対して同時に包括的な介入を行う、「多因子介入」が主流になりつつあります（本章（8）参照）。

認知症のリスク低減のための介入も、1次から3次予防ではアプローチが異なります。1次予防の対象人口はたいへん多く、また、広い世代が対象となるため、介入手段として**ポピュレーションアプローチ**[※]が適応されます。2次予防では認知症リスクを有する人、あるいは認知機能が少し低下した人が対象となり、より強化されたプログラムが提供されることが必要で、**ハイリスクアプローチ**[※]が中心となります。ポピュレーションアプローチ、ハイリスクアプローチにもそれぞれ長所、短所があります。認知症リスクは個々人で多様であり、健康に関するリテラシーもさまざまです。また、2次予防でハイリスクアプローチを行う対象者数（MCIなど）もかなり多く、対象者数と目的に応じて、2つのアプローチを柔軟に組み合わせた方法を取り入れることが必要となるでしょう。

認知症の3次予防では、中等度より進行した認知症の人が対象となります。認知症の進行にはさまざまな因子が関連しますが、BPSDや併発する身体疾患の管理、当事者と介護者への心理社会的支援などが中心となります。さらに、認知症の人を受け入れる社会システムの構築、社会保障も重要な課題です。

5. いつから始めるべきか？

認知症の修飾可能な危険因子は人生の早期から高齢期にまたがります（図7-1-4）^{5) 6)}。このため認知症のリスク低減を始めるタイミングは、早すぎることはなく、また遅すぎることもありません。認知症の危険因子を有していること、また、認知機能の低下に気付くことがきっかけになるでしょう。北欧では小学校の教育に認知症について取り入れる活動も始まっています。日本でも小学校や中学校で認知症の教育が取り入れられたり、

※ポピュレーションアプローチ

集団に対して健康障害へのリスク因子の低下を図る方法。集団全体への早い段階からのアプローチにより影響量も大きくなり、多くの人々の健康増進や疾病予防に寄与しうる利点がある。一方、不十分な介入では健康格差を拡大させるというリスクもある。

※ハイリスクアプローチ

リスクをもっている人をスクリーニングし、ハイリスクの人を対象に行動変容を促すよう指導する方法。対象を絞ることができるため、介入方法が明確となり個人への高い効果が期待できる。一方、成果は一時的、限局的なことが多い。事業を維持することが困難、集団全体への波及効果が小さい、スクリーニングの費用がかかるなどの課題がある。

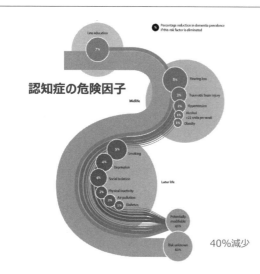

危険因子	リスク比 (95% CI)	人口寄与割合
早期 (45歳未満)		
低教育歴	1.6 (1.3-2.0)	7.1%
中年期 (45-65歳)		
聴力障害	1.9 (1.4-2.7)	8.2%
外傷性脳損傷	1.8 (1.5-2.2)	3.4%
高血圧	1.6 (1.2-2.2)	1.9%
アルコール 過剰摂取	1.2 (1.1-1.3)	0.8%
肥満 （BMI ≥ 30）	1.6 (1.3-1.9)	0.7%
高齢期 (> 65歳)		
喫煙	1.6 (1.2-2.2)	5.2%
うつ	1.9 (1.6-2.3)	3.9%
社会的孤立	1.6 (1.3-1.9)	3.5%
身体不活動	1.4 (1.2-1.7)	1.6%
糖尿病	1.5 (1.3-1.8)	1.1%
大気汚染	1.1 (1.1-1.1)	2.3%

図7-1-4　　（口絵ⅱページ）認知症の修飾可能な危険因子

文献6より作成

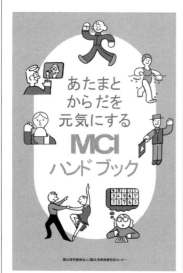

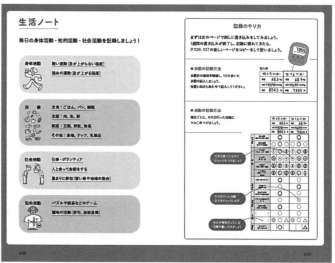

図7-1-5　　（口絵ⅲページ）認知症のリスク低減の啓発資材　「MCIハンドブック」と「生活ノート」

スマホ版　https://www.ncgg.go.jp/ncgg-overview/pamphlet/documents/mcihandbook.pdf
WEB版　https://www.ncgg.go.jp/ncgg-overview/pamphlet/p-mci.html

　認知症サポーター養成講座を子ども向けに行うキッズサポーター養成講座も開催されたりしていますが、もっと普及していく必要があります。

　認知症は多くの場合で進行性であり、早期発見がキーとなります。わが国では、認知症・認知機能の低下を早期発見する社会システムはいまだ整備されておらず、一部の自治体や企業に活動に委ねられているのが現状で

す。まずは、家族や友人との交流、地域での活動の中で、「何かおかしい」と気付いた場合には、医療機関に受診することが推奨されます。また、認知症のリスクを国民レベルで低減するためには、運動や健康的な食生活など日々の生活で心がけるべきポイントを、わかりやすく啓発することが重要です。私たちは厚生労働科研の補助を得て、「あたまとからだを元気にする MCI ハンドブック」と、生活モニタリングを行う「生活ノート」[8]を刊行しました（図7-1-5）。当事者向け、家族向けに、認知症のリスク低減に関する新しい情報、科学的に実証されている情報を集めたものです。厚生労働省や国立長寿医療センターの HP から無料でダウンロードできます。本章も「MCI ハンドブック」の情報を中心に、エビデンスを添えて認知症のリスク低減について解説しています。

まとめ

　認知症の危険因子には、若年期〜中年期、高齢期にわたり多くの因子があります。このため認知症のリスク低減を始めるタイミングは、早すぎることはなく、また遅すぎることもありません。認知機能の低下に本人や家族が気付くことがきっかけになりますので、「何かおかしい」と気付いた場合には、医療機関に受診することが大切です。誰でも認知機能検査を気安く受けられ、医療機関を受診できる社会システムを構築することが大切です。

第7章 (2)

生活習慣病

キーワード ・生活習慣病 ・糖尿病 ・高血圧 ・肥満 ・脂質異常症 ・脳卒中

はじめに

本節では、認知症のリスクとしての生活習慣病（糖尿病、高血圧、肥満、脂質異常症、脳卒中）について解説します。中年期の高血圧、肥満、脂質異常症（総コレステロール高値）は認知症のリスクですが、高齢期ではその関係は複雑になります。高齢期では肥満ではなく、痩せや体重減少がリスクとなります。年齢を考慮した生活習慣病の管理が必要です。

1. 糖尿病

① 糖尿病は認知症のリスク

糖尿病が認知症のリスクであることは多くの疫学的研究で示されています（図7-2-1）[9]。糖尿病と認知症が合併する機序は、いまだ十分に明らかにされていませんが、2型糖尿病においては、加齢や低教育歴、家族歴などの古典的な認知症の危険因子に加えて、高血糖、低血糖、インスリン抵抗性などの糖尿病に関連した危険因子が蓄積することで、AD病理や脳血管障害の形成に促進的に働き、認知障害をもたらすと考えられています（図7-2-2）[10]。

わが国の**久山町研究**※では、60歳以上の認知症のない地域在住高齢者1,017人を対象として、75g経口ブドウ糖負荷試験で評価

※久山町研究
福岡県糟屋郡久山町の住民を対象に行われている生活習慣病の疫学調査。1961（昭和36）年の脳卒中の調査から始まり、現在では生活習慣病全般について研究が行われている。

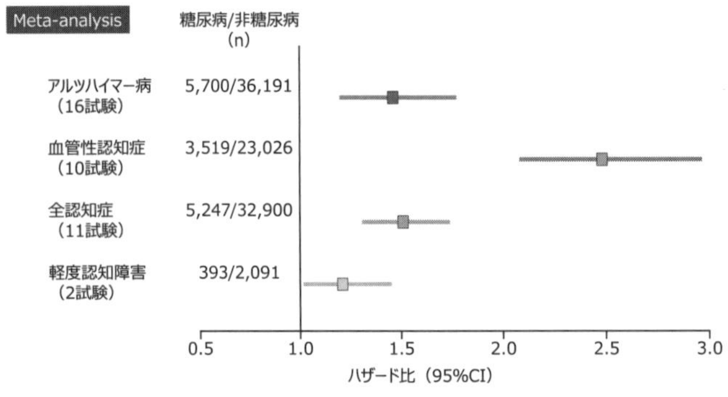

図7-2-1 糖尿病と認知症との疫学的関連

文献9より作成

した耐糖能異常と認知症発症との関連を調査しました[11]。追跡期間中に232人（男性79人、女性153人）が認知症を発症し、このうち105人がAD、65人が血管性認知症（VD）、62人がその他の認知症でした。Cox比例ハザードモデルの結果、糖尿病は全認知症（**HR**[※] 1.74, 95%**CI**[※] =1.19-2.53）、AD（HR 2.05, 95%CI=1.18-3.57）の危険因子であることが示されました。血糖管理と認知症発症との関連では、空腹時血糖値には関連はありませんでしたが、糖負荷2時間値を4段階に分けて検討すると、糖負荷2時間値が高いほど、全認知症、AD、VDのリスクが高くなりました。つまり食後高血糖や血糖の変動が認知症リスクとなる可能性が示されました。

② **高齢者糖尿病の治療では高血糖だけではなく低血糖に注意が必要**

糖尿病治療薬の副作用で重症低血糖（回復にほかの人の助けが必要な低血糖）が起きると、認知症になる割合が約1.7倍に増加します。また逆に、認知症があると治療のアドヒアランスが低下し、低血糖になるリスクが約1.6倍増加します[12]。つまり、認知症と重症低血糖は相互に悪影響を与える関係にあります。軽度の低血糖と認知症との関連は明らかではありませんが、高齢者糖尿病の治療では低血糖に格段の注意を払うべきです。

③ **高齢者糖尿病の血糖管理目標**

血糖を良好にコントロールすることで、認知症の発症や進行を抑制できるかについては、明確なエビデンスはありません。厳格な血糖コントロールを行っても、認知機能の低下を抑制したとする報告はなく、むしろ低血糖のリスクが高まることが示されています[13]。「高齢者糖尿病診療ガイドライン2023」（日本糖尿病学会と日本老年医学会の合同委員会）では、認知機能と日常生活動作（ADL：Activities of Daily Living）の障害、併発症の程度から、高齢者糖尿病を3つのカテゴリーに分けて血糖管理目標（HbA1c値）を提唱しています（図7-2-3）[14]。重症低血糖をきたす可能性のある薬剤（インスリンやスルホニル尿素薬など）を使用している高齢者には、

※ **HR（ハザード比）**

各群のハザード（追跡期間中にイベントが起きる確率と起きない確率）の比のこと。例えば、既存薬投与群と比較して新薬投与群のハザード比が0.6の場合、既存薬よりも新薬を投与することでイベントの発生を抑えられる、という解釈になる。

※ **CI（信頼区間）**

データの平均値がどのような範囲に収まるかを推定するもの。95%信頼区間は、母集団から標本を取ってきて、100回試行した場合に95回はその区間内に母平均が含まれることを意味する。

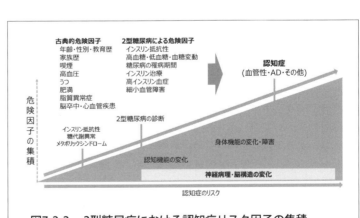

図7-2-2　2型糖尿病における認知症リスク因子の集積

文献10より作成

患者の特徴・健康状態 注1)		カテゴリーⅠ ①認知機能正常 かつ ②ADL自立	カテゴリーⅡ ①軽度認知障害～軽度認知症 または ②手段的ADL低下、基本的ADL自立	カテゴリーⅢ ①中等度以上の認知症 または ②基本的ADL低下 または ③多くの併存疾患や機能障害
重篤低血糖が危惧される薬剤（インスリン製剤、SU薬、グリニド薬など）の使用	なし 注2)	7.0%未満	7.0%未満	8.0%未満
	あり 注3)	65歳以上75歳未満 7.5%未満（下限6.5%） ／ 75歳以上 8.0%未満（下限7.0%）	8.0%未満（下限7.0%）	8.5%未満（下限7.5%）

治療目標は、年齢、罹病期間、低血糖の危険性、サポート体制などに加え、高齢者では認知機能や基本的ADL、手段的ADL、併存疾患なども考慮して個別に設定する。ただし、加齢に伴って重症低血糖の危険性が高くなることに十分注意する。

注1：認知機能や基本的ADL（着衣、移動、入浴、トイレの使用など）、手段的ADL（IADL：買い物、食事の準備、服薬管理、金銭管理など）の評価に関しては、日本老年医学会のホームページ（http://www.jpn-geriat-soc.or.jp/）を参照する。エンドオブライフの状態では、著しい高血糖を防止し、それに伴う脱水や急性合併症を予防する治療を優先する。
注2：高齢者糖尿病においても、合併症予防のための目標は7.0%未満である。ただし、適切な食事療法や運動療法だけで達成可能な場合、または薬物療法の副作用なく達成可能な場合の目標を6.0%未満、治療の強化が難しい場合の目標を8.0%未満とする。下限を設けない。カテゴリーⅢに該当する状態で、多剤併用による有害作用が懸念される場合や、重篤な併存疾患を有し、社会的サポートが乏しい場合などには、8.5%未満を目標とすることも許容される。
注3：糖尿病罹病期間も考慮し、合併症発症・進展阻止が優先される場合には、重症低血糖を予防する対策を講じつつ、個々の高齢者ごとに個別の目標や下限を設定してもよい。65歳未満からこれらの薬剤を用いて治療中であり、かつ血糖コントロール状態が図の目標や下限を下回る場合には、基本的に現状を維持するが、重症低血糖に十分注意する。グリニド薬は、種類・使用量・血糖値等を勘案し、重症低血糖が危惧されない薬剤に分類される場合もある。

【重要な注意事項】
糖尿病治療薬の使用にあたっては、日本老年医学会編「高齢者の安全な薬物療法ガイドライン」を参照すること。薬剤使用時には多剤併用を避け、副作用の出現に十分に注意する。

図7-2-3　高齢者糖尿病の血糖コントロール（HbA1c値）

文献14より作成

HbA1c の下限値も提唱されており、低血糖を回避する血糖管理が推奨されています。

2. 高血圧

① 中年期（40～64歳）の高血圧は認知症のリスク

中年期の高血圧は認知症のリスクになります[2]-[4]。高血圧は脳を萎縮させ、大脳白質病変を増加させることなどにより認知症リスクを高めます。

久山町研究では、65歳～79歳の認知症を有していない地域在住高齢者で中年期の血圧に関する情報が利用可能な534人を対象に、中年期の血圧と認知症との関連を調査しました[15]。17年の追跡期間で232人が認知症を発症しました（AD123人、VD76人）。中年期の血圧が高い人ほど、正常血圧の人に比べて、全認知症・VD の発症リスクが高かったので

す。AD では有意な関連は認められませんでした。Lennon らの 7 報の観察研究のメタ解析では、高血圧の定義を収縮期血圧 >160mmHg とした場合と収縮期血圧 >140mmHg とした場合のどちらにおいても、中年期に高血圧の人は高血圧でない人と比較して、AD の発症リスクが高くなりました（160 以上：HR 1.25, 95%CI=1.06-1.47；140 以上：HR 1.18, 95%CI=1.02-1.35）[16]。中年期の高血圧は認知症だけでなく脳血管障害のリスクでもあり、高血圧治療は積極的に行うべきであることがわかります。

② 高齢期では高血圧と認知症の関係は複雑になる

久山町研究では、高齢期（65 歳〜79 歳）の血圧値と認知症との関係についても調査しています。高齢期の血圧が高い人ほど、正常血圧の人に比べて VD の発症リスクが高くなりました。全認知症および AD では有意な関連はありませんでした[15]。

一方、高齢期の血圧低下は認知症発症と関連することを示す報告があります。van Dalen らはヨーロッパまたは米国で、血圧データをベースラインで収集している認知症を追跡するコホート研究 7 報のメタ解析を行いました。高齢期において、収縮期血圧と認知症発症リスクには U 字型の関連が認められ、血圧が低いほど認知症発症リスクは上昇しました。75 歳以上で特に明瞭な U 字型の関連が認められました[17]。

高齢期でも高血圧は脳血管障害の原因となります。脳血管障害を予防するためにも、高齢期にも高血圧治療は行うべきです。高血圧の治療と認知症の発症との関連についてのメタ解析では、降圧薬による治療により全認知症と AD は減少しました。また、降圧薬の種類による差は認められませんでした[6]。降圧治療と認知症発症の関連について、US and Puerto Rico Systolic Blood Pressure Intervention Trial（SPRINT）では、9,361 人の 50 歳以上の高血圧を対象にして、強化治療群では収縮期血圧 <120mmHg を、標準治療群では収縮期血圧 <140mmHg を目標とした治療が行われました。心血管イベントと死亡が強化治療群で有意に低下したため SPRINT は早期に中止されました。その後、認知症の発症をアウトカムとした観察が継続されました（SPRINT MIND）[18]。平均観察期間 3.3 年で認知症の発症には両群間で差はみられませんでしたが、MCI の発症は強化治療群で有意に抑制されていました（HR 0.81, 95%CI=0.69-0.95）（図 7-2-4）。

③ 減塩指導と注意点

高血圧治療では、「減塩」を生活に取り入れることが有効です。減塩に

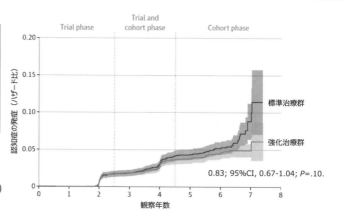

対象：9361名の50歳以上高血圧

強化治療群 n=4678
（収縮期血圧<120 mmHg）
標準治療群 n=4683
（収縮期血圧<140 mmHg）

アウトカム：認知症（probable）
平均観察期間：3.3年

MCIの発症は有意に抑制

MCI：0.81（0.69-0.95）
MCI+認知症：0.85（0.74-0.97）

図7-2-4　（口絵ⅲページ）**厳格な血圧管理による認知症抑制効果（SPRINT MIND研究）**

JAMA. 2019 Feb 12;321(6):553-561

おいて重要なことは、まず1日の食塩摂取量を把握することで、日本では1日6g未満（約小さじ1杯分）が減塩目標として推奨されています。ただし、高齢者では過剰な減塩は食欲低下や脱水症状を引き起こす可能性があるため注意が必要です。

3. 肥満

①　中年期（40〜64歳）の肥満は認知症のリスク

　Ansteyらは、中年期の体格指数（BMI）が認知症に及ぼす影響を、17報の観察研究のメタ解析で解析しました。過体重の人（25≦BMI<30）は正常体重の人と比較して、全認知症、AD、VDの発症リスクが高まりました（全認知症：**リスク比**[※] 1.26, 95%CI=1.10-1.44；AD:リスク比 1.35, 95%CI=1.19-1.54；VD:リスク比 1.33, 95%CI=1.02-1.75）[19]。

②　高齢期ではやせ、体重減少が認知症のリスク

　高齢期では肥満ではなく、やせ（BMI：20未満）や体重減少に注意が必要です。Loefらのメタ解析では、40歳〜59歳では肥満（BMI>30）は認知症のリスクを1.9倍高めましたが、60歳以上では逆に認知症を抑制しました（図7-2-5）[20]。高齢者の肥満は認知症の視点からも中年期とは違った考え方が必要です（肥満の逆説）。

　Parkらは、60歳〜79歳の高齢者67,219人において、BMIの変化がその後5年間の認知症発症に及ぼす影響を調査しました[21]。2年間のBMIの変化から、>10%の減少、5%以上10%未満の減少、±5%の増減、5%以上10%未満の増加、>10%の増加の5群に分類しました。平均追跡期

※リスク比

各群のリスク（対象集団の中でイベントが起きた割合）の比のこと。例えば、高血圧患者100名のうち20名が脳卒中を発症し、非高血圧患者100名のうち8名が脳卒中を発症した場合、リスク比は（20/100）÷（8/100）=2.5となる。高血圧患者では非高血圧患者と比較して、2.5倍脳卒中を発症しやすい、という解釈になる。
（https://jeaweb.jp/glossary/glossary017.html）

間5.3年で、男性では4,887人、女性では6,685人が認知症を発症しました。男性では、±5%の増減群と比較して、>10%の減少群、5%以上10%未満の減少群、>10%の増加群では、認知症発症リスクが高かったのです（>10%の減少群:HR 1.26、95%CI=1.08-1.46；5%以上10%未満の減少群:HR 1.19, 95%CI=1.09-1.29；>10%の増加群:HR

年齢別のBMIと認知症との関係

年齢	疾患	BMI (vs. 20-24,99)	相対危険	95% CI
		<20	1.39	0.66, 2.91
		25-29,99	1.44	0.96, 2.15
	アルツハイマー病	>30	1.98	1.24, 3.14
		25-29,99	1.34	1.08, 1.66
40-59歳	認知症	>30	1.91	1.4, 2.62
60歳以上	認知症	>30	0.8	0.67, 0.95
		>25	0.79	0.69, 0.9

図7-2-5　高齢期の肥満は認知症を抑制する（肥満の逆説）

Loef et al. 2013

1.25, 95%CI=1.08-1.45）。女性においても同様に、±5%の増減群と比較して、>10%の減少群、5%以上10%未満の減少群、>10%の増加群では認知症発症リスクが高くなりました（>10%の減少群:HR 1.15, 95%CI=1.03-1.29；5%以上10%未満の減少群:HR 1.11, 95%CI=1.03-1.19；>10%の増加群:HR 1.17, 95%CI=1.05-1.31）。高齢期では体重減少や10%以上の増加でも認知症の発症のリスクであったということです。

　高齢者では定期的に体重測定を行い、変化を記録しておくことが重要です。体重管理にはバランスの良い食事や適度な運動が必要になります。

4. 脂質異常症

①　中年期（40歳〜64歳）の総コレステロール高値は認知症のリスク

　脂質には、総コレステロール、HDLコレステロール、LDLコレステロール、中性脂肪などがあります。Ansteyらは、中年期の総コレステロールの高値はADの発症リスクが高いことを報告しています[22]。HDLコレステロールや中性脂肪と認知症との関連は明らかではありません

　Zhangらはスタチンの使用と認知症との関連を31研究のメタ解析で解析しました[23]。スタチンの使用は認知症のリスク低下と関連しました（リスク比0.85, 95%CI=0.80-0.89）。また、スタチンの使用はADのリスク低下と関連（リスク比 0.81, 95%C=0.83-0.93）、非ADのリスク低下と関連しました（リスク比0.81, 95%CI=0.73-0.89）。スタチンの使用年数が1年伸びるごとに、認知症のリスクが20%減少しました（リスク比 0.80, 95%CI=0.73-0.87）。

② 高齢期（65歳以上）の脂質異常症と認知症との関係は不明

高齢期には、総コレステロール、HDL-コレステロール、LDL-コレステロール、中性脂肪のいずれの値も、認知症発症との関連は明確でありませんでした[22]。高齢期ではスタチンによる治療によって、認知機能低下や認知症発症を予防できるとする証拠はありません。また、スタチンが認知機能に対して悪影響を及ぼすという証拠もありません。

5. 脳卒中

① 脳卒中の後は認知機能低下や認知症の発症リスクが高い

Pendleburyらは、脳卒中前および脳卒中後の認知症の有病率をメタ解析で検討しました。脳卒中発症後1年以内に約10％の人が新規に認知症を発症し、30％以上が脳卒中の再発後に認知症を発症していました。脳卒中になったことがある人は、認知症を発症する危険性が高いのです[24]。また、脳卒中の再発があるとさらに認知機能の低下が速くなります。

脳卒中後の認知症の危険因子として、女性、低教育歴、認知症の家族歴、血管リスク（糖尿病、心房細動、虚血性心疾患、一過性脳虚血発作の既往、高血圧、喫煙）、脳卒中の関連因子（脳卒中の既往、多発性の脳卒中）、脳画像上の異常（大脳白質病変、内側側頭葉の萎縮）が抽出されています。

② 高血圧や糖尿病などの脳卒中の治療が重要

脳梗塞のリスクとして、高血圧、糖尿病、脂質異常症、心房細動などがあります。脳卒中の再発予防のための最適な血圧の目標値は決まっていませんが、収縮期血圧が140mmHg未満、拡張期血圧が90mmHg未満を目指します。脳卒中の後の認知症を予防するためには、脳卒中を引き起こす原因となる疾患の管理が重要です。

まとめ

高齢者の生活習慣病治療ガイドラインが、各疾患の関連学会から提言されています。中年期と高齢期では血糖、血圧、体重管理の考え方が成人とは異なります。例えば、高齢者糖尿病では、認知機能、日常生活動作や併発疾患、また使用薬剤によっても、血糖管理目標（HbA1c値）が異なっています。高齢者は個々人の多様性が大きいため、生活習慣病の管理でも個別の治療目標を設定することが大切です。

身体不活動（運動不足）

はじめに

　運動が認知機能を改善させるかについては、多くの研究が報告されています。結果は必ずしも一定していませんが、メタアナリシスを行った研究では、運動習慣がある者は運動習慣がない者と比べて認知症になるリスクが低いことが示されています。本節では、認知機能を高めるための、運動の種類、強度、頻度、持続すべき期間について解説します。

1. 運動習慣と認知症

　運動習慣がある人は認知症になりにくいといわれています。AD の潜在的な危険因子（糖尿病、高血圧、肥満、喫煙、うつ病、低教育歴、身体的不活動）ついて検討したメタ解析によると、運動習慣がない人は運動習慣がある人（週2～3回以上）と比べて認知症になるリスクが1.82倍高いことを報告しています[25]。また、運動不足の割合が10%減少すれば世界で38万人の認知症を予防できると推計しています[25]。

　認知症を有していない65歳以上の地域在住高齢者を対象とした5年間の前向き観察調査では、定期的な運動（週3回・週2時間以上）をしていた人はそうでない人に比べて AD のリスクが有意に低いことがわかりました（**オッズ比**[※] 0.69, 95%CI=0.50-0.96）[26]。

2. 運動と認知機能

　高齢者は運動をすると認知機能が向上します。島田らは、60 歳以上の地域在住における運動介入が認知機能に及ぼす効果を48報のメタ解析で検証しました。結果、実行機能（**SMD**[※] 0.21, 95%C I=0.12-0.31）、全般的認知機能（SMD 0.63, 95%CI=0.18-1.08）、言語（SMD 0.40,

※**オッズ比**

各群のオッズ（イベントが起きる確率と起きない確率）の比のこと。例えば、高血圧患者100人のうち20人が脳卒中を発症し、非高血圧患者100人のうち8人が脳卒中を発症した場合、リスク比は（20/80）÷（8/92）=2.875…となる。高血圧患者では非高血圧患者と比較して、脳卒中を発症しやすい、という解釈になる（〇倍発症しやすい、という解釈はできない）。（https://jeaweb.jp/glossary/index/index.html）

※**SMD（標準化平均差）**

メタアナリシス等で連続量の指標に用いられる。各群の平均値の差（mean difference）を標準偏差で除することで算出でき、値が大きいほど各群の差が大きいことを示す。（https://www.docswell.com/s/icer/K171EK-2022-05-24-125230#p88）

43

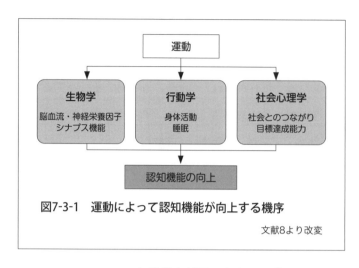

図7-3-1 運動によって認知機能が向上する機序

文献8より改変

95%CI=0.10-0.70）、処理速度（SMD 0.35, 95%CI=0.03-0.68）に対して有意な介入効果を認めました[27]。75歳以上に絞ったサブグループ解析でも、実行機能（SMD 0.27, 95%CI=0.11-0.43）、推理（SMD -0.48, 95%CI=-0.93 --0.02）に対して介入効果を認めました。

加齢により脳は少しずつ萎縮し機能も低下します。運動をすることで、脳の血流量が増加し、神経細胞が増えることが報告されています。運動はシナプス構造に直接影響を与え、神経新生、代謝、血管機能など可塑性を支える基礎システムを強化することにより、シナプスの可塑性を高めます。このような運動による構造的・機能的変化は、さまざまな脳領域で記録されています[28]。また、運動は、認知機能の低下に影響を与える「うつ症状」を減らしたり、「睡眠」を良好にしたりする効果もあり、さまざまな効果が同時に起こることで認知機能が向上すると考えられています（図7-3-1）[8]。

3. 運動の種類・強度・頻度

運動には、有酸素運動、レジスタンス運動、バランス運動があります。有酸素運動は身体全体を用いて一定時間継続的に行う運動で、ウォーキングやジョギング、ダンスなどがあります。レジスタンス運動は主に筋力増強を目的としており、機器を用いて負荷をかけるような運動や自分の体重を負荷にして行う自重運動であり、スクワットや腹筋運動などがあります。複数の要素を含む運動としては、有酸素運動とレジスタンス運動、バランス運動の組み合わせや、太極拳、運動と認知トレーニングの組み合わせなどがあります。

有酸素運動は、全般的認知機能、実行機能、言語に対して有意な改善効果が認められています。レジスタンス運動によっても全般的認知機能、注意力、実行機能、言語に対して改善効果が認められました[27]。Northeyらは、50歳以上の中高齢者を対象に運動介入による認知機能改善効果を検証した36報のRCTのメタ解析を行いました。その結果、運動の種類や認知機能の状態にかかわらず、運動介入による認知機能の有意な改善効果を示しました（図7-3-2）[28]。単一の運動だけでなく複数の種類からな

る運動プログラムが推奨されます。

　運動と認知課題を組み合わせた二重課題（dual task）は認知機能の維持に有効です。Shimada らは、認知活動と身体活動を組み合わせた複合的なプログラム（コグニサイズ）と健康増進プログラムの効果検証を、MCI 高齢者308人を対象に実施しました（毎週90分の運動プログラムを10ヵ月）（図7-3-3）[29]。結果、MCI 高齢者において、ミニメンタルステート検査（MMSE：Mini-Mental State Examination）（p=0.012）と論理的記憶 II（p=0.004）に対して、有意な介入効果が認められました。健忘型 MCI 高齢者においては、MMSE（p=0.039）と論理的記憶 II（p=0.022）、左内側側頭葉の萎縮に対して、有意な介入効果が認められました

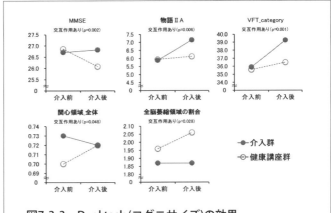

50歳以上を対象とした運動による認知機能の改善効果		
		推定量(95%CI)
種類	有酸素運動	0.24 (0.10-0.37)
	筋力トレーニング	0.29 (0.13-0.44)
	太極拳	0.52 (0.32-0.71)
一回当たりの時間	45分未満	0.09 (-0.28-0.46)
	45分〜60分	0.31 (0.16-0.46)
頻度（回/週）	2回以下	0.32 (0.32-0.52)
	3-4回	0.24 (0.07-0.40)
強度	低	0.10 (-0.02-0.23)
	中	0.17 (0.03-0.33)
	強	0.16 (0.04-0.27)

仲間と楽しく、継続して行うことが大切です
運動は1日60分、週2〜3回、半年間以上続けましょう

図7-3-2　認知症予防に良いとされる運動・身体活動

Northey et al. Br J Sport Med, 2018

MMSE　交互作用あり(p=0.002)
物語 II A　交互作用あり(p=0.006)
VFT_category　交互作用あり(p=0.001)
関心領域_全体　交互作用あり(p=0.048)
全脳萎縮領域の割合　交互作用あり(p=0.028)
介入前　介入後

●介入群
○健康講座群

図7-3-3　Dual task（コグニサイズ）の効果

文献29より作成

（p=0.032）。非健忘型 MCI 高齢者においては、論理的記憶 II（p=0.025）に対して、有意な介入効果を認めました（p < 0.05）[29]。

　認知機能を改善するための運動としては、週3日以上の頻度で半年以上続けての運動、さらには中強度以上（通常の歩行またはそれと同等以上の強度）の運動で効果が大きくなります。高齢者の認知機能の改善を目的に行った多くの調査は、1回1時間の運動を行っています。長期（24週間以上）に運動を行った群は、短期（24週間未満）の運動を行った群と比較して、全般的認知機能の改善（SMD 0.94, 95%CI=0.28-1.61）と実行機能の改善（SMD 0.25, 95%CI=0.14-0.37）が認められています[27]。

　運動の頻度についてのメタ解析では、週3日以上運動を行った群は、週3日未満運動を行った群と比較して、全般的認知機能の改善（SMD 1.32, 95%CI=0.4-2.24）と実行機能の改善（SMD 0.12, 95%CI=0.01−0.23）が認められました。全般的認知機能への効果は週3日未満の頻度の研究で

は認められず、週3日以上の頻度が推奨されます。

　50歳以上の中高齢者を対象に運動介入による認知機能改善効果を検証したランダム化比較試験のメタ解析（図7-3-2）では、中強度および高強度の運動介入による、認知機能の有意な改善効果を認めました（中強度：推定平均 =0.17, 95%CI=0.03-0.33；高強度：推定平均 =0.16, 95%CI=0.04-0.27）。一方で、低強度の運動介入では、有意な改善効果を認められませんでした（推定平均 =0.10, 95%CI=-0.02-0,23）[28]。運動強度は中強度以上の場合に認知機能への効果が高まることが期待できます。ただし、高齢者では心肺機能低下や運動器疾患をもつことが多く、始める前にメディカルチェックが必要です。安全に継続でき、モチベーションも維持できる運動を選択することが大切です。買いものなど日常生活の中で、積極的に歩いて移動することも運動として捉えてよいでしょう。

まとめ

　高齢者の認知機能を改善するためには、運動習慣は必須であると考えられます。有酸素運動、レジスタンス運動、バランス運動を組み合わせた複合的な運動が推奨されています。二重課題には認知機能を改善させる効果が期待できます。運動は継続することが重要です。このため、運動のモチベーションを維持できるライフスタイルを指導してください。また、安全に運動を行うために、運動を始める前に心肺機能や運動器障害がないかを主治医に相談すること（メディカルチェック）が必要です。

はじめに

　脳の機能を維持するために食事による栄養摂取は必須です。しかし、食事は楽しさや社会的交流をもたらす貴重な機会としても重要です。認知症の進行を抑制する食べものは、現在、科学的に証明されていませんが、バランスの良い食事、できるだけ色々な食品を摂取することが推奨されています。

1. 食事について

① 脳と栄養

　ヒトの脳重量は体重の2%程度（約1400g）ですが、総エネルギー摂取量の20〜25%に相当するブドウ糖を消費しています。ビタミンB群や葉酸、カルシウム、亜鉛などの栄養素は、脳の代謝や情報伝達物質として働きます。また、腸と脳は互いに関連しており、日々の食事は代謝や免疫、内分泌、神経系を介して、脳の構造や機能に深く関わってきます。

② 食事は五感を刺激し、心と体の栄養になる

　食は医学的側面からは低栄養や栄養不足に焦点が当てられがちですが、社会的側面からは、楽しさや社会的交流をもたらす貴重な機会でもあります。Liらは一人で食べる孤食とだれかと一緒に食べる共食を比較して、認知機能に及ぼす影響について検討しました[30]。台湾の高齢者2,584人において、孤食・共食とSPMSQ[※]で評価した認知機能を8年間観察し、ベースライン時の栄養状態と孤食に関する情報から4群（低栄養＆孤食、非低栄養＆孤食、低栄養＆共食、非低栄養＆共食）に分類しました。結果、ベースライン時に栄養状態が悪く一人で食事をしていた（低栄養＆孤食）女性は、栄養状態が正常でほかの人と一緒に食事をしていた（非低栄養＆

※ SPMSQ (Short Portable Mental Status Questionnaire)

認知症の重症度を判定するための質問法による評価尺度（Pfeiffer E. A Short Portable Mental Status Questionnaire for the assessment of organic brain deficit in elderly patients. J Am Geriatr Soc. 1975;23:433-41. doi: 10.1111/j.1532-5415. 1975. tb00927.x.)

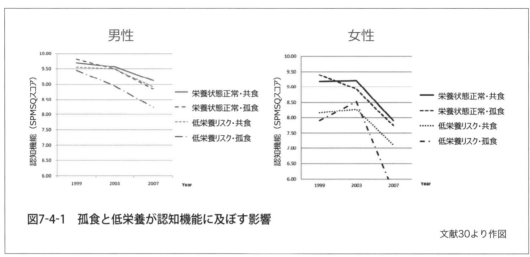

図7-4-1　孤食と低栄養が認知機能に及ぼす影響

文献30より作図

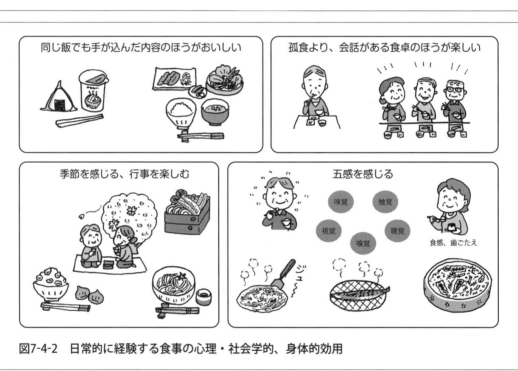

図7-4-2　日常的に経験する食事の心理・社会学的、身体的効用

共食）女性と比較して、認知機能が大幅に低下しました（図7-4-1）。食事は栄養学的側面だけではなく、社会的な要因、精神的な要因でも重要なことを示しています。

　食事は栄養素を補給するだけでなく、五感を刺激し、精神的満足度を与えます。旬の食材を取り入れたり、彩りを鮮やかにしたり、温かいものや冷たいものを食べたり、洋食・和食・中華など、四季を通して変化に富む内容を楽しむことは、認知症の予防策となります（図7-4-2）。認知機能が低下してくると生活リズムも乱れやすくなります。できる限り決まった時間に慣れ親しんだ環境で食事をとることが望ましいといえます。

　Divertらは、フランスの老人ホームで食環境の変化（献立名の工夫、量の選択、調味料の充実、音楽をかける、一緒に食べる人を選ぶことができる）による摂食量の変化を観察しました[31]。主菜に1種ではなく2種の野菜を添えると肉の摂食量が32％増加し、また、食卓での調味料の選択肢を広げると米の摂食量が35％増加しました。お金をかけずとも、施設入所者の摂食量を向上させることが可能であることがわかります。

2. 食事内容

　認知症の進行を抑制する食べ物は、今のところ科学的に証明されていません。バランスの良い食事、できるだけいろいろな食品を摂取することが推奨されます。

①　野菜や果物、魚などを豊富に含む食事

　加齢とともに蓄積された酸化ストレスは、ミトコンドリア機能障害、DNA損傷、エピジェネティックな変化などを介して神経細胞を障害します。AD脳では酸化物が増加し、炎症が認められることから、野菜や果物、魚などの抗酸化あるいは抗炎症作用をもつ食品や栄養素（脂肪酸、ビタミン、フラボノイド、ポリフェノール、プロバイオティクス、食事性終末糖化産物など）は、認知症の進行予防に有用と考えられています。しかし、MCIまたはADの人を対象としたランダム化比較試験（RCT）では明確なエビデンスはみられません[32]。エビデンス確立のために、よく設計された試験が必要と考えられます。

　Calilらは、健康な高齢者、MCIまたはADの人において、食事の種類と認知機能の関連を調査しました。食物摂取頻度調査票から**地中海食**[※]とMINDダイエットのスコアを算出し、認知機能との横断的な関連性を検討しました。その結果、**地中海食**と**MIND食**[※]の実践は健康な高齢者の認知機能の向上と関連しましたが、MCIやADの人では関連がみられませんでした[33]。

②　体格や体重にあわせた適切な食事量

　体格や体重管理により、低栄養や過栄養を推測することができます。一定期間、体重をキープしている人は、必要なエネルギー量は食事により満たされています。高齢者では若年者に比べて高めのBMI下限値（21.5以上）が推奨されています。

**※地中海食と
　MIND食**

地中会食は魚介類やオリーブ油を使った地中海沿岸地域の伝統食で、果物や野菜が豊富、乳製品や肉よりも魚を多く使う、オリーブオイル、ナッツ、豆類、全粒粉など未精製の穀物をよく使う、食事と一緒に適量の赤ワインを飲むなどの特性がある34)。DASH食は、高血圧予防のための塩分を控えめにした食事。
MIND食はこの2つの食事を組み合わせ、認知機能改善のための食事として提案された。

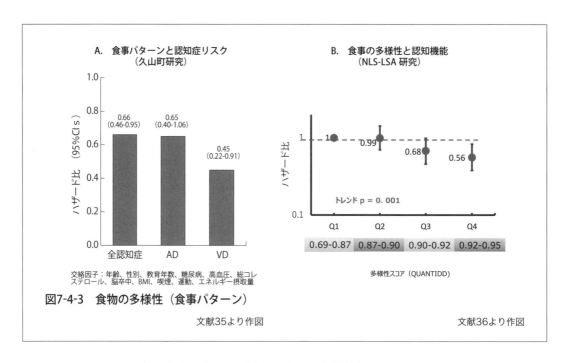

A. 食事パターンと認知症リスク
（久山町研究）

B. 食事の多様性と認知機能
（NLS-LSA 研究）

交絡因子：年齢、性別、教育年数、糖尿病、高血圧、総コレステロール、脳卒中、BMI、喫煙、運動、エネルギー摂取量

図7-4-3　食物の多様性（食事パターン）

文献35より作図　　　　　　　　　　　　　　　　　　　　　　文献36より作図

③　食事パターンが大切（食物の多様性）

　久山町研究では、食事パターンと認知症発症リスクについて検討しています。60歳〜79歳の認知症のない地域在住の日本人1,006人を中央値で15年間追跡し、271人が認知症を発症しました（144人が AD、88人が VD）。7つの食事パターンが抽出され、食事パターン1は大豆および大豆製品、野菜、藻類、牛乳・乳製品の摂取量が多く、米の摂取量が少ないことがわかりました。食事パターン1のスコアが最も高い四分位群の被験者では、最も低い四分位群の被験者と比較して、全認知症、AD、VD の発症リスクがそれぞれ0.66（95％CI=0.46-0.95）、0.65（95％CI=0.40-1.06）、0.45（95％CI=0.22-0.91）と減少していました（図7-4-3-A）。

　Otsukaらは、日本の高齢者において、食事の多様性が認知機能低下のリスクに与える影響を検証しました。平均8.1年間の観察研究で、3日間の食事秤量記録調査から食多様性スコアを算出し、その後の認知機能低下のリスクを評価しました。結果、認知機能正常者（ベースラインMMSE 28点以上）の男女で、ベースラインの食品摂取の多様性スコアが高いほど、その後の認知機能低下リスクが抑制されていました（HR 0.68, 95％CI=0.48-0.97）（図7-4-3-B）[36]。質のよい食事が摂れているかは、主食と主菜、副菜をとっているか（目安：1日2食以上）、いろいろな食品（魚・肉・卵・豆・野菜・果物・乳製品など）を摂取できているかを確認します。食品摂取の多様性が高い人ほど栄養摂取状況は良好であり、認知機能低下が抑制されることが報告されています。

3. サプリメントなどの栄養補助食品

①　長期的なサプリメント摂取の効果は不明

葉酸や DHA 濃縮魚油のサプリメントを MCI の人が１年程度食べることで、認知機能の改善を認めるかを検証した研究があります。結果、葉酸や DHA のサプリメントを摂取した群で認知機能の改善が示されました。しかし、長期的な効果は明らかではありません[37) 38)]。

PREADViSE 研究では、認知機能障害のない60歳以上の高齢男性7,540人に抗酸化サプリメント（ビタミン E またはセレン）を使用して、認知症発症が予防できるかを RCT（Randomized Controlled Trial）で検証しました。１年に１回の検査により最長10年まで追跡したのですが、ビタミン E、セレン単独、または両者のサプリメント摂取は AD 発症リスクと関連がありませんでした[39)]。

②　不足する栄養素は栄養補助食品などを活用する

認知症では MCI のステージから栄養障害が生じており、低栄養は認知機能低下、BPSD、施設入所などのさまざまな認知症の症候と関連します[40)]。食事から十分な栄養が摂取できない場合は、栄養補助食品を活用し栄養不足を補うべきです。一方で、栄養価の高いおやつを取り入れて食が細くなると、十分な食事の量を摂ることが難しくなります。栄養価の高い食材を料理に取り入れたり、おやつとして摂取したり、生活スタイルに応じた工夫により、不足する栄養素を効率よく摂れるよう工夫しましょう。

4. 体重減少と食生活の支援

①　認知症発症の前から体重減少がみられる

認知症の発症の前から体重低下や食生活の変化を伴うことがあります。Honolulu-Asia Aging Study は、1965年〜1999年の間に６回体重を測定し、1991年〜1999年の間に３回認知症のスクリーニングを受けた32年間の前向き集団ベースの研究です。参加者1,890人の男性（77歳〜98歳）のうち、６回目の測定（1997-1999年）時に、認知症に罹患した112人と認知症のない1,778人を比較しました。認知症のある群とない群では、ベースラインの体重や中年期から晩年期（最初の26年間の追跡期間）の体重変化に関して差はありませんでしたが、後期高齢者調査（最終６年間）では、認知症のない群では体重減少は -0.22kg/y（95％CI=-0.26–-0.18）でした。認知症を発症した男性では -0.36kg/ 年の体重減少が認

められました（図7-4-4）[41]。また、ADとVDの両方のサブタイプで同様の結果がみられました。認知症に伴う体重減少の原因は明らかでありませんが、近年、睡眠障害と合わせて認知症の「認知障害以外の症候（non-cognitive manifestation）として提案されています。認知症の予後への潜在的影響として考慮すべき課題です。

② 食生活の問題は認知症の病型により多様

認知機能低下は脳の機能障害であり、障害の部位によって食生活上の問題点も異なります。認知症になると、嚥下障害、失認や空間認知障害、食事時の姿勢や集中力の問題、嗜好変化、抑うつや薬剤の副作用など、さまざまな要因により栄養状態が悪化します。

ADでは食事をしたこと自体を忘れるだけでなく、ストローなどを刺す、食品パックの開封などに問題が生じることがあります。VDでは発病初期から歩行障害、排尿障害、意欲低下、

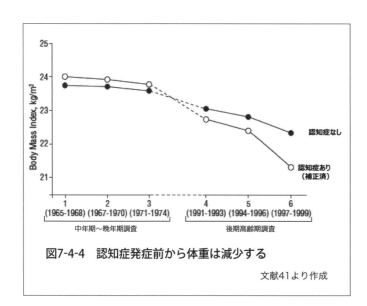

図7-4-4　認知症発症前から体重は減少する

文献41より作成

①患者さんの状態を把握する　②原因疾患別の特徴に合わせた対応 ③不足しやすい栄養素を補う　④多様な食材を使用する	➡	低栄養を回避

原因疾患	栄養・食事支援の例
アルツハイマー型認知症	・食べ方や食具の使い方がわかるように声かけ ・その人が認識できる位置に食器を配置 ・情報量が多いと混乱するので、食器の数を減らす ・嚥下機能に合わせた食形態に変更
血管性認知症	・飲み物や汁物でむせやすい場合は、とろみをつけて飲み込みやすく ・リハビリテーションによって、意欲を回復させたり、嚥下機能の低下を防ぐ
レビー小体型認知症	・むせたり、いつまでも飲み込まなかったりする場合は、嚥下機能に合わせた食形態に変更 ・模様が少ない食器を使う
前頭側頭型認知症	・血糖上昇を抑えるような人工甘味料を使うようにする ・食事以外の興味を引く動作への誘導を試してみる

図7-4-5　認知症患者に対する栄養・食事支援のポイント

文献42より

うつ等の症候が認められます。**仮性球麻痺**[※]による嚥下障害により、固形物よりも液体を苦手とすることが多くなります。また、残存機能に対するリハビリテーションや環境の調整が有効であることが多いです。レビー小体型認知症（DLB）では、嗅覚障害、自律神経症状（下痢・便秘）、うつ症状が認められ、食欲や摂食量低下と関連します。パーキンソニズムにより舌運動機能が低下しやすく、口腔期（食塊を口腔から咽頭に送り込む時期）における障害が顕著です。前頭側頭型認知症（FTD）では攻撃的なBPSD が現れやすく自覚に乏しくなります（介護者の負担が大きい）。食行動異常の出現頻度は高く、早期に食欲亢進と嗜好の変化（甘いものを欲する、特定の食品に固執する等）を認めることが多くなり、過食や固執を遮るような介護者の発言や行動により、**激越**[※]を引き起こすことがあり、食事以外の興味を引く動作へ誘導します（図7-4-5）。

　食生活の問題は多岐にわたるため、行き詰まった際には、栄養士や主治医に相談して一人で抱え込まないようにしましょう。認知症の人の食行動への支援は介護者の負担が大きく、介護負担が増すにつれて介護者自身の食生活が疎かになる危険性があります。本人のみならず、家族も体重低下や低栄養に陥らないように食事への配慮を行い、十分な休養をとるよう心がけましょう。

まとめ

　認知症の進行を抑制する可能性のある食事として、野菜や果物、魚などを豊富に含む食事が推奨されています。認知症が発症する以前から体重減少が生じることがあり、低栄養の予防は重要です。体格や体重にあわせた適切な食事量を摂るように指導してください。また、食事パターンが大切で、食品摂取の多様性が高い人ほど栄養摂取状況は良好であり、認知機能低下が抑制されることが報告されています。認知症の人の食生活の問題は認知症病型によっても異なり難しい課題です。栄養管理に行き詰まった際には、栄養士や主治医に相談して一人で抱え込まないようにしてください。

※**仮性球麻痺**

舌咽神経、迷走神経、舌下神経の下位運動ニューロンまたは咽頭、喉頭、舌の筋の障害を球麻痺といい、構音障害、嚥下障害、舌の異常などがみられます。神経核のある延髄よりも中枢の障害（上位運動ニューロン障害）では球麻痺と似た症状がみられることから仮性球麻痺といいます。（病気がみえる　脳・神経 MEDIC MEDIA）

※**激越**

激しく高ぶっていて、感情や声が荒々しいこと。
（https://kokugo.jitenon.jp/word/p14703）

社会活動、社会とのつながり

キーワード　・趣味　・対人交流　・ソーシャルサポート　・社会参加

はじめに

　社会活動に参加することは認知症予防に有効です。一般的に、仕事ではより高度な認知機能が求められますが、年齢とともに認知機能は低下し、仕事を継続することは難しくなります。ボランティアや趣味、スポーツ、個人活動、デイケア・デイサービスへの参加へとシームレスに移行して、社会や家庭で何らかの役割を維持することが認知症の予防につながります。

1. 社会活動のすすめ

①　余暇活動を楽しんで

　身体的・心理的・社会的に活動性が低下すると認知症のリスクが高まります。仕事は、高度な認知機能が求められる活動であり、退職時の年齢が1歳高くなるごとに認知症リスクが3%低下します。特に、退職時の年齢が高いことと、認知症リスクの低下との関連は男性でより強くみられます（男性：HR 0.96, 95%CI=0.95-0.96；女性：HR 0.98, 95%CI=0.97-0.98）[43]。退職をきっかけに知的刺激の少ないライフスタイルになることや、外出機会が減り活動性が低下することで、認知機能が低下する可能性があります。

　仕事を続けることが難しくなっても、地域・社会貢献活動や趣味・スポーツ・学習グルー

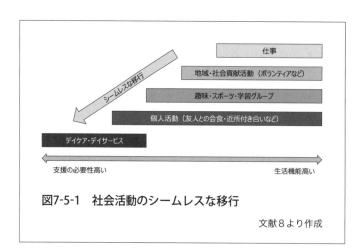

図7-5-1　社会活動のシームレスな移行

文献8より作成

プなど、負担が少ない活動へ途切れずに移行して、社会と関わりをもち続けることが重要です（図7-5-1）[8]。自分の生活機能や生活環境に応じて、参加できる活動を続けていきたいものです。

運動と**余暇活動**[※]について、ほかの人と一緒に実施している人と、一人で黙々と実施する人とのADLの変化を比較した研究があります[44]。男性では、運動はほかの人と一緒に行った場合にのみADLの低下と負の関連がみられました（OR 0.68, 95%CI=0.53-0.86）。女性では、運動（OR 0.74, 95%CI=0.57-0.95）、余暇活動ともに（OR 0.80, 95%CI=0.66-0.97）、ほかの人と実施している人のADLは保たれていました[44]。余暇活動についても、仲間と活動しやすい場として地域の通いの場・サロン、あるいはデイサービスなどを活用するとよいでしょう。

② 読書、ゲームも効果的

頭を使うような余暇活動（読書やパズル、楽器の演奏、囲碁などのボードゲームなど）は認知症のリスクを低減させます。Vergheseらは、6つの認知的余暇活動と9つの身体的余暇活動における認知症発症との関連を調査しました。対象は認知症のない75歳以上の高齢者469人で、124人が認知症を発症しました（追跡期間の中央値は5.1年）。認知的余暇活動の中で、ボードゲーム（HR 0.26, 95%CI=0.17-0.57）、読書（HR 0.65, 95%CI=0.43-0.97）、楽器の演奏（HR 0.31, 95%CI=0.11-0.90）で有意差がみられました。身体的余暇活動で効果があったのは、ダンス（HR 0.24, 95%CI=0.06-0.99）のみでした。

Suzukiらは、高齢者を対象とした絵本読み聞かせプログラムの認知介入の有効性を検討しました[47]。参加者を絵本読み聞かせに参加する群（29人）と対照群（29人）にランダムに割りつけ、介入群には週に1回、3ヵ月間の絵本読み聞かせプログラムを実施し、対照群には月1回の健康講座を実施しました。介入群の14人、対照群の15人がMCIの基準に相当していました。結果、プログラムの短期的効果は言語記憶課題において示されました（p=0.012）。また、特にMCIの参加者には、実行機能（p=0.006）、注意（p=0.013）といった機能に介入効果が認められました。絵本の読み聞かせは読書や音読そのものの効果、子ども世代との交流やグループの中で役割をもつことによる効果など、認知機能だけでなく心身の健康にも関連します。

③ 興味のあることを探して参加する

自分がやりたいと思って参加しているかどうかで、生活機能に及ぼす効果は異なります。ボランティア活動にイヤイヤ参加している高齢者は、参

※余暇活動

生活に必須な食事や睡眠、身の回りの用事などの基本的な活動（1次活動）や、仕事や家事などの労働（2次活動）以外で自由に過ごすことのできる時間（3次活動）のこと[45]。
余暇活動時間=24時間－生活の基本活動－仕事や家事

加していない高齢者と同程度に生活機能低下のリスクが高まります。また、活動を行う頻度も多ければ多いほど、長ければ長いほど良いかといえばそうではありません。認知トレーニングは、費やす時間が長くなるほど心理的ストレスが増し、認知機能の改善効果が低いです。ご本人にとって負担が強すぎる内容や、周囲からの強要は逆効果です。ご自身の能力・興味に応じた活動に参加することを推奨します。

2. 対人交流

① 人との交流は認知症の予防になる

　Kuiperらは、一般集団における社会的関係と認知症発症の関係について、社会参加、交流頻度、孤独感、社会的ネットワークの4つ視点からメタ解析を行いました。結果、社会参加の少なさは認知症発症のリスクに関連することが示されました（リスク比 1.41, 95%CI=1.13-1.75）。交流頻度が低いと認知症発症のリスクが高く（リスク比 1.57, 95%CI=1.32-1.85）、孤独感の強さは認知症の発症リスクと関連していました（リスク比 1.58, 95%CI=1.19-2.09）。一方、社会的ネットワークの満足度は認知症発症と有意な関連を示しませんでした（リスク比 1.25, 95%CI=0.96-1.62）[48]。

　斎藤らは、65歳以上の要介護認定を受けていない在宅高齢者12,085人を対象に、同居者以外の他者との交流の乏しさと、要介護状態への移行・認知症の発症・早期死亡との関連を調査しました。結果、同居人以外の他者との交流が週に1回未満の人は、自立した生活を送る能力の低下や認知症発症、早期死亡のリスクが有意に高いことがわかりました[49]。少なくとも週1回以上の他者との会話や交流を指導することが求められます。

② 電話やビデオ通話などを介した交流も有効

　Dodgeらは、認知症のない高齢者において、パソコン、ウェブカメラ、ユーザーフレンドリーな双方向インターネットインターフェイスを介した会話が、社会的認知を刺激することにより認知機能を高めることができるかどうかを、6週間のRCTで検討しました。介入群では毎日30分の対面コミュニケーションが行われ、対照群は週1回の電話のみ行われました。結果、介入群は意味流暢性テスト（p=0.003）、18週目の評価で言語流暢性テスト（p=0.004）が有意に改善しました。また、MCIでは精神運動速度の改善傾向（p=0.04）がみられました。新しいコミュニケーション技術を用いて、日常的な社会的接触を増やすことは、費用対効果の高い在宅予防を提供できる可能性を示しました[50]。

3. 外出頻度

① 外出頻度は身体機能・認知機能の維持に関わる

　外出頻度が週に1回未満（閉じこもり）の場合、ほぼ毎日外出する人と比べて要介護状態に陥るリスクが高くなります。Fujita らは、地域在住高齢者1,267人を対象に、屋外への外出頻度（1日1回以上、2〜3日に1回、1週間に1回以下に分類）と2年後の移動能力、手段的・基本的 ADL の低下との関連を調査しました。結果、ベースライン時の外出頻度が低いほど、障害発生のオッズ比は大きく、「週に1回以下」の移動能力と IADL 能力のオッズ比は有意でした（移動能力障害 :OR 4.02，95%CI=1.77-9.14 IADL 低下 :OR 2.65，95%CI=1.06-6.58）。また、「週に1回以下の頻度」のグループは、「1日に1回以上の頻度」のグループと比較して、移動障害からの回復が有意に低値でした（OR 0.29，95%CI=0.08-0.99）。屋外に出る頻度は、地域生活高齢者の身体障害および回復の予測因子であることが示されました。

　屋外に出る頻度は、認知機能低下と逆相関します。Harada らは、身体機能に制限のある高齢者とない高齢者において、屋外への外出と認知機能の関係を地域在住の高齢者4,450人で検討しました。結果、週に1回以上屋外に出ることは、身体機能に制限のある高齢者で認知機能と有意に関連していました（p<0.001）[52]。

② 外出はネガティブな気持ちを防ぐ

　外出は身体的な機能維持だけではなく、ネガティブな心理症状を抑制する効果があります。屋外に出る頻度が低い（2〜3日に1回）人は、毎日外出する人に比べて、抑うつ気分が高いことも知られています。

③ 日中に安心できる場所への外出を推奨

　外出はできるだけ日中の明るい時間帯に出かけるように指導しましょう。夕方から夜間は自分の居場所を見失いやすく、不安になり判断力も低下します。日中出かけることで日光を浴びることができ、睡眠にもよい影響が得られます。転倒や持病など不安があって外出を控えている場合は、歩行補助器などの専門相談や、リハビリテーションやデイサービスなど送迎付きのサービスを活用しましょう。

4. ソーシャルサポート

① 相談できる相手がいると認知機能は低下しにくい

加齢に伴い、これまでの生活の継続に不安に感じることは増加します。病気をしたときに看病をしてくれる人や、掃除や買いものをしてくれる人など、手段的サポートだけではなく、情緒的サポートも必要です。情緒的サポートを受けている人は、そうでない人と比べて認知機能が低下しにくいこと、海馬の容積や認知機能が維持されることが報告されています[8]。

② サポートしてくれる人がいない場合は地域の支援機関に相談

今すぐに生活の助けが必要でなくても、備えとして地域の利用可能なサポート資源を調べておくよう指導してください。自分の現状についてだれかに話すことで状況が整理され不安が和らぎます。住んでいる地域の地域包括支援センターは、厚生労働省がとりまとめる「介護事業所・生活関連情報（https://www.kaigokensaku.mhlw.go.jp/）」で検索できます。

まとめ

社会参加、対人交流は認知症のリスク低減に重要です。仕事を続けることが難しくなっても、地域・社会貢献活動や趣味・スポーツ・学習グループなどに参加して、社会との関わりをもち続けることが大切です。ご自身の能力・興味に応じた活動に参加することが推奨されます。対人交流は、新型コロナ感染症の期間中は大きく損なわれました。逆に、パソコン、ウェブカメラなどを介した会話、交流が広がりましたが、これらを活用した新しい交流が認知機能を高める可能性も指摘されています。積極的に活動して、他者との交流を心がけてください。

第7章
(6)

知的活動

キーワード	・脳トレーニングゲーム　・認知機能訓練　・ボードゲーム
	・音楽活動　・芸術活動

はじめに

　本節では、近年増加している市販の"脳トレ"ゲーム、専門機関で行われている認知機能訓練、麻雀や囲碁などのボードゲーム、楽器演奏や歌唱などの音楽活動、書道などの芸術活動の認知機能に及ぼす効果をまとめました。科学的な検証がなされている知的活動もありますが、一方で効果を裏付ける証拠が不十分なものも多くあります。

1. 脳トレーニングゲーム

① 脳トレーニングゲームは認知機能を改善する可能性がある

　近年、市販されている"脳トレ"プログラムが急増しています。多くの企業は自社の製品が認知機能の低下を防ぐと宣伝していますが、妥当性についての懸念もあとを絶ちません。Nguyen らは、43の研究から得られたエビデンスからメタ解析を、健康な高齢者と MCI の高齢者に分けて行いました[53]。7つのプログラムが特定されました（BrainGymmer、BrainHQ、CogMed、CogniFit、Dakim、Lumosity、MyBrainTrainer）。その結果、健常者と MCI の両群で**ニアトランスファー**※がみられました。健常者サンプルでは主観的な**ファートランスファー**※は認められましたが、客観的ファートランスファーは認められませんでした。各領域の分析では、出版バイアスを調整したあとでも処理速度の効果のみ有意でした。"脳トレ"が記憶、一般的認知、日常機能を向上させることを裏づける科学的証拠は、今のところ不十分です[53]。

② 脳トレーニングゲームの長期的な効果は不明

　数ヵ月間の脳トレーニングをしたあとに記憶や情報処理の成績が向上するといった報告がありますが、長期的な認知症の予防につながるかは検証

※ニアトランスファーとファートランスファー

学習したことが全然異なるスキルでも使えるもの（移転・移植できるスキル）がファートランスファー（幅広く使える）、学んだことが近い範囲でしか使えない（移転・移植が難しい）スキルをニアトランスファーという[54]。

されていません[8]。

③　ゲームの種類によっても効果はさまざま

　市販の脳トレーニングゲームの種類によって効果は異なる可能性があります。日本の企業からも脳トレーニングゲームは発売されていますが、効果検証のための研究の対象者は健常高齢者であり、MCIの人における効果は明らかではありません。

2. 認知トレーニング（専門機関での認知機能訓練）

①　継続した認知トレーニングは認知障害の改善効果あり

　Gómez-Soriaらは、65歳以上のMMSEで評価されたMCIをもつ高齢者における認知トレーニングの効果についてシステマティックレビューを行いました。結果、認知トレーニングはMMSEの成績を改善させることを示しました。認知機能訓練および認知リハビリテーションプログラムは、訓練後および追跡調査のいずれにおいても、MCIの人で、記憶、言語、遂行機能などいくつかの認知領域を改善しました[55]。また、ADにおける認知トレーニングの効果を検討した20件のRCTのメタ解析が報告されています。8つの研究の合計平均差（MD）は短期で1.67（95%CI=0.45-2.89）、6つのRCTのプールされた標準化平均差（SMD）は中期で1.61（95%CI=0.65-2.56）。7つの研究のプールSMDは長期で0.79（95%CI=0.33-1.25）でした。認知機能訓練の効果は、短期、中期、長期の介入のいずれにおいても、全般的な認知機能において明らかでした[56]。しかし、トレーニングが終了すると効果は持続しなかったとも報告されています。

②　改善する機能もあれば、改善しない機能もある

　注意機能には、選択性注意（多くの中から必要な物事に注意を向ける）や持続的注意（一つの物事を集中して行う）、配分性注意（同時に2つ以上のことに注意を向ける）があります。Yangらは、MCIの人における注意トレーニングの効果をRCTで検証しました。テスト後に、選択的注意と配分性注意に有意な改善がみられましたが、持続的注意については有意な効果は認められませんでした[57]。

3. ボードゲーム

　ボードゲームの一部には、認知機能を維持・改善する効果が期待されるものがあります[8]。ボードゲームでは、相手がどんな手を仕掛けてくるか

を想像して先を読むことや、手先の細かな運動が求められるため、脳機能が活性化される可能性があります。

① 麻雀

軽度から中等度の認知症のある62人を対象とした、麻雀の効果を検討したRCTでは、16週間にわたり、週に2回または4回麻雀をするよう無作為に割りつけられました。結果、麻雀をする頻度にかかわらず、認知能力指標（数唱、言語性記憶、MMSE）は向上しました。また、麻雀の効果は1ヵ月間麻雀を中止したあとも持続していました[58]。

② チェス・囲碁

Cibeiraらは、スペインの施設入所者において、チェス・トレーニングが認知機能、気分、生活の質（QOL:Quality of Life）に及ぼす影響を評価しました。結果、チェスプログラムは一般的な認知状態にプラスの影響を与え（p<0.001）、注意、処理速度、実行機能への影響については有望な証拠（p<0.043）が示されました。介入群の参加者はQOLスコアにおいても有意な改善を示しました（p<0.021）[59]。

Iizukaらは、介護施設入居者を対象に、ゲーム「GO」（囲碁）を用いた介入による認知機能への影響をRCTで調査しました。囲碁の介入は週1回、15週間行われました。結果、介入群では数唱の総得点は有意に改善しました。全ての参加者が囲碁のルールを習得し、ゲームを行うことができたと報告されています[60]。

③ ボードゲームの長期的効果は不明

効果が検証されているボードゲームは、麻雀や囲碁などの一部の種目に限られています。ボードゲームを実施すること自体に効果があるのか、ボードゲームを実施するために対戦相手と交流することが認知機能に良い影響を及ぼすのかは明らかではありません。また、認知機能に及ぼす長期的効果も明らかではありません。良好な生活習慣の維持や運動や社会活動の中で、ボードゲームを娯楽活動として取り入れると良いです。

4. 音楽活動

① 楽器の演奏や歌唱などの能動的な音楽活動は認知機能を改善する

Doiらは、地域在住のMCIの人における認知的余暇活動プログラム（ダンス、楽器演奏、または健康教育対照群）の効果を比較検証しました（週60分、40週間）。結果、40週時点で、ダンス群は対照群と比較して記憶想起ス

61

コアの改善を示しました ［平均変化（SD）:ダンス群0.73（1.9）vs対照群 0.01（1.9）; p=0.011］が、音楽群は対照群と比較して改善を示しません でした（p=0.123）。ダンス群と音楽群は、対照群と比較して、MMSEス コアの改善を示しました。以上より、MCIの人では、ダンスまたは楽器演 奏は記憶、全般的認知機能の改善をもたらす可能性が示されました[61]。

　また、音楽に合わせて体を動かすことは、思考や創造性に関連する認 知機能の改善に効果があります。リズミカルな身体的動きに認知的課題 を伴うこと、楽器（鳴子拍子木）を用いてリズミカルな運動を反復する マルチタスク運動音楽療法の認知機能に及ぼす効果が検証されています。 Shimizu らは、MCI の人を対象に12週間の運動プログラムを行い、身体 機能検査、前頭部評価テスト（FAB:Frontal Assessment Battery）を 実施し、45マルチチャンネル機能的近赤外分光法を用いて、前頭前野の 脳血流の変化を計測しました。結果、介入群で FAB スコア、および前頭 前野の脳血流が有意に改善しました[62]。

② ただ音楽を聴くだけでは効果はない?

　受動的（録音された音楽や生の音楽を聴くこと）音楽活動の認知機能に 対する効果は、十分な検証がされていません。一人で音楽活動するのでは なく、演奏会や合唱などの集団での音楽活動が推奨されます。

5. 芸術活動

① 芸術活動教室に参加することで認知機能が改善する

　Mahendranらは、MCIの地域在住高齢者68人を芸術活動グループ、音 楽に関連した思い出を共有するグループ（MRA）と対照群の3グループに 分け、言語記憶の改善効果をRCTで検証しました。介入は訓練を受けたセ ラピストによって3ヵ月間は毎週、その後6ヵ月間は隔週で行われました。 結果、芸術活動群では、神経認知領域が対照群と比較して改善しました［平 均差（d）0.40，90％CI=0.126-0.679］。MRA群では対照群と比較して 同様の改善が認められましたが有意ではありませんでした[63]。この研究で は芸術作品を作成するだけでなく、鑑賞会で教室参加者などと感想などを 話し合うことを含んでいます。作品を黙々と作るだけでなく、作品をご家 族や友人と鑑賞し、意見交換することも有益と思われます。

② 書道は注意機能と作業記憶機能の改善に効果的

　Chanらは、MCIの人が書道教室への参加することが認知機能の改善に 有効かを検証しました。MCIの高齢者99人を8週間の書道トレーニング

と対照（タブレットPC）トレーニングに無作為に割りつけ、ベースライン時、訓練後、6ヵ月後の認知機能を評価しました。結果、書道は、対照と比較して数唱、分割注意に反映される作業記憶を有意に改善しました[64]。この研究では、文字を書くだけでなく、文字の書き方を学び練習することが含まれており、文字の練習することも重要でしょう。

③ その他の芸術活動

茶道、華道、フラワーアレンジメント、押し花、朗読、手遊び、折り紙、押し絵、塗り絵などの芸術活動の効果については十分な検証がみられません。

まとめ

さまざまな知的活動について科学的な検証が進められています。知的活動では、短期、中期の認知機能に及ぼす効果が示されていますが、長期的な効果については不明な点が多く残されています。現在、効果が確認されている活動では、囲碁、チェス、楽器演奏などのように他者との交流、集団での行う活動に効果が期待されます。

生活習慣

　・喫煙　・飲酒　・難聴　・睡眠障害

はじめに

　喫煙、過度の飲酒、難聴、睡眠障害は認知症のリスクであることが知られています。一方、アルコールは百薬の長ともいわれ、適度な飲酒は認知症のリスクを低下させます。睡眠時間は長すぎても短くても認知症のリスクとなります。高齢者に実行しやすいアドバイスを提案し、ライフスタイルの改善を指導してください。

1. 喫煙

　タバコのニコチンは認知症を予防することができるという風説が以前にはありましたが、現在では喫煙と認知症の発症リスクには明確な関連が示されています。

① 喫煙は認知症の発症リスクである

　喫煙とADの発症との関連について27の文献をメタ解析したNiu らの報告では、喫煙はADのリスクを上昇させます（HR 1.52, 95%CI=1.195-1.934）[65]。HRの累積メタ解析により、喫煙がADに及ぼす影響は、時間の経過とともに安定する傾向があることが示されました。喫煙などの生活習慣が、その後の人生に及ぼす影響を調査した研究によると、喫煙量が多く期間も長いほど、言葉の流暢性や記憶などの認知機能が低下していました。

② 禁煙により認知症のリスクは低下する

　禁煙により認知症の発症リスクを下げることが報告されています。ARIC 研究（Atherosclerosis Risk in Communities）では、被験者を喫煙者、非喫煙者、9年未満の禁煙者、9年以上の禁煙者に分け、15年間

の認知症の発症を追いました。非喫煙者と比較して、喫煙者の認知症の発症は（HR 1.33, 95%CI=1.12-1.59）、9年未満の禁煙者は（HR 1.24, 95%CI=1.01-1.52）でした。9年以上の禁煙者では認知症との関連がありませんでした（HR 1.01, 95%CI=0.88-1.14）（図7-7-1）[66]。喫煙は認知症のほか、がんや心疾患の発症リスクも高めるため、できるだけ早い時期に禁煙すべきです。

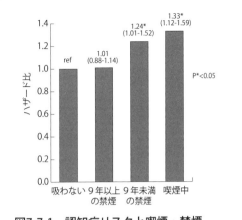

図7-7-1　認知症リスクと喫煙・禁煙

文献66より作成

2. 飲酒

① アルコールの過剰摂取は認知症のリスクを高める

アルコールの過剰摂取は、男女ともに認知症の危険性が高めます。アルコールの摂取量と認知症との関連を検討した調査では、一日39.4g以上（ビールでは約1000ml、ワインではハーフボトル375ml）のアルコールを摂取すると、認知症を発症する危険性が高くなると示されています[67]。また、長年飲酒を続けてきた人では、記憶と関連の深い海馬が萎縮していることが報告されています。

アルコールの摂取量と認知障害・認知症との関連は、個々の状態により変わります。MCIの人では、一日27.4g以上（ビールでは大瓶633ml）のアルコールを摂取すると、認知症発症の危険性が高くなります。健常人と比較して、MCIの人ではより少ないアルコール量でも認知症の危険性が高くなります[67]。

② 適度な飲酒は認知症リスクを低減する

少量～中等量のアルコールを摂取する人は、全くお酒を飲まない人より、認知症（リスク比 0.7, 95%CI=0.61-0.91）および AD（リスク比 0.72, 95% CI=0.61-0.86）のリスクが低くなります[68]。

Xu らは、アルコール摂取と認知症リスクとの間の用量反応関係についてメタ解析を行いました。アルコール摂取量と全認知症リスクとの関連は非線形であり、認知症リスクの低下と関連するアルコール摂取量は最大でも12.5g/日（ビールではレギュラー缶350ml）でした。飲酒量があるレベル（38g/日）を超えると上昇しました[69]。アルコールの種類としてはワインを推奨しています。認知症予防に関して、アルコールの影響は若年

成人（60歳未満）でより大きい可能性が示されました。適度な飲酒量には個人差があり、元々飲酒の習慣のない人が認知症予防のために無理に飲酒をする必要はありません。

3. 難聴

① 聴力障害は認知症の危険因子

　加齢に伴う難聴は一般的で治療可能な疾患であり、認知障害との関連が指摘されています。難聴は認知症を発症するリスクを1.9倍に高めます[6]。Dealらは、認知障害のない70-79歳の1,889人の高齢者コホートにおいて、難聴と認知障害との関連について調査しました。9年間で229人が認知症を発症しました。難聴なしの認知症発症者の割合は10％、軽度の難聴者では11％、中等度から高度の難聴者では18％で、中等度から高度の難聴者で認知症の発症が最も多くみられました。難聴なしと中等度から高度の難聴者の比較では、中等度から高度の難聴者で認知症の発症が上昇していました（HR 1.55, 95%CI=1.09-2.18）。

　Golubらは、聴力と認知機能との関連が、従来正常聴力と分類されてきた人の中にも存在するかどうかを、米国の2つの疫学調査（Hispanic Community Health Study と National Health and Nutrition Examination Study）で調査しました。対象は50歳以上の6,451人です。結果、聴力と認知機能との間には有意な逆相関が示されました。正常聴力の人で、全ての認知検査において、聴力の低下は認知機能の低下と関連しました。聴力が10dB低下すると、数字符号置換検査（Digit Symbol Substitute Test）のスコアが1.97ポイント低下しました[71]。聴力と認知機能との関連は、これまで理解されていたよりも早期の難聴にみられる可能性が示されました。

② 補聴器を使うと認知機能の低下を遅らせる？

　難聴があって補聴器を使用していない人は、認知機能が低下しやすく、補聴器を適切に使用することで、認知機能の低下を遅らせられる可能性があります。Kalluriらは、補聴器の使用が聴覚障害をもつ人の認知機能の改善に関連するかを調査する目的で、システマティックレビューを行いました。9件の研究で補聴器の使用によって認知機能の改善がみられ、4件の研究では補聴器使用による認知機能の有意な変化はみられませんでした[72]。

③ 適度な耳掃除で聴力を改善

耳垢は自然に耳外に排出されますが、不適切な補聴器の使用や過度な耳掃除により、耳の中に溜まることがあります。耳垢が溜まると聴力は低下しやすく、耳垢を取り除くことで、聴力はある程度改善することができます。アメリカでは耳垢除去は、プライマリケアでの主な処置です。高齢者や認知機能障害を有する者には耳垢貯留は多くみられ、難聴や認知機能低下との関連が示されています。2008年米国耳鼻咽喉科・頭頸部外科学会耳垢貯留症診療ガイドラインでは、耳垢貯留症の管理についてエビデンスに基づく推奨を行っています[73]。

4. 睡眠障害

① 睡眠障害は認知症のリスクを高める

睡眠障害は高齢者によくみられる重大な健康問題です。睡眠障害は認知症のリスクを高める可能性が指摘されています。Shiらは、全認知症およびAD、VDの発症における、睡眠障害およびそのほかの睡眠問題（不眠症、睡眠呼吸障害、日中の過度の眠気、睡眠関連運動障害、概日リズム睡眠障害など）について、18件の縦断研究からメタ解析を行いました。結果、睡眠障害のない人と比較して睡眠障害をもつ人は、全認知症、AD、VD発症リスクが上昇していました。不眠症はADのリスクを増加させましたが、VDや全認知症のリスクは増加させませんでした。睡眠呼吸障害は全認知症、AD、VDの高い発生率と関連していました[74]。

Oharaらは、60歳以上の認知症のない高齢者1,517人において、1日の睡眠時間と認知症発症および死亡との関連を調査しました（久山町研究）。自己申告により、1日の睡眠時間を5つのカテゴリー（<5.0、5.0-6.9、7.0-7.9、8.0-9.9、10.0時間以上）に分類し、1日の睡眠時間と認知症および死亡リスクとの関連を検討しました[75]。結果、睡眠時間が5～6.9時間の人よりも5時間未満（HR 2.68, 95%CI=1.40-5.12）か10時間以上（HR 2.18, 95%CI=1.39-3.41）の睡眠をとる人で認知症を発症するリスクが高く、死亡リスクも高いことが示されました（HR 2.29, 95%CI=1.15-4.56; HR 1.67, 95%CI=1.07-2.60）。ADとVDについても同様のU字型の関連が観察されました。また、催眠薬の使用が認知症および死亡のリスクに及ぼす影響については、催眠薬を使用し、睡眠時間がいずれであっても、催眠薬を使用せず1日の睡眠時間が5.0～6.9時間であった被験者と比較して、認知症のリスクは1.66倍、死亡のリスクは1.83倍でした[75]。以上より、1日の睡眠時間の短さと長さ、および催眠薬の使用は、認知症および死亡の危険因子であることが示されました。

② 睡眠障害が気になったら病院へ

DLB やパーキンソン病では、レム睡眠行動障害（寝ているときに大声を出すなどの異常行動）がよくみられます。レム睡眠行動障害は DLB と診断される前からみられることもあります。閉塞性睡眠時無呼吸症候群がある人は認知症を発症するリスクが高く、睡眠障害は医療機関で相談すべきです。

③ 睡眠薬は認知症のリスクを高める可能性がある

ベンゾジアゼピン系薬剤およびその関連薬剤（BZDs/BZRDs）は、その抗不安作用、催眠作用、鎮静作用により、多様な精神疾患の治療で使用されています。一方、認知機能への急性影響、認知機能低下や認知症リスクの増加など長期的な認知機能への影響が指摘されています。Ferreira らは、BZDs/BZRDs の使用による認知症発症のリスクについて、システマティックレビューを行いました。結果、解析されたレビューに含まれる主要研究のほとんどが、BZDs/BZRDs の使用とその後の認知症との関連を認めました（OR 1.38, 95%CI=1.07-1.77）[76]。

BZDs/BZRDs の使用は、認知症リスクを増加させる可能性があるため生活指導が重要です。日中にできるだけ日光を浴びることで、体内時計が調節されて入眠しやすくなります。寝室にはスマートフォンやタブレット端末を持ち込まず、できるだけ暗くして寝る、寝室は暑すぎず寒すぎない温度で、就寝1～2時間前に入浴し身体を温めてから寝床に入る、できるだけ静かな環境で、リラックスできる寝衣・寝具で眠ることなど、良質な睡眠のための環境づくりを指導してください[77]。

まとめ

禁煙、適度な飲酒により、認知症のリスク低減が可能です。難聴に対しては、補聴器を使用することで、認知機能が改善する可能性が報告されています。わが国では補聴器の使用がまだまだ普及していませんので、耳鼻科の受診を推奨してください。睡眠障害は高齢者の多くが悩んでいる課題の一つですが、安易に薬剤を使用するのではなく、質の高い睡眠を得るための生活の工夫を指導してください。

多因子介入

キーワード ・多因子介入 ・運動 ・栄養 ・社会的活動 ・認知トレーニング
・血管性危険因子の管理

はじめに

ランセット国際委員会は、認知症の改善可能な12の危険因子を報告しています[6]。しかし、これらのリスクに個別に介入を行っても認知機能低下・認知症の抑制効果は限られています。認知症のリスク低減のためには、複数の危険因子に同時に介入する多因子介入が世界でも標準になりつつあります。日本人のライフスタイルに対する多因子介入の効果も明らかになっています。

1. FINGER研究

FINGER 研究（Finnish Geriatric Intervention Study to Prevent Cognitive Impairment and Disability）は、認知症予防のための多因子介入試験の先駆けとなりました[78]。60歳～77歳の高齢者のうち、CAIDE（Cardiovascular Risk Factors, Aging and Dementia）認知症リスクスコアが6ポイント以上、かつ認知機能が同年代の平均レベル、あるいは少し低下している高齢者1,260人を対象としました。多因子介入は、栄養指導、運動指導、認知トレーニングおよび社会的活動、代謝および血管性危険因子のモニタリングとマネジメントにより行われました。24ヵ月時において介入群は対照群と比較して有意な認知機能のコンポジットスコア、遂行機能 および処理速度の改善が認められました（図7-8-1）。

FINGER 研究の結果を受け、ライフスタイルや文化的背景の異なる国や地域において、認知症予防のための多因子介入試験が始まっています。2017年に WW-FINGERS（World Wide-FINGERS）が発足し、2024年には60ヵ国以上が参加する全世界的な認知症予防の活動に進展しています。WW-FINGERS では、認知症のリスク低減に関する情報をグローバルに発信すること、また、将来のデータシェアリングに向けての方策につ

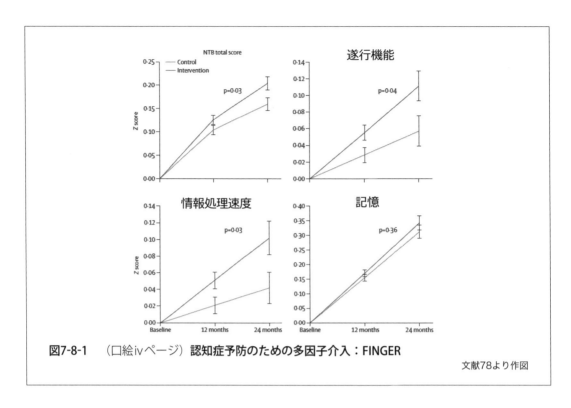

図7-8-1 （口絵ⅳページ）**認知症予防のための多因子介入：FINGER**

文献78より作図

いても議論されています。

2. J-MINT研究

　わが国においても2019（令和元）年度より「認知症予防を目指した多因子介入によるランダム化比較試験（J-MINT）」が行われました。J-MINT研究の目的は、多因子介入プログラムの認知機能低下抑制に対する有効性を明らかにすることに加え、血液バイオマーカー、オミックス解析、脳画像解析を駆使し認知機能低下抑制のメカニズムを明らかにすること、新たな認知症予防のサービスの創出・社会実装を行うことです。

　国立長寿医療研究センター、名古屋大学、名古屋市立大学、藤田医科大学、東京都健康長寿医療センターによる多施設共同研究です[79]。18ヵ月間にわたる多因子介入プログラムは、生活習慣病の管理、運動指導、栄養指導、認知トレーニングで構成されています。J-MINT研究のフローを図7-8-2にまとめました。運動指導、栄養指導、認知トレーニングは民間企業に委託しました。生活習慣病の管理は、各実施医療機関または、かかりつけ医によって、糖尿病、高血圧、脂質異常症に対して各疾患の最新のガイドラインに準拠した管理が行われました。対照群に対しては、2ヵ月に1回の頻度で健康に関する資料（認知症、フレイル、低栄養、生活習慣病、睡眠、腰痛、転倒、活動量の向上、閉じこもり）を配付し、6ヵ月ごとに実施さ

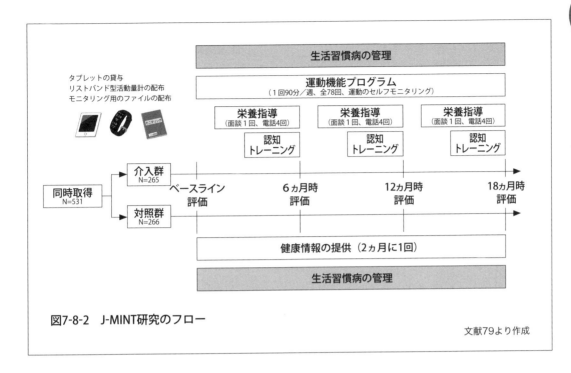

図7-8-2　J-MINT研究のフロー

文献79より作成

れる評価時に健康に関する相談を受けました。介入群での運動指導は、1
回90分、週に1回の頻度で運動教室を開催し、有酸素運動、筋力トレー
ニング、コグニサイズ（2重課題）、行動変容を促すためのグループミーティ
ングを行いました。栄養指導は、健康相談員（管理栄養士、保健師、看護
師）による面談（1回60分）と1ヵ月ごとの電話相談4回（1回10〜15分）
を1セットとし、3セット実施されました。指導内容は、食事回数や起床・
就寝時間などの生活リズムや、日本人の食事摂取基準（2020年度版）に
基づいた食品摂取の目安量、多様性豊かな食事、認知症予防に対する有効
性が示されている栄養素・食材の情報提供や摂取、禁煙支援、オーラルフ
レイルに対する口腔ケアの指導を行いました。認知トレーニングは、介入
群にタブレットを配布し、1日30分、週4回以上の認知機能訓練プログ
ラム（Brain HQ）を提供しました。神経心理検査を含むアウトカムの評
価は、初回評価、6ヵ月、12ヵ月、18ヵ月時に行いました。

　J-MINT研究は2019（令和元）年11月より開始されましたが、新型コ
ロナウイルス感染症の影響を受け、2021（令和3）年1月の緊急事態宣
言が発出された際には、介入の中断を余儀なくされました。しかし、研究
プロトコルの修正を行い、2021年5月に緊急事態宣言が再発出された際
には、クラウド型のビデオチャットサービス「Zoom」を活用し、運動教
室を継続しました。全共同研究施設の介入および最終評価は2023（令和5）
年に終了しました。

　結果、主要評価項目である認知機能の総合点は、介入群で12カ月後か

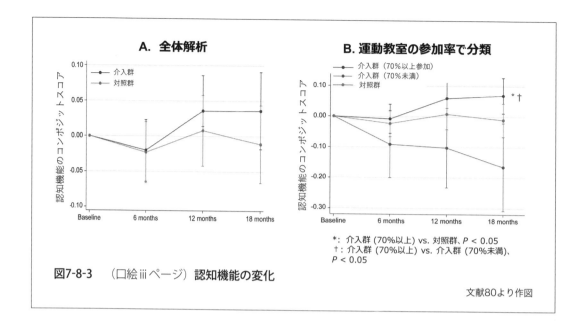

A. 全体解析

縦軸: 認知機能のコンポジットスコア

凡例:
● 介入群
● 対照群

横軸: Baseline / 6 months / 12 months / 18 months

B. 運動教室の参加率で分類

縦軸: 認知機能のコンポジットスコア

凡例:
● 介入群（70％以上参加）
● 介入群（70％未満）
● 対照群

横軸: Baseline / 6 months / 12 months / 18 months

＊†

＊：介入群（70％以上）vs. 対照群、*P* < 0.05
†：介入群（70％以上）vs. 介入群（70％未満）、
P < 0.05

図7-8-3　（口絵 ⅲ ページ）認知機能の変化

文献80より作図

ら上昇に向かいましたが、18ヵ月では対照群との間に有意な差を認めませんでした（図7-8-3A）。運動教室への参加率（アドヒアランス）で層別化した解析では、70％以上参加した群では70％未満の群、また対照群と比べて有意な認知機能の改善を認めました（図7-8-3B）[80]。また、ADやDLBの遺伝的リスクであるAPOE ε4の有無によりサブ解析を行ったところ、APOE ε4を有する者では、対照群では認知機能が低下したのに対して、介入群では認知機能はほぼ維持され、18ヵ月で両群間に有意な差を認めました[80]。多因子介入群では、食多様性スコア、社会参加の改善、収縮期血圧、BMIの低下、歩行速度の改善、身体フレイルの抑制が認められました。

3. 社会実装

　J-MINT研究の次のステップとして、実装科学に基づいた社会実装があります。J-MINT研究は、あくまで理想的な条件下で示された効果（efficacy）であり、社会実装ではさまざまな阻害要因や促進因子がある現実的な条件下で示された効果（effectiveness）検証が必要です。

　社会実装にはさまざまな課題があります。①高齢者の認知機能・身体機能は多様であり、画一的なプログラムでは社会実装は困難であること、②参加者の**アドヒアランス**※を向上させるためにはスタッフの関係性が重要ですが、MCIを理解した指導者や運動のインストラクターが不足していること、③教室までのアクセスの課題、感染対策などのため、ICT（Information and Communication Technology）を用いたプログラム

※アドヒアランス

参加者が自ら治療方法を理解・納得し、積極的に治療や介入を行うこと。

の可能性、④評価のためのデータ収集法とデータ管理の在り方です。中でも人材育成は重要です。人材育成のための啓発資材として、「あたまとからだを元気にする MCI のハンドブック」と「生活ノート」を作成して公開しています[8]。MCI の予防のための 38 項目の知見について、当事者と家族の視点からわかりやすく解説しているものです。本テキストも "MCI ハンドブック" の内容に準じて記述しています。認知症のリスク低減のための、ポピュレーションアプローチ、ハイリスクアプローチに活用していただけると幸いです。

まとめ

　認知症を克服するためには、早期発見・早期治療が重要です。認知症リスクの高い者（MCI）を対象に、レカネマブ等の薬物療法が開発されましたが、MCI の多くの者は薬物療法の対象になりません。多因子介入による非薬物療法を実施することが、今後ますます重要になります。認知症リスクを正しく評価し、リスク低減が普及して認知症が抑制されることが期待されます。

引用文献

1) Kapasi A, DeCarli C, Schneider J. Impact of multiple pathologies on the threshold for clinically overt dementia. Acta Neuropathol. 134(2):171-186, 2017

2) Gatz M , Reynolds CA, Fratiglioni L, et al. Role of genes and environments for explaining Alzheimer disease. Arch Gen Psychiatry. 63(2):168-74, 2006

3) Lourida I, Hannon E, Littlejohns TJ, et al. Association of Lifestyle and Genetic Risk With Incidence of Dementia. JAMA. 14;322(5):430-437, 2019

4) Livingston G, et al.: Dementia prevention, intervention, and care. Lancet, 16;390(10113):2673-2734, 2017

5) World Health Organization. Risk reduction of cognitive decline and dementia. WHO Guidelines 2019 https://www.who.int/mental_health/neurology/dementia/guidelines_risk_reduction/en/

6) Livingston G, Huntley J, Sommerlad A, et al. Dementia prevention, intervention, and care: 2020 report of the Lancet Commission. Lancet; S0140-6736(20)30367-6, 2020

7) 三浦宏子「ポピュレーションアプローチの強化・推進に向けて都道府県・市区町村が 取り組むべき方向性」厚生労働省(https://www.mhlw.go.jp/content/10800000/000765921.pdf)

8) MCIハンドブック作成委員会編「あたまとからだを元気にするMCIハンドブック」国立長寿医療研究センター HP　(https://www.ncgg.go.jp/ncgg-overview/pamphlet/documents/mcihandbook.pdf)
あたまとからだを元気にするMCIハンドブック別冊　生活ノート　国立長寿医療研究センター HP (https://www.ncgg.go.jp/ncgg-overview/pamphlet/documents/lifenote.pdf)

9) Cheng G, Huang C, H Deng H, et al. Diabetes as a risk factor for dementia and mild cognitive impairment: a meta-analysis of longitudinal studies. Intern Med J. ;42(5):484-91, 2012

10) Bello-Chavolla OY, Antonio-Villa NF, Vargas-Vázquezet A et al: Pathophysiological Mechanisms Linking Type 2 Diabetes and Dementia: Review of Evidence from Clinical, Translational and Epidemiological Research. Curr Diabetes Rev 15(6):456-470, 2019

11) Ohara T, Doi Y, Ninomiya T, et al. Glucose tolerance status and risk of dementia in the community: the Hisayama study. Neurology. ;77(12):1126-1134, 2011

12) Mattishent K, Loke YK. Bi-directional interaction between hypoglycaemia and cognitive impairment in elderly patients treated with glucose-lowering agents: a systematic review and meta-analysis. Diabetes Obes Metab. ;18(2):135-141, 2016

13) Tuligenga RH. Intensive glycaemic control and cognitive decline in patients with type 2 diabetes: a meta-analysis. Endocr Connect. ;4(2):R16-R24, 2015

14) 日本老年医学会、日本糖尿病学会 (著、編集)「高齢者糖尿病診療ガイドライン2023」2023年、南江堂

15) Ninomiya T, Ohara T, Hirakawa Y, et al. Midlife and late-life blood pressure and dementia in Japanese elderly: the Hisayama study. Hypertension. ;58(1):22-28, 2011

16) Lennon MJ, Makkar SR, Crawford JD, et sl. Midlife Hypertension and Alzheimer's Disease: A Systematic Review and Meta-Analysis. J Alzheimers Dis. ;71(1):307-316, 2019

17) van Dalen JW, Brayne C, Crane PK, et al. Association of Systolic Blood Pressure With Dementia Risk and the Role of Age, U-Shaped Associations, and Mortality. JAMA Intern Med. ;182(2):142-152, 2022

18) SPRINT MIND Investigators for the SPRINT Research Group; Williamson JD, Pajewski N, Auchus AP et al. Effect of Intensive vs Standard Blood Pressure Control on Probable Dementia: A Randomized Clinical Trial. JAMA . ;321(6):553-561, 2019

19) Anstey KJ, Cherbuin N, Budge M, et al. Body mass index in midlife and late-life as a risk factor for dementia: a meta-analysis of prospective studies. Obes Rev. ;12(5):e426-e437, 2011

20) Loef M, Walach H. Midlife obesity and dementia: meta-analysis and adjusted forecast of dementia prevalence in the United States and China. Obesity (Silver Spring) ;21(1):E51-5, 2013

21) Park S, Jeon SM, Jung SY, et al. Effect of late-life weight change on dementia incidence: a 10-year cohort study using claim data in Korea. BMJ Open. ;9(5):e021739, 2019

22) Anstey KJ, Ashby-Mitchell K, Peters R. Updating the Evidence on the Association between Serum Cholesterol and Risk of Late-Life Dementia: Review and Meta-Analysis. J Alzheimers Dis. ;56(1):215-228, 2017

23) Zhang X, Wen J, Zhang Z. Statins use and risk of dementia: A dose-response meta analysis. Medicine (Baltimore). ;97(30):e11304, 2018

24) Pendlebury ST, Rothwell PM. Prevalence, incidence, and factors associated with pre-stroke and post-stroke dementia: a systematic review and meta-analysis. Lancet Neurol. ;8(11):1006-1018, 2009

25) Barnes DE, Yaffe K. The projected effect of risk factor reduction on Alzheimer's disease prevalence. Lancet Neurol. ;10(9):819-828, 2011

26) Lindsay J, Laurin D, Verreault R, et al. Risk factors for Alzheimer's disease: a prospective analysis from the Canadian Study of Health and Aging. Am J Epidemiol. ;156(5):445-453, 2002

27) 島田裕之「認知症の予防と認知症者のリハビリテーションのガイドライン作成」厚生労働科学研究費補助金 (認知症政策研究事業) 総合研究報告書、2019年

28) Northey JM, Cherbuin N, Pumpa KL, et al. Exercise interventions for cognitive function in adults older than 50: a systematic review with meta-analysis. Br J Sports Med. ;52(3):154-160, 2018

29) Shimada H, Makizako H, Doi T, et al. Effects of Combined Physical and Cognitive Exercises on Cognition and Mobility in Patients With Mild Cognitive Impairment: A Randomized Clinical Trial. J Am Med Dir Assoc. ;19(7):584-591, 2018

30) Li CL, Tung HJ, Yeh MC. Combined effect of eating alone and a poor nutritional status on cognitive decline among older adults in Taiwan. Asia Pac J Clin Nutr. ;27(3):686-694, 2018

31) Divert C, Laghmaoui R, Crema C, et al. Improving meal context in nursing homes. Impact of four strategies on food intake and meal pleasure. Appetite. ;84:139-147, 2015

32) Vlachos GS, Scarmeas N. Dietary interventions in mild cognitive impairment and dementia. Dialogues Clin Neurosci. ;21(1):69-82, 2019

33) Calil SRB, Brucki SMD, Nitrini R, et al. Adherence to the Mediterranean and MIND diets is associated with better cognition in healthy seniors but not in MCI or AD. Clin Nutr ESPEN. ;28:201-207, 2018

34) 健康長寿ネット　地中海食の特徴　長寿科学振興財団HP　https://www.tyojyu.or.jp/net/kenkou-tyoju/shokuhin-seibun/chichukaishoku-tokucho.html

35) Ozawa M, Ninomiya T, Ohara T, et al. Dietary patterns and risk of dementia in an elderly Japanese population: the Hisayama Study. Am J Clin Nutr. May;97(5):1076-82, 2013

36) Otsuka R, Nishita Y, Tange C, et al. Dietary diversity decreases the risk of cognitive decline among Japanese older adults. Geriatr Gerontol Int. Jun;17(6):937-944, 2017

37) Ma F, Wu T, Zhao J, et al. Folic acid supplementation improves cognitive function by reducing the levels of peripheral inflammatory cytokines in elderly Chinese subjects with MCI. Sci Rep. ;6:37486. doi:10.1038/srep37486, 2016

38) Lee LK, Shahar S, Chin AV, et al. Docosahexaenoic acid-concentrated fish oil supplementation in subjects with mild cognitive impairment (MCI): a 12-month randomised, double-blind, placebo-controlled trial. Psychopharmacology (Berl). ;225(3):605-612, 2013

39) Kryscio RJ, Abner EL, Caban-Holt A, et al. Association of Antioxidant Supplement Use and Dementia in the Prevention of Alzheimer's Disease by Vitamin E and Selenium Trial (PREADViSE). JAMA Neurol. ;74(5):567-573, 2017

40) Kishino Y, Sugimoto T, Kimura A, et al. Longitudinal association between nutritional status and behavioral and psychological symptoms of dementia in older women with mild cognitive impairment and early-stage Alzheimer's disease. Clin Nutr. ;41(9):1906-1912, 2022

41) Robert Stewart R, Masaki K, Xue QL et al. A 32-year prospective study of change in body weight and incident dementia: the Honolulu-Asia Aging Study. Arch Neurol. ;62(1):55-60, 2005

42) 木村藍、櫻井孝　認知症の栄養管理「高齢者の栄養管理　パーフェクトガイド」臨床栄養 135 (4)、484-489、2019年

43) Dufouil C, Pereira E, Chêne G, et al. Older age at retirement is associated with decreased risk of dementia. Eur J Epidemiol. ;29(5):353-361, 2014

44) Monma T, Takeda F, Noguchi H, et al. The Impact of Leisure and Social Activities on Activities of Daily Living of Middle-Aged Adults: Evidence from a National Longitudinal Survey in Japan. PLoS One. ;11(10):e0165106, 2016

45) 高齢者の余暇活動と生きがい感　健康長寿ネットHP　https://www.tyojyu.or.jp/net/kenkou-tyoju/tyojyu-shakai/koreisha-yokakatsudo-ikigaikan.html

46) Verghese J, Lipton RB, Katz MJ, et al. Leisure activities and the risk of dementia in the elderly. N Engl J Med. ;348(25):2508-2516, 2003

47) Suzuki H, Kuraoka M, Yasunaga M, et al. Cognitive intervention through a training program for picture book reading in community-dwelling older adults: a randomized controlled trial. BMC Geriatr. ;14:122, 2014

48) Kuiper JS, Zuidersma M, Oude Voshaar RC, et al. Social relationships and risk of dementia: A systematic review and meta-analysis of longitudinal cohort studies. Ageing Res Rev. ;22:39-57, 2015

49) 斎藤雅茂、近藤克則、尾島俊之 ほか「健康指標との関連からみた高齢者の社会的孤立基準の検討:10年間のAGESコホートより」日本公衛誌、62(3):95-105、2015年

50) Dodge HH, Zhu J, Mattek N, et al. Web-enabled Conversational Interactions as a Means to Improve Cognitive Functions: Results of a 6-Week Randomized Controlled Trial. Alzheimers Dement (N Y). ;1(1):1-12, 2015

51) Fujita K, Fujiwara Y, Chaves PH, et al. Frequency of going outdoors as a good predictors for incident disability of physical function as well as disability recovery in community-dwelling older adults in rural Japan. J Epidemiol. ;16(6):261-270, 2006

52) Harada K, Lee S, Park H, et al. Going outdoors and cognitive function among community-dwelling older adults: Moderating role of physical function. Geriatr Gerontol Int. ;16(1):65-73, 2016

53) Nguyen L, Murphy K, Andrews G. A Game a Day Keeps Cognitive Decline Away? A Systematic Review and Meta-Analysis of Commercially-Available Brain Training Programs in Healthy and Cognitively Impaired Older Adults. Neuropsychol Rev. ;32(3):601-630, 2022

54) 堀場英雄「学びの技法：見える化と「はかるだけ」https://note.com/hideo_horiba/n/nb59529522423

55) Gómez-Soria I, Peralta-Marrupe P, Calatayud-Sanz E, et al. Efficacy of cognitive intervention programs in amnesic mild cognitive impairment: A systematic review. Arch Gerontol Geriatr. ;94:104332, 2021

56) Wang YY, Yang L, Zhang J, et al. The Effect of Cognitive Intervention on Cognitive Function in Older Adults With Alzheimer's Disease: A Systematic Review and Meta-Analysis. Neuropsychol Rev. doi: 10.1007/s11065-021-09486-4, 2021

57) Yang HL, Chu H, Miao NF, et al. The Construction and Evaluation of Executive Attention Training to Improve Selective Attention, Focused Attention, and Divided Attention for Older Adults With Mild Cognitive Impairment: A Randomized Controlled Trial. Am J Geriatr Psychiatry. ;27(11):1257-1267, 2019

58) Cheng ST, Chan AC, Yu EC. An exploratory study of the effect of mahjong on the cognitive functioning of persons with dementia. Int J Geriatr Psychiatry. ;21(7):611-7, 2006

59) Cibeira N, Lorenzo-López L, Maseda A, et al. Effectiveness of a chess-training program for improving cognition, mood, and quality of life in older adults: A pilot study. Geriatr Nurs. ;42(4):894-900, 2021

60) Iizuka A, Suzuki H, Ogawa S, et al. Pilot Randomized Controlled Trial of the GO Game Intervention on Cognitive Function. Am J Alzheimers Dis Other Demen. ;33(3):192-198, 2018

61) Doi T, Verghese J, Makizako H, et al. Effects of Cognitive Leisure Activity on Cognition in Mild Cognitive Impairment: Results of a Randomized Controlled Trial. J Am Med Dir Assoc. ;18(8):686-691, 2017

62) Shimizu N, Umemura T, Matsunaga M, et al. Effects of movement music therapy with a percussion instrument on physical and

frontal lobe function in older adults with mild cognitive impairment: a randomized controlled trial. Aging Ment Health. ;22(12):1614-1626, 2018

63) Mahendran R, Gandhi M, Moorakonda RB, et al. Art therapy is associated with sustained improvement in cognitive function in the elderly with mild neurocognitive disorder: findings from a pilot randomized controlled trial for art therapy and music reminiscence activity versus usual care. Trials. 2018;19(1):615. Published 2018 Nov 9. doi:10.1186/s13063-018-2988-6

64) Chan SCC, Chan CCH, Derbie AY, et al. Chinese Calligraphy Writing for Augmenting Attentional Control and Working Memory of Older Adults at Risk of Mild Cognitive Impairment: A Randomized Controlled Trial. J Alzheimers Dis. ;58(3):735-746, 2017

65) Niu H, Qu Y, Li Z et al. Smoking and Risk for Alzheimer Disease A Meta-Analysis Based on Both Case-Control and Cohort Study. J Nerv Ment Dis. ;206(9):680-685, 2018

66) Deal JA, Power MC, Palta P, et al. Relationship of Cigarette Smoking and Time of Quitting with Incident Dementia and Cognitive Decline. J Am Geriatr Soc. ;68(2):337-345, 2020

67) Lao Y, Hou L, Li J, et al. Association between alcohol intake, mild cognitive impairment and progression to dementia: a dose-response meta-analysis. Aging Clin Exp Res. ;33(5):1175-1185, 2021

68) Ilomaki J, Jokanovic N, Tan E, et al. Eija L. Alcohol Consumption, Dementia and Cognitive Decline: An Overview of Systematic Reviews. Curr Clin Pharmacol. ;10(3):204-12, 2015

69) Xu W, Wang H, Wan Y, et al. Alcohol consumption and dementia risk: a dose-response meta-analysis of prospective studies. につおいてEur J Epidemiol. ;32(1):31-42, 2017

70) Deal JA, Betz J, Yaffe K, et al. Hearing Impairment and Incident Dementia and Cognitive Decline in Older Adults: The Health ABC Study. J Gerontol A Biol Sci Med Sci. ;72(5):703-709, 2017

71) Golub JS, Brickman AM, Ciarleglio AJ, et al. Association of Subclinical Hearing Loss With Cognitive Performance. JAMA Otolaryngol Head Neck Surg. ;146(1):57-67, 2020

72) Kalluri S, Ahmann B, Munro KJ. A systematic narrative synthesis of acute amplification-induced improvements in cognitive ability in hearing-impaired adults. Int J Audiol. ;58(8):455-463, 2019

73) Schwartz SR, Magit AE, Rosenfeld RM, et al. Clinical Practice Guideline (Update): Earwax (Cerumen Impaction) [published correction appears in Otolaryngol Head Neck Surg. 2017 Sep;157(3):539]. Otolaryngol Head Neck Surg. 2017;156(1_suppl):S1-S29.

74) Shi L, Chen SJ, Ma MY, et al. Sleep disturbances increase the risk of dementia: A systematic review and meta-analysis. Sleep Med Rev. ;40:4-16, 2018

75) Ohara T, Honda T, Hata J, et al. Association Between Daily Sleep Duration and Risk of Dementia and Mortality in a Japanese Community. J Am Geriatr Soc. ;66(10):1911-1918, 2018

76) Ferreira P, Ferreira AR, Barreto B, et al. Is there a link between the use of benzodiazepines and related drugs and dementia? A systematic review of reviews. Eur Geriatr Med. ;13(1):19-32, 2022

77) 「健康づくりのための睡眠ガイド 2023」厚生労働省HP　https://www.mhlw.go.jp/content/10904750/001181265.pdf

78) Ngandu T, Lehtisalo J, Solomon A et al. A 2 year multidomain intervention of diet, exercise, cognitive training, and vascular risk monitoring versus control to prevent cognitive decline in at-risk elderly people (FINGER): a randomised controlled trial. Lancet. ;385(9984):2255-63, 2015

79) Sugimoto T, Sakurai T, Akatsu H, et al. The Japan-Multimodal Intervention Trial for Prevention of Dementia (J-MINT): The Study Protocol for an 18-Month, Multicenter, Randomized, Controlled Trial. J Prev Alzheimers Dis. ;8(4):465-476, 2021

80) Sakurai T, Sugimoto T, Akatsu H, et al. The Japan-Multimodal Intervention Trial for the Prevention of Dementia: An 18-month, multicenter, randomized controlled trial. Alzheimers Dement. 2024

第 8 章 認知症 看護・ケア

認知症看護・ケアの基本的考え方

はじめに

　認知症看護・ケアの基本的考え方として、加齢による変化の理解が大切となります。それは、高齢者の日常生活には加齢に伴う身体的変化、心理的変化が大きく影響するため、認知症を理解する前に加齢による変化を正確に理解する必要があるからです。また認知症状には、高齢者一人ひとりの生活歴や性格、価値観である"その人らしさ"が強く関わっているため、"その人らしさ"を理解し尊重する姿勢、環境が重要になります。

　日本認知症予防学会では認知症予防ナースという制度を作り、認知症予防の視点をもって看護やケアにあたるナースの育成を行っております。認知症予防ナースに必要な知識をこの章で述べます。

1. 加齢に伴う変化の理解の重要性

① 加齢に伴う身体的変化

　加齢に伴い、高齢者の身体内は変化します。例えば、Shock ら（1996年）の文献によると呼吸機能や腎臓機能が一番早く低下しますが、それに比して認知機能は加齢に伴って低下はしますが、ほかの機能よりも低下が緩やかです。「年をとるとぼける」ということが定説でなく、逆に腎臓機能や呼吸機能と比べると認知機能においては加齢の影響が少ないといえるでしょう。

　また感覚器では、視覚の疾患の一つである白内障は、加齢による影響が強く、80歳代の高齢者ではその多くの人が白内障を患います。この白内障の症状は、視覚がぼやけて、全体的に黄色的に見えるため、青や紫の寒色系がわかりづらく、逆に赤やオレンジの暖色系は寒色系よりもわかりやすくなります（写真8-1-1）。この白内障の症状に重ねて視野狭窄も進むため、成人が見えているようには高齢者が見えていなくて、色彩感覚も異

なっていることより、同じ景色や色を体験していない可能性を示しています。例えば、内服確認で「ピンク色の錠剤をお昼に飲んでくださいね」と声掛けをしても高齢者にはピンク色に見えていない可能性があるということです。

　また高音域から障害される難聴、指先の細かな動きができない巧緻性障害が聴覚、触覚の加齢による身体的変化にあるため、これらの加齢による身体的変化をベースに認知機能を正確にアセスメントする必要性があるでしょう。

②　心理的変化

　加齢に伴い、高齢者は社会的立場や役割が変化するため、その影響より心理的変化が見られます。例えば、休日も仕事をされていた会社役人の高齢者が、退職され仕事がなくなり何をすればいいのかという役割損失から、虚しく、寂しい気持ちを抱くのは容易に想像でき、抑うつ症状に類似したような症状が見られることもあります。

　また老年期で見られやすい配偶者や友人の死、子どもが自立したことでの役割変化による喪失感により、健康であっても一過性に抑うつ

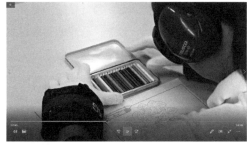
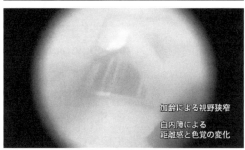
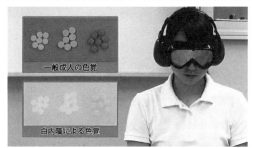

写真8-1-1　（口絵ivページ）白内障による
距離感と色覚の変化

山本美輪監修「これからの高齢者ケア〜知る・織る・共感する〜」2018年、シービーアール

症状が出現することもあります（図8-1-1）。これらの加齢による心理的変化を理解する方法の一つに、老年期の発達課題を学習することがあります。例えば、エリクソン・E・H（ドイツの発達心理学者）は、老年期を「統

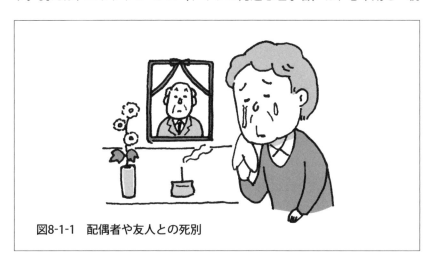

図8-1-1　配偶者や友人との死別

合」対「絶望」と表現し、喪失感に対しての絶望に向き合い折り合いをつけて、心理的葛藤を統合する過程を提唱しています。高齢者一人ひとりが人生最後の段階で、上記のような心理的変化を抱き、困難で複雑な心理的葛藤を抱えていることを忘れず看護する必要があるでしょう。

2. 認知症の行動・心理症状（BPSD）を理解しケアする

　認知症は「中核症状」と「行動・心理症状（BPSD：Behavioral and Psychological Symptoms of Dementia）の、大きく２つの症状に分類することができます。中核症状は認知症状では必ず見られる症状で、代表的なものでは短期記憶障害、見当識障害、失行や失認等があげられます。BPSDでは不安、抑うつ状態、異食、徘徊等があげられます。この２つの中核症状とBPSDは、双方がとても複雑に関係し合い出現します。この要因に認知症高齢者の性格や生活歴、そのときの体調や置かれている環境が影響します。過去に、筆者は看護学生と一緒に以下のような状況を経験しました。

【事例1】　これは本当に徘徊なの？　徘徊ってなに？

　看護系大学３年生の老年看護学実習で、筆者は介護老人保健施設に看護学生を引率していました。看護学生は、1人の入所高齢者を担当し、身体状況、心理状況に関してあらゆる情報をカルテ・介護記録やスタッフ、家族、本人より話を聞いて整理し、アセスメントを行います。ある学生が担当した男性認知症高齢者、Aさん（80歳代）は回廊型になっているユニットを長時間、ぐるぐると歩き続けていました。学生は、徘徊だとアセスメントしました。辞書によると「徘徊」とは、「あてもなく、うろうろと歩きまわること。街中を徘徊する」とあります。この男性高齢者は、確かにあてもなく、歩き回っていました。しかし、学生はこの男性高齢者と一緒にぐるぐると歩いているうちに、この高齢者が時々、壁を叩いて音を聞いたり、ドアの長さを指で測っている動作に気付きました。そしてカルテ、

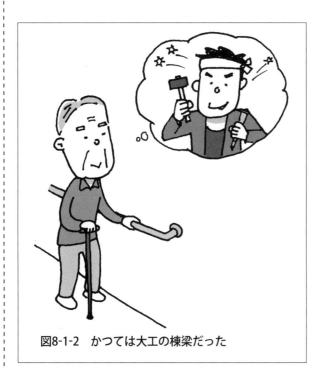

図8-1-2　かつては大工の棟梁だった

介護記録等より、この高齢者が大工の棟梁をしていた生活歴を知りました。学生は中核症状の短期記憶障害や見当識障害より施設に入所していることが理解できず、また長期記憶は保持されやすい高齢者の特徴をアセスメントし、昼間で明るいときは、大工の棟梁としてお仕事をされているのでは？　と考え「お仕事大変ですね」と声を掛けたところ、男性は笑顔で学生に反応を示しました。それから、学生は大工のお仕事をしていた男性高齢者の生活歴を意識して声掛けを行うことで、コミュニケーションがとれ笑顔も増える関わりができました。このように、周りからは理解しにくい行動や症状も、認知症高齢者には意味があり、その意味を理解するには生活歴や性格等を知ることが重要で、知らずにアセスメントすると不適切なケアへとつながりますので注意が必要です。

3. その人らしさを支える・環境調整

　高齢者の中には加齢に伴う身体的変化で適応力が低下し、特に新しい環境に適応することが困難な人がいます。そのようなとき、認知機能が低下したような症状が出現する場合があります。「認知症看護・ケア」というと、清拭や食事介助などの直接的介助が容易にイメージできますが、環境からの影響を受けやすい認知症高齢者には、環境調整も重要な認知症看護・ケアとなります。「その人らしさ」を支える理論に「パーソン・センタード・ケア」がありますが、詳細は次節で解説し、ここでは以下の例に沿って認知症看護・ケアにおける環境調整を説明します。

【事例2】　その人らしさを支える環境調整とは？

　女性高齢者Nさん（92歳）はアルツハイマー型認知症です。ADL自立で、鳥取県米子市S介護保険施設でデイサービスを利用していました（写真8-1-2）。しかし、本人は中核症状の短期記憶障害、見当識障害

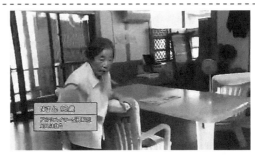

写真8-1-2　Nさん（92歳）

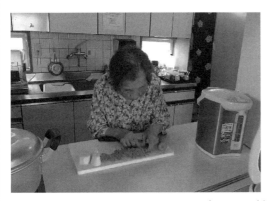 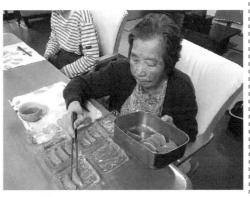

写真8-1-3　料理をする様子

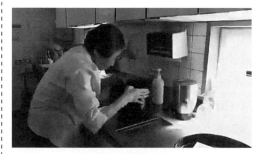

写真8-1-4　炊飯器を確認するNさん

より介護保険施設へ通所していると理解できず、信心深い性格や生活歴より島根県のお寺に通ってきていると思い、機嫌よくS介護保険施設に通所していたので、家族やスタッフも否定せずそのように関わっていました。Nさんは40歳から専業主婦で、料理もできコミュニケーションもとれるので（写真8-1-3）、一見認知機能が低下しているように見えませんが、周囲の人は最終的なチェックを任い、また料理好きな性格を尊重する関わり方や環境が必要になります（写真8-1-4）。

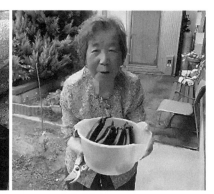

写真8-1-5　畑仕事にいそしむNさん

　また、Nさんは最近中耳炎になり自分からコミュニケーションをあまりとらなくなりましたが、得意な料理や畑仕事を一緒に行うことで笑顔が見られるようになりました（写真8-1-5）。これらをまとめると、1.本人の几帳面な性格、2.お寺参りや料理好きな生活歴、3.自分でできることを尊重することで、Nさんが笑顔で過ごすことができる生活環境が適切に調整されているといえます。

まとめ

　認知症看護・ケアの基本的考え方について、加齢に伴う変化の理解の重要性、認知症のBPSDやその人らしさを支える環境調整について解説しました。これらより認知症という疾患を理解するには、疾患の病態のみならず高齢者の生活歴から把握し、身体、心理面への影響を包括的にアセスメントする必要があることをご理解頂けたと思います。

　認知症予防ナースの資格取得については巻末の資料編（262ページ）に記載しています。

参考文献
・Shock,NW.System integration.In：Finch, CH,et al.eds.Handbook of the Biology of Aging.Van Nostrand Reinhold, New York, 1996.
・山本美輪監修「これからの高齢者ケア〜知る・識る・共感する〜」2018年、シービーアール
・北川公子ほか『系統看護学講座　専門分野Ⅱ　老年看護学　第9版』2018年、医学書院

パーソン・センタード・ケア

> キーワード ・パーソン・センタード・モデル　・認知症の人の心理的ニーズ
> ・認知症ケアマッピング　・パーソンフッド

はじめに

　認知症の症状は、認知機能症状（中核症状）と BPSD の 2 つに大きく分類されます。BPSD は、脳の障害だけではなく、さまざまな要素が複雑に影響を及ぼし合って出現することが明らかになっています。それゆえに、認知症の人を医学モデルの視点からだけではなく、その人が何を感じているのか、その行動の根底にはどのようなニーズがあるのか、といったその「人」の内的世界から理解していくことが重要です。

1. パーソン・センタード・ケア

　パーソン・センタード・ケア（PCC：Person-Centred-Care）は、英国の臨床心理学者トム・キットウッド氏によって提唱されました。1980年代の英国では、認知症は改善の見込みが少なく、認知症の人の主観的世界は、とても奇妙なものと想定されていました。彼らの人権が尊重されることはほとんどなく、介護者の効率化を重視したケアが主流でした。

　そのような中、トム・キットウッド氏は、認知症の人の症状を引き起こす要因は、認知機能障害よりもむしろ周囲の理解不足によるケアの不適切さではないかと考えました。そこで、大学の研究チームとともに施設に入所している認知症の人の言動を細やかに観察し、性格、生活歴、環境との相互作用などを考慮することで、認知症の症状が改善しうるかもしれないことを発見しました。このように、「認知症」のある人を見るのではなく、認知症のある「人」を見る全人的なケアのありようが、パーソン・センタード・ケアです。

2. パーソン・センタード・モデル

　認知症の人の BPSD の出現には、5 つの要素が関わっているといわれています。これらの要素間の関係を踏まえ、全体的にその人を理解することが重要です。

① 5つの要素

脳の障害

　記憶障害、見当識障害、実行機能障害、判断力の障害、失語、失行、失認、常同行動等の認知機能症状

健康状態

　発熱、痛み、掻痒感、脱水、嘔吐、浮腫、倦怠感、栄養障害、虚弱状態、感染症、視力・聴力障害、薬の影響など

生活歴

　生まれた場所、家族構成、こどもの時の経験、職業、人生で遭遇した出来事など

性格傾向

　もともとの気質、出来事に対するコーピングなど

社会心理

　周囲の人たちとの関係性、置かれている環境

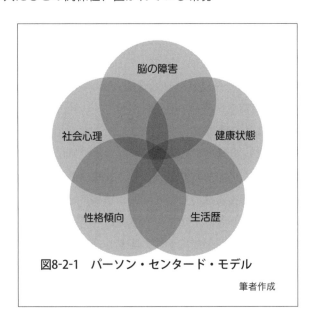

図8-2-1　パーソン・センタード・モデル

筆者作成

3. パーソン・センタード・ケアの重要概念

① パーソンフッド

　パーソンフッド（Personhood）とは、日本語で「個人的特性」「個性」「人

表8-2-1　認知症の人の心理的ニーズ

くつろぎ〈やすらぎ〉（Comfort）のニーズ	優しさ、親密さを感じ、身体に痛みや不快感がなく、心身ともにリラックスしていたいといったニーズです。このニーズが満たされると、自分らしくあることの感覚がより高まります
愛着・結びつき（Attachment）のニーズ	信頼できる人との関わり、絆を強めたいといったニーズです。このニーズが満たされると、自分が安全であることの感覚が高まります
共にあること（Inclusion）のニーズ	コミュニティの中に存在する自分を感じたい、ほかの人と共にありたいといったニーズです。このニーズが満たされると、自分の個性を受け入れられ、グループに属している感覚が高まります
たずさわること（Occupation）のニーズ	仕事を通して、役に立ちたいといったニーズです。集団で行う仕事と個人で行う仕事を含みます。このニーズが満たされると、達成感や楽しみ、自己価値の感覚が高まります
自分が自分であること（Identity）のニーズ	自分自身がだれであるかを知りたい、過去と現在の生活の一貫性を保ちたいといったニーズです。このニーズが満たされると、人間性が保たれる感覚が高まります

筆者原稿をもとに編集部作成

間性」といった意味です。認知症の人が、社会や周囲の人たちとの関係性において、唯一無二の存在として尊重され、大切にされていると心から感じることが重要です。

② 認知症の人の心理的ニーズ（表8-2-1）

パーソンフッドを高める認知症ケアの実践には、認知症の人の心理的ニーズを理解することが重要です。ここでいうニーズとは、「人間が最低限の人格として機能するために必要なもの」とトム・キットウッド氏は定義し、認知症の人の心理的ニーズを花の絵で表現しています。認知症で自己表現が難しくなった人は、心理的ニーズがより強まります。

認知症の人の心理的ニーズは、愛（Love）を中心に、くつろぎ・やすらぎ（Comfort）、愛着・結びつき（Attachment）、自分が自分であること（Identity）、たずさわること（Occupation）、共にあること（Inclusion）の5つのニーズが重なり合うように存在しています（図8-2-2）。これらのニーズは互いに影響し合っており、包括的に満たされることで、認知症の人のより良い状態を高めることができます。

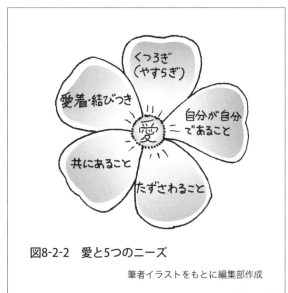

図8-2-2　愛と5つのニーズ

筆者イラストをもとに編集部作成

4. 認知症の人の経験を洞察する方法

　トム・キットウッド氏は、認知症の人の主観的世界を深く洞察するために、少なくとも6つの方法があることを示しています。さまざまな方法から得た断片を並べ、全体像を構築していくことから、コラージュの制作に似ていると述べています。

①　認知症の人の主観的世界を深く洞察する方法

　1. 認知症の人が書いた記録から経験を読みとる
　2. 認知症の人へのインタビュー、グループの中での発言に注意深く耳を傾ける
　3. 通常の生活における認知症の人の言動に注意深く、想像力を働かせる
　4. 認知症のような特徴を持つ病気（髄膜炎、重度のうつ病）を経験し、その後に経験したことを報告することができる人々に相談する
　5. 詩的な想像力によって認知症を理解する
　6. 疑似的な環境下で、ロールプレイを行い、実際に認知症の人の役を引き受ける

認知症の人が書いた詩

I'm sure it isn't me
that's gone round the bend
It seems as if
I'm like a buzzing toyÐ
it buzzes round and round
but it doesn't mean much.
You have hurt me,
You have hurt me deeply
Because you will go away.
(Killick, 1994)

「私がおかしくなったわけではない」と信じています。私はブンブンと鳴っている玩具のように感じられます。ぐるぐると回っているけれど、それほど意味があるわけではありません。あなたは私を傷つけました。あなたが去ってしまうから、私は深く傷ついています。

　この詩には、普通の平凡な言葉では表現しきれない認知症の人が経験する「奇妙な感覚」「疎外感」「無益感」「捨てられることのつらさ」が込められています。

5. 認知症ケアマッピング

①　認知症ケアマッピングとは

　認知症ケアマッピング（DCM：Dementia Care Mapping）は、パーソン・センタード・ケアの考え方に基づき、認知症の人の生活場面における言動

を収集し、フィードバックを行うことで、発展的な認知症ケアの改善に役立てる手法です。トム・キットウッド氏は、「認知症の人の内面をわかろうとする気持ちと観察の技能とを用いて、認知症の人の立場に立とうという真摯な取り組みである」と定義しています。

認知症ケアマッピングの作成は、高齢者施設などの共有スペースで、訓練を受けた観察者（マッパー）2人が、5人程度の認知症の人を観察します。観察は、6時間以上連続して行い、5分ごとに記録を行います。これをマッピングといい、認知症の人がどのような環境で、どのような言動をしているかを可視化することができ、認知症ケアの改善点を見出すことができます。認知症ケアマッピングは、認知症の人と関わる家族、介護者、医療従事者などが、適切なケアを提供するためのツールとして活用することができます。

② 認知症ケアマッピングのプロセス

認知症ケアマッピングのプロセスは、ブリーフィング、マッピング、フィードバック、ケア向上の行動計画立案、ケアの実践のサイクルから成ります。このサイクルを繰り返すことで、認知症ケアの質の向上を目指します。

ブリーフィング

認知症ケアマッピングを作成する前に、ケアスタッフに対して、ブリーフィングを行います。ブリーフィングでは、パーソン・センタード・ケアの考え方、認知症ケアマッピングの目的、留意点、方法の説明を行います。

マッピング

認知症の人の視点に立ち、以下の項目を観察、記録します。

a. 認知症の人が携わっている行動（BCC：Behavior Category Codes）を記載します。行動は、A～Zの24項目から選択し記載します。

例　A：交流　B：受身の交流
　　C：閉じこもり等

表8-2-2　マッピングの一例

参加者	時間	9：00	9：05	9：10	9：15…
Aさん	BCC	A	A	A	A
	ME	1	3	3	3
Bさん	BCC	X	X	X	X
	ME	-5	-5	-5	-5
Cさん	BCC	M	M	M	M
	ME	1	1	3	3
Dさん	BCC	K	K	K	K
	ME	1	1	-1	-1
Eさん	BCC	P	P	P	P
	ME	3	3	3	5
Aさん 9：05	PE スタッフが優しく「おはよう」と声をかけると、Aさんは「おはよう、今日もいい天気ね」と会話を続ける				
Bさん 9：00	PD Bさんが「トイレに行きたい」とスタッフ訴えるが、「さっきトイレに行ったでしょ。忘れたの？」と不機嫌そうに通り過ぎ、Bさんは怒りを表現している				

b. 認知症の人の良い状態と良くない状態（WIB：the scale of well-being and ill-being）を、感情・気分/関わりの両側面から、「極めてネガティブな状態」から「極めてポジティブな状態」までの6段階（-5、-3、-1、+1、+3、+5）で評価（ME：Mood-Engagement Value）し、記載します。

■良い状態

　自分を表現できる、リラックスしている、周囲の人に対する思いやりがある、ユーモアを使うことができる、創造的な自己表現ができる、喜び・楽しさが表現できる、人の役に立とうとする、自分から社会と関わろうとする、愛情を示す、身だしなみを気にする、あらゆる感情を表現するといった状態です。

■悪い状態

　絶望的な状況下で放っておかれる、強度の怒り、不安、恐怖を表現する、退屈である、悲しんでいる状況下で放っておかれる、身体的な不快感がある、引きこもっている、体の緊張・こわばりがある、動揺している、無関心、無感動である状態です。

c. 認知症の人とスタッフの関わりについて、個人の価値を高める行為（PE：Positive Event）と個人の価値を低める行為（PD：Personal Detraction）を記載します。

■個人の価値を高める行為（PE）

　相手を認める、交渉する、意見を聞く、相手を受け止める、一緒に行う、協力する、楽しむ、祝う、ともに喜ぶ、五感を使う、相手の気持ちを理解しようとする、促進する、くつろぐ、創造的な動きをするといった行為のことです。

■個人の価値を低める行為（PD）

　だます、欺く、能力を使わせない、子ども・幼児扱いする、怖がらせる、区別する、差別する、急がせる、わかろうとしない、のけものにする、人扱いしない、無視する、強制する、後回しにする、非難、中断、あざける、侮辱するといった行為のことです。

フィードバック

　認知症の人を取り巻く人たちでマッピングを共有し、より質の高い認知症ケアに向けての話し合いを行います。

ケア向上の行動計画立案

　フィードバックの結果、パーソンフッドを高めるケアについて、行動計画の立案、修正を行います。

ケアの実践

行動計画案に基づき、認知症の人へのケアを行います。

表8-2-3　パーソン・センタード・ケアの4要素

V（Value） 個人の価値を認める	ビジョン、人材管理、運営・管理をめぐる施設の文化、研修とスタッフの能力開発、サービス環境、ケアの質の保証の6項目を指標とし、評価する
I(Individuality) 個人の独自性を尊重した アプローチ	ケアプラン作成、定期的な見直し、個人の好むこと、生活歴、活動やたずさわることの6項目を指標とし、評価する
P(Perspective) その人の視点に立つ	サービス利用者とのコミュニケーション、その人の視点に立ったリスク管理、物理的環境、身体的健康、コミュニケーションとして理解すべき問題行動、人権擁護の6項目を指標とし、評価する
S(SocialEnvironment) 相互に支え合う社会的環境	共にあること、尊敬すること、思いやり（やさしさ、温かさ）、共感をもってわかろうとすること、関わりを継続できるようにすること、地域社会の一員であることの6項目を指標とし、評価する

筆者原稿をもとに編集部作成

6. VIPSモデル

　VIPSとは、パーソン・センタード・ケアに欠かせない要素であり、ドーン・ブルッカー氏によって提唱されました。これらの要素を形式化したVIPSフレームワークシートを活用することで、ケアの現状を振り返り、パーソン・センタード・ケアに基づくさらなるケアの向上を目指します。

7. 老年看護学の実習における認知症の人の心理的ニーズを理解する試み

① 学内での取り組み

　本学では、3年次に高齢者施設で実習をしています。利用者は後期高齢者が多く、要介護度4以上の人がほとんどで、認知症のある人もいます。居住空間に入ると、手を叩きながら歓迎し自ら話しかけてくる人、発語は少ないが目で語りかけてくる人、まったく関わりに興味がなさそうな人など、さまざまな人がいます。

　高齢者ケアは、高齢者とのコミュニケーションを基盤としていますが、近年、核家族化が進み、学生は高齢者と関わる機会が少なくなりました。そこで、高齢者施設に入る前に、学内で高齢者とのコミュ

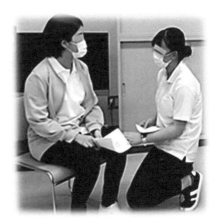

写真8-2-1　帰宅願望のある認知症高齢者の
　　　　　　事例に基づくロールプレイング

ケーションの練習をしています。はじめに、高齢者に対する倫理的配慮を確認します。次に、教員が提示した事例に対し、パーソン・センタード・ケアの理念に基づいた心理的ニーズのアセスメント、ケアの方向性の検討、ローププレイングを行い、ケアのありようを討論します（写真8-2-1）。

【事例1】 Aさんの場合

　Aさん、85歳女性は、夕方になると食堂にやってきて「家に帰らせてほしい」と訴えます。施設スタッフのあしらうような対応には怒りの感情を表します。

心理的ニーズの推測

　Aさんは、入所していることを忘れていますが、長年、妻・母親の役割をもち生きてきました。そのため、夫や子どもの夕食の準備をしたいのではないか、家族に夕食を作ることは、Aさんにとってたずさわることであり、その行為を通して、家族と共にあり、愛着・結びつきを強めたいと思っているのではないか、と推測しました。

ケアの方向性

　Aさんの気持ちをしっかり受け止めるために、落ち着ける環境を整え、目線を合わせ、膝に優しく触れました。料理が得意なAさんを称賛し、家族に喜ばれていた嬉しさをともに感じました。帰宅することは叶いませんが、施設内で食事の準備を一緒にしていただける機会を整えました。

② 高齢者施設での取り組み

　高齢者施設では、高齢者の心理的ニーズの推測につながるかけらを、アクティビティなどを通して、注意深く観察することから始めます。

　音楽（写真8-2-2）の場面は、学生がハンドベルで、童謡 "ふるさと"

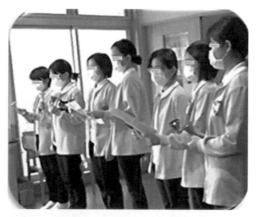

写真8-2-2　音楽

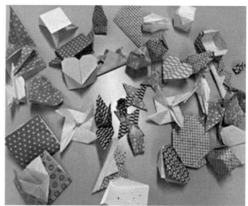

写真8-2-3　折り紙

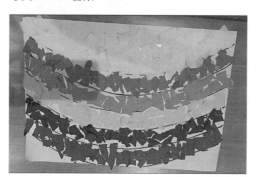

写真8-2-4　コラージュ

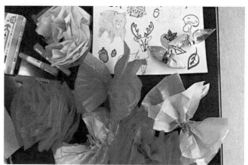

写真8-2-5　塗り絵、花紙

を演奏しました。静寂の中、お母さんの話を始める人がいました。折り紙（写真8-2-3）の場面は、学生と高齢者とでさまざまな作品を作りました。積極的に参加する人、参加せず熱い視線を送る人など、いろいろな参加のかたちがありました。また、途中で工程がわからなくなった人をそっとサポートする人もいました。コラージュ（写真8-2-4）の場面は、学生が何種類かの色紙をちぎり、糊が付けられた台紙に貼れるようにしました。学生がいくつかは貼りつけましたが、共同作業が苦手な高齢者が、一人で集中して作っていました。異食があった人を、周囲は色紙を食べてしまうのではないかと心配しましたが、色の配色、色紙の重なり具合を気にしながら完成させ、とても嬉しそうでした。塗り絵、花紙など（写真8-2-5）の場面は、高齢者が好きな山をイメージした塗り絵の台紙を作成し、完成させた作品です。それぞれの人生を振り返りながら塗り絵を進めると、「あなたの好きな色を塗ったらいい」「ここはこの色がいいんじゃない？」「私にここ塗らせて」と積極的に参加する姿がみられるようになりました。また、花紙の作成時は、個々で花紙の色の組み合わせが異なり、花の咲かせ方もそれぞれで、「あなたのそれ、きれいやね。でも、私のもいいでしょ？」とほのぼのとした作品自慢になりました。

　以上のように、高齢者はとてもユニークな方法で心理的ニーズのサインを出してくれますので、そのサインに気付く感性を高めていきたいものです。

まとめ

　パーソン・センタード・ケア、DCM、VIPS モデルについて概説しました。また、当該大学老年看護学講座における認知症の人の心理的ニーズを理解する試みを紹介しました。超高齢社会の加速に伴い、認知症の人の増加が見込まれている現代において、認知症になってもだれもが安心して暮らせる社会のための、認知症ケアの実践とさらなる普及が、専門家としての役割だと感じています。

参考文献
・鈴木みずえ、水野 裕、Dawn Brooker、大城 一、金森 雅夫「認知症ケアマッピング（DCM）における認知症高齢者のQOL 指標に影響を及ぼす行動：よい状態とよくない状態（WIB 値）と行動カテゴリー（BCC）の関連」日本老年医学会雑誌 vol.49、No.3、p.355-366、2012年
・鈴木みずえ『認知症の看護・介護に役立つ よくわかるパーソン・センタード・ケア』2021年、池田書店
・T. KITWOOD.：「The experience of dementia」Aging & Mental Health ,1(1), p.13-22.1997
・トム・キットウッド『認知症のパーソンセンタードケア　新しいケアの文化へ』2017年、クリエイツかもがわ
・トム・キットウッド、キャスリーン・ブレディン『認知症の介護のために知っておきたい大切なこと パーソンセンタードケア入門』2018年、ブリコラージュ
・ドーン・ブルッカー著、水野裕 監修、村田康子、鈴木みずえ、中村裕子、内田達二 訳『VIPSですすめるパーソン・センタード・ケア』2013年、クリエイツかもがわ
・水野裕『実践パーソン・センタード・ケア 認知症をもつ人たちの支援のために』2008年、ワールドプランニング
・認知症介護研究・研修大府センター　http://www.dcm-obu.jp/about.html

認知症に対するチームケア・多職種連携

キーワード　・チームケア　・多職種連携　・キーパーソン　・チームマネジメント　・地域包括支援センター

はじめに

　介護保険創設以来、看護師の活躍の場は拡大しています。病院という医療の場から地域（自宅・居宅、施設）へと広がり、あらゆる発達段階の人々の疾患の発症前からターミナル期までを対象として看護実践を行っています。

　看護職の倫理綱領には「看護は、あらゆる年代の個人、家族、集団、地域社会を対象とし、健康の保持増進、疾病の予防、健康の回復、苦痛の緩和を行い、生涯を通じてその最後まで、その人らしく生をまっとうできるように援助を行うことを目的としている」（2021年3月日本看護協会 看護職の倫理綱領 前文より[1]）と示されています。また、条文9には、「看護職は、多職種で協働し、看護及び医療の受け手である人々に対して最善を尽くすことを共通の価値として行動する」とあります。

　社会構造の複雑化や家族形態の多様化、医療の高度化により、病院内での医療チームとしての役割のみに留まらず保健医療福祉チームとしての役割が求められています。患者と家族の生命・生活・人生を支える保健医療福祉の活動は多岐にわたります。

　そのような状況に対応するためには、1つの目標に向かって、チームで相互に連絡を取り合い、お互いの専門性を活かして、働きかけることが求められます。

　そこで本節では、認知症の進行状況による療養・生活の場（地域・病院・施設）等々に関与する保健医療福祉の支援チームの連携について検討します。（1）チームケアとは、（2）多職種連携のあり方、（3）看護師の役割、（4）事例から認知症の進行状況による連携のあり方の順に述べます（図8-3-1）。

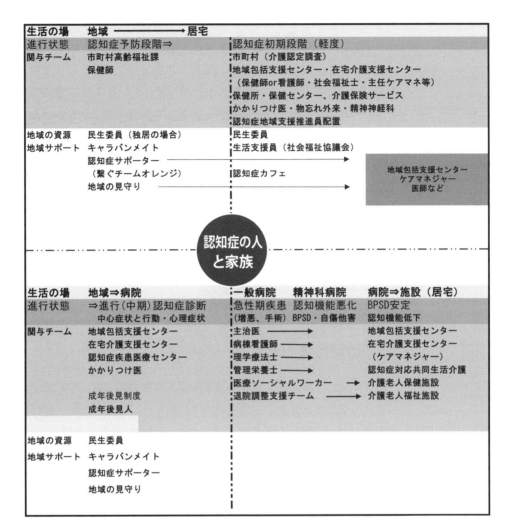

図8-3-1　認知症の進行状態と生活の場に関与する保健医療福祉の支援チーム

厚生労働省：認知症ケアパス のイメージ図（1例）を参考に筆者作成

1. チームケアとは

　チームとは、「共同で仕事をする人、一団の人」（広辞苑）[2]とあり、ケアとは「介護、世話、手入れ」（広辞苑）とあります。ナイチンゲール[3]が示すケアとは「配慮」や「気遣い」を表していると考えられます。したがって、認知症に対するチームケアとは認知症の人と家族に対して、その人らしい生活が実現・継続できるように共同で気遣い、支援する一団といえます。看護師は医師よりも患者と接する時間が長く、ほんのわずかな体調や病状の変化に気付き、早期に適切な対応に活かされるケースが多くあるからです。

「チーム」は、目的遂行のためにメンバーが集まるものであり、介護保険では包括的ケアプランの目標達成のために集まる保健・医療・福祉職の人々です。

　地域（在宅・居宅）において、狭義の意味でのケアチームは介護支援専門員（ケアマネジャー）、看護師と介護福祉士といえます。認知症の人と家族の一番身近で生活を支えるチームとして実践することが多いと考えられます。その際には望ましい目標達成を目指して共に働く意識をもつことで、効果も高まるものと考えられます。

【チームの目標】
・医療保険制度下における医師の「入院診療計画書」
・介護保険制度下におけるケアマネジャー策定の包括的ケアプラン
・障害者総合支援法に基づいた包括的障害者ケアプラン

---

2. 多職種連携のあり方

　病院においては医師、看護師、薬剤師、理学療法士などの医療職が、それぞれの専門性を活かして患者の治療にあたる「チーム医療」が行われています。カンファレンスの場だけでなく、必要時には、医師が薬剤師に、看護師が理学療法士になどのように、お互いに意見を求めることも少なくありません。

　しかし、在宅においては、医療職だけでなくケアマネジャー、地域包括支援センター職員（社会福祉士・保健師・主任ケアマネジャーなど）、介護福祉士などの保健医療福祉の専門職が各々の専門性を発揮して、包括的ケアプランの目標達成に向けて協働します。互いの専門性を尊重しながら情報共有し、共通の認識・理解をすることを意識して検討していきます。医療・保健の専門職と福祉専門職の知識や援助技術などについては、互いの専門性を尊重し、理解できない部分がある場合は丁寧な説明が求められます。

　保健・医療・福祉の専門職がそれぞれの専門性を活かした質の高いサービスを提供するために一つのチームを形成し、本人主体の包括的な目標に向かい、それぞれの専門分野の立場で実践した情報を共有・検討・協力して課題を解決していく実践が多職種連携といえるのではないでしょうか。

3. 看護師の役割

国際看護師協会（ICN:International Council of Nurses）（ICN看護師の倫理綱領：2021年版）前文「看護師は、自身が提供するサービスと他の保健医療専門職や関連するグループが提供するサービスとの調整を図る。看護師は、敬意、正義、共感、応答性、ケアリング、思いやり、信頼性、品位といった看護専門職の価値観を体現する」[4]とあります。

看護師は、直接患者と接する機会が多く代弁者としての役割、また、幅広い業務を行うため、多くの職種と関わってきた経験から、松本が述べるように、看護師はチーム医療の中ではキーパーソンとしての役割[5]を担うことが求められます。

認知症の人と家族を本人主体の視点で支え合うという共通の認識・理解の基で、それぞれの立場で協働し、支え合っていくことを認識すること、チームの目標達成のためにできることを理解して共有するという共通の理解を促す姿勢が大切です。チームの力が発揮できるチームマネジメントは、目標に向けて、課題を見極め、チームの状況を把握する、コミュニケーションをとり、意欲を促すチーム環境を整えるなど、円滑に進む取り組みです（図8-3-2）。

① 訪問看護の仕事

訪問看護は、看護師や理学療法士などが居宅を訪問して、病気や障害のある人に主治医の指示や連携により、療養上の世話または必要な診療の補助やリハビリテーションなどを行います。病気や障害があっても、医療機器を使用しながら、居宅で最期まで暮らせるように多職種と協働しながら療養生活を支援[6]します。

訪問看護の内容は、症状の観察、療養上の世話、医療処置、服薬管理など多岐にわたります。認知症の人の看護では、中核症状、BPSDに対する看護、睡眠、食事など生活リズムの調整、コミュニケーションの支援、家族等介護者支援、環境整備、事故防止のケアを担っています。

医療保険における病院や診療所による訪問看護と介護保険に

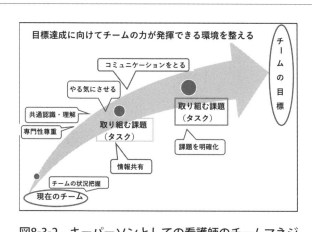

図8-3-2　キーパーソンとしての看護師のチームマネジメント

筆者作成

おける訪問看護ステーションによる訪問看護サービスがあります。利用時は医師の「訪問看護指示書」が必要のため主治医と連携を取り看護サービスを提供します。

4. 認知症の進行状況による連携のあり方

　厚生労働省の調査をみると、2025（令和7）年には65歳以上の高齢者の内5人中1人が認知症になる計算で、発症者はおよそ700万人に上るとのことです。人口動態では、さらに核家族化が進んで高齢者夫婦のみに比べて独居の高齢者が増加しています。（2015〈平成27〉年厚生労働省）[7]

　高齢者の心身の健康は脆弱です。年齢が上がるに従い身体的にも精神的にも不活化して、生活範囲が狭まり活動が低下、加えて疾病や転倒・骨折などにより入院をすると、さらに認知機能の低下につながります。

　そこで、認知症の進行状態と生活の場に関与する保健医療福祉の支援チーム（図8-3-1）に示すように、事例を通して①地域で暮らす認知症予防段階、②認知症初期段階（軽度）、③認知症中期段階、④急性期疾患発症（一般病院入院）・認知症悪化（精神科病院入院）・BPSD安定施設・居宅の順で述べます。

【事例1】　地域で生活　認知症予防段階

（個人情報保護のため事例を一部加工）

　70歳代前半の女性は夫と2人暮らしで、旅行や友人との交流を楽しみに生活をしていました。夫が病気で入院、治療の甲斐なく亡くなり独居となりました。高齢の妻は、ふさぎがちになり、ぼんやり過ごすことが多くなりました。遠方に住む2人の子どもたちが心配し、行政に相談して、周囲の友人や地域の民生委員に日々の見守りや安全確認をお願いして、自分たちも仕事を調整して1ヵ月に1度は訪問するようにしました。夜は、毎日電話で安否確認をしていたことで独居になった母親の環境を整え、元の生活が可能になってきました。

　事例1は、子どもたちが母親を気遣い、行政や知り合いから積極的に情報を収集して、どうしたら母親が安全に暮らせるのか、また母親の希望する生活ができるのか相談し、社会資源を活用したことで実現できました。

　しかしながら、国民生活基礎調査（2016〈平成28〉年）における世帯構造別にみた65歳以上の者のいる世帯数の構成割合の年次推移によると、単独世帯27.2%、夫婦のみの世帯31.1%、夫婦と未婚の子12.7%、ひとり親と未婚の子8.0%、3世帯同居11.0%、その他10.0%が示している[8]

とおり、わが国の世帯規模は縮小しており、三世代世帯や核家族世帯の一般世帯数に占める割合が減少する一方、単独世帯は急増しています。

　事例の場合は、離れて暮らしている2人の子どもたちが積極的に行政に相談してサービスに結びつけることができましたが、独居の高齢者の場合は、情報へのアクセス方法や場所、さらにIT操作が不慣れなどのため情報が届きにくい状況があります。

　予防段階の課題と対策としては、以下のことがあげられます。
①認知症予防のための国・都道府県・市町村・民間機関の取り組む情報
　（IT難民対策）
　・地域において高齢者が身近に通える「通いの場」地区の公民館や公園などの場の拡充
　・市民農園や森林空間、認知症カフェの設置、公民館などの社会教育施設における講座や大学の公開講座等、地域資源の拡充
　・地域開催による健康教育講座等で認知症予防研修開催、認知症予防運動プログラム
　・「コグニサイズ」推奨（国立長寿医療研究センター）[9]
②高齢者夫婦のみの世帯、特に単独世帯（親子関係希薄）の見守り体制の構築
　・民生委員や認知症サポーターによる高齢者の認知症の発症を予防・早期発見

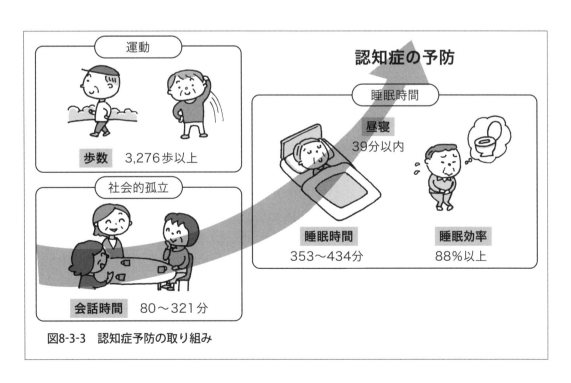

図8-3-3　認知症予防の取り組み

・高齢者等見守りあんしん電話（市町村高齢福祉課）の活用
③認知症サポーターや地域の見守りなどさまざまな支援サービス情報
　・医療・介護などの支援ネットワーク構築、認知症対応力向上のための支援、相談支援・支援体制の構築などのための認知症地域支援推進員の配置

【事例2】　認知症初期段階（軽度）

　80歳代前半の女性は、夫の死去により独居になって10年以上が経過し、身体機能の低下が顕著になりました。ある日、階段を踏み外し足の趾を骨折したことから日常生活援助が必要になりました。

　介護認定審査結果は要支援2となり、訪問看護と訪問介護サービスを受けることになりました。訪問介護サービスにより介護福祉士が訪問・介入したことで、鍵のかけ忘れや鍋を火にかけたまま忘れるなど、自宅での失敗行動が発覚されるようになりました。

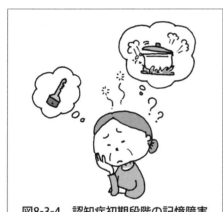

図8-3-4　認知症初期段階の記憶障害

　変更申請により要介護1に認定され、在宅介護支援センターのケアマネジャーと訪問看護・介護の担当者間で相談・検討し、本人の意向を確認して通所介護サービスを追加利用するようになりました。見守りによりもの忘れが進んだことがわかり、かかりつけ医に診察・検査をしてもらった結果、アルツハイマー型認知症と診断されました。ケアマネジャーと訪問看護師・介護福祉士との密な情報共有、連絡・確認・調整などにより自宅での生活を継続することができました。

　認知症の初期段階の課題や対応としては、以下のようなことがあげられます。
　①認知症の早期発見・対応
　　・認知症の疑いがある人については、速やかに鑑別診断を行うことが必要である（認知症疾患医療センターと、それ以外の鑑別診断を行うことができる医療機関）
　　・かかりつけ医、地域包括支援センター、認知症地域支援推進員、認知症初期集中支援チーム、認知症疾患医療センターなどの連携を強化する
　　・各専門職が認知症ケアシステムなどの施策を理解しお互いの役割を認識して認知症の人と家族に情報を積極的に発信する
　②地域の民間部門との連携（人的資源により安全・見守り支援）

・地域のスーパーマーケットや金融機関などの民間部門との連携も重要

　要

　認知症サポーターやキャラバンメイト（認知症サポーターを育成するボランティア）による見守りなど

③家族等の負担軽減を図る

・認知症の人及びその介護者となった家族などが集う認知症カフェ、家族教室や家族同士のピア活動などの取り組みを推進

・各専門職が認知症ケアシステムなどの施策を理解しお互いの役割を認識して認知症の人と家族に情報を積極的に発信する

④本人主体の支援

・家族ばかりではなく本人の意向を十分に聞く、本人の意向が確認できない場合は代理意思決定支援を実施する

⑤認知症の人や家族への相談などへの対応

・市町村ごとの地域包括支援センター、認知症疾患医療センターなどに認知症地域支援推進員が配置され、地域の支援機関間の連携づくりや認知症ケアパスの作成

【事例3】　認知症進行状態　中期

　80歳代前半の男性は、精神障害の既往がある娘と孫2人と同居していました。

　脊柱管狭窄症による歩行障害とアルツハイマー型認知症により要介護3の認定を受けて、介護支援センターのケアマネジャーによるケアプランにより訪問看護・訪問介護・通所介護サービスなどを受けていました。

　娘は父親が自分のいうことを聞かない、話が通じないことに腹を立て、父親を殴る・蹴るなどの暴力が見られたため、ケアマネジャーの連絡により、虐待疑いで地域包括支援センターが介入しました。娘の精神科主治医に精神状態を確認して、娘にも精神科訪問看護サービスが導入されました。父親の貯金から高価なものを購入するなど財産搾取の疑いもあり、見守り強化と本人保護の目的のため地域包括支援センター主導で成年後見申し立て支援をし、本人申し立てによる保佐人が選任されました。

　継続的に地域包括支援センターによる定期モニタリング会議が行われました。保佐人が金銭管理を行い、各サービス担当者はサービス提供時に、虐待の跡がないか確認して会議で情報共有することで虐待を防ぐことができました。

　その後、娘の精神状態が悪化して介護放棄となり、男性の施設入所が検討され、ケアマネジャーが本人に意向を確認し施設に入所したことで娘とは穏やかな関係性に変化しました。

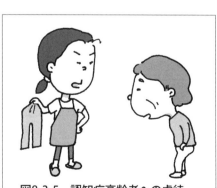

図8-3-5　認知症高齢者への虐待

認知症進行状態（中期）に起きた虐待の課題と対応としては、以下のことがあげられます。

①認知機能低下、BPSD による虐待（必ずしも起こるわけではない）への対応

・家族の介護負担の軽減

・精神障害のある娘の負担を軽減するためにサービスを追加（精神障害のある人の訪問介護）

・家族と同居していてもネグレクト（介護放棄）の場合がある（責任の明確化）

・各専門職のサービス担当者による見守りの強化、情報交換・共有

・地域包括支援センター主導の定期会議の開催

②本人の権利擁護、意思決定支援

・早期の後見人の選任による権利擁護（地域包括支援センターの支援・本人申し立て）

・本人の意思を確認

・代理意思決定できる家族がいない場合は、各専門職のサービス提供者間での十分な情報共有・検討により方向性を決める

・かかりつけ医の認知症の診断書が必要

・精神科担当医との連携

【事例4-1】　認知症で急性期疾患を併発し一般病院入院

　70歳代後半の女性は、生涯独身でキャリアとして働き、自分の家を持ち、退職後は小さな雑貨店を営んでいました。

　脳梗塞を発症して救急搬送され、入院・治療後、片麻痺と言語障害が残り、車いす生活になりました。脳梗梗塞発症後、認知機能も低下して意思疎通が難しくなったことから、医療チームにより一人暮らしで身近に頼れる親戚・知人などが居ないため、自宅での生活は難しいと判断され、医療ソーシャルワーカーは入院費用の支払いや施設への退院支援のために遠方の親戚を探しました。地域包括支援センターに相談して、財産管理や契約のために成年後見人選任の申し立て依頼をして後見人が選任されました。

　病院の未納の入院費支払いや施設入所の契約が無事行われて介護老人福祉施設に入所することができました。

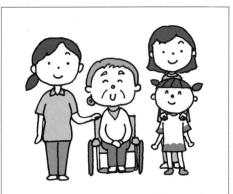

図8-3-6　地域（自宅・居宅）に退院

認知症で急性期疾患を発症し一般病院入院した場合の課題や対応は、以下のことがあげられます。

①身近に親族がいない、独居の場合の対応
・家族や親族がいない場合、身近で見守る人との関係性を構築しておくことにより、認知症予防・対応につながる
・意思決定ができない場合を想定して親しい友人に自分の意思を伝えておく

②本人の意思が確認できない場合の対応
・本人の尊厳が尊重された医療・介護などが提供されることが重要
・「認知症の人の日常生活・社会生活における意思決定支援ガイドライン」などの活用
・多職種協働による、あらかじめ本人の意思決定支援を推進する取り組み

③医療費の支払いができない、施設入所の契約ができないため行く場所がなくなる場合の対応
・経済的・社会的な課題がある場合は、医療ソーシャルワーカー・行政などによる支援を検討・実施、本事例でも地域包括支援センターに相談したことで成年後見制度の活用と退院が可能になった際の介護保険認定申請につなげることができる

④在宅支援チームとの相談・協働
・地域（自宅や居宅）に帰る場合は、退院支援看護師が対応する
・退院支援看護師の役割は入院患者の退院に向けて訪問看護などのサービス利用の調整
・退院の目処が立つと、在宅療養に向けての支援、必要時「退院前カンファレンス」「退院前自宅訪問」を実施

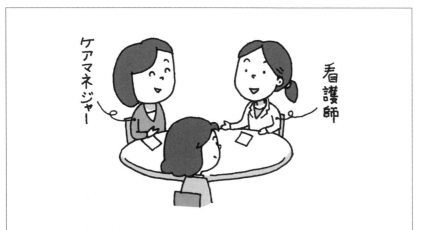

図8-3-7　退院支援「退院前カンファレンス」

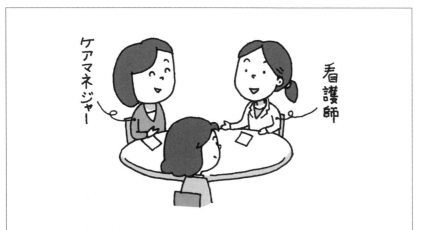

【事例4-2】　認知症悪化 BPSD 精神病院入院⇒一般病院⇒施設入所

　80歳代後半の女性は、家族と暮らしていましたが、両親や兄弟が亡くなり独居となりました。独居10数年経過後、税金滞納が続いたため市職員が自宅を訪れると、暴言を吐く、物を投げる、唾をかける、などの暴力的で意味不明な言動がみられました。また、家の中はゴミ屋敷のようになっており、不衛生な生活環境で、容貌から十分な栄養もとれていないようでした。

　市の税務課からの連絡を受けて高齢福祉課職員が訪問したところ、自宅で倒れていたため救急搬送されました。意味不明な言動や精神科の既往があったため精神病院入院後、一般病院に転院しました。

　入院契約や入院費の支払い、今後の財産管理や住む場の確保のため契約等が必要となりますが、親族がいないため市の高齢福祉課と地域包括支援センターが連携して市町村申し立てによる成年後見人選任の申立を行いました。後見人が選任されて滞納していた病院の支払いをすませました。今後の生活の場については、医療ソーシャルワーカーと後見人が受け入れ施設を探しているうちにBPSD症状も治まり、介護老人福祉施設に入所することができました。

　自宅は後見人と高齢福祉課職員・地域包括支援センター職員と協力してごみ処理業者に依頼、本人に必要なものと不必要なものの仕分けをして、家のごみを片付けることができました。

　認知症悪化 BPSD 精神病院入院の場合の課題や対応について、以下のことがあげられます。

①症状が落ち着いて退院可能となるも施設の受け入れが難しい場合が多々あり、早期に、行き場の受け入れ体制を整える必要がある

②家族と同居の場合は、身近にいる家族の対応により攻撃的（BPSD）になり、対応が困難な場合は家族の同意により精神科の医療保護入院が可能（虐待・DV 等除外）で、自傷他害の状態になる場合は措置入院が適応される（令和４年精神保健及び精神障害者福祉に関する法律〈2022年〉）

③医療保護入院や措置入院は、本人の尊厳や利益を考慮して慎重に行う必要がある

④認知症と精神障害の診断・判別は専門医による

　・BPSDの場合は対応ガイドラインを作成し周知するなどにより、BPSDの予防や適切な対応を推進する

　・妄想・うつ・徘徊等のBPSDや身体合併症などが見られても、医療機関・介護施設などでの対応が固定化されないように、最もふさわ

しい場所で適切なサービスが提供される仕組みを構築する

まとめ

　認知症になっても利用者本人が自律的に暮らし続けるための支援として、チームの力は大きく有意義です。

　多職種連携の難しさがいわれていますが、連携には各専門職間における人としての信頼関係の醸成が欠かせません。それには、それぞれの専門性を高め、相手を知り、連絡を密にとり、日頃からコミュニケーションを大切にします。各職種の専門性の理解を促すために、定期的に会議を開催し、開催後はフィードバックすること、会議に関係者が参加できるよう日程調整することも大事な工夫の一つです。対面が難しいようであれば、ICT を活用するのも連携に効果的であると考えられます。

　ケアマネジャーが病院の主治医や地域のかかりつけ医との連絡調整に苦手意識をもっているようであれば、チーム医療の経験を活かした協力支援の役割も担えると考えられます。

　地域のネットワークの醸成は、独居の認知症の人にサービスを受けやすくすることや詐欺被害などを予防することにつながります。金銭管理の課題からも金融機関との連携は支援するうえで必要な社会資源となり得ます。65歳以上の高齢者の約6割が独居あるいは夫婦の世帯であることから、地域の社会資源の充実と周知の徹底が望まれます。

　今後、一層の少子高齢化の進展が予想される中、一人の個人として、その意思が尊重され、医療・介護が必要なときに安心して受けることができるような社会醸成を図る取り組みが重要です。

　病院・訪問看護のみならず、行政（市町村高齢福祉課、保健所、保健センター、地域包括支援センター等々）など、看護師は多くの組織で活躍しています。住民主体の地域づくりを積極的に推進する訪問看護師の実践もみられます。認知症に対するチームケアや多職種間の連携のキーパーソンとして看護師の活躍が期待できます。

引用文献

1) 公益社団法人日本看護協会監修『看護職の倫理綱領』2021年
https://www.nurse.or.jp/assets/pdf/nursing/code_of_ethics.pdf (nurse.or.jp) （2023.4.25）
2) 新村出編『広辞苑第七版』2018年、岩波書店
3) Florence Nightingale『NOTES ON NURSING』、p.302、2010年、うぶすな書院
4) 公益社団法人日本看護協会訳　日本語版「ICN看護師の倫理綱領2021年版」2022年
https://www.nurse.or.jp/nursing/assets/pdf/icn_document_ethics/icncodejapanese.pdf (2023.4.25)
5) 松本一生「認知症医療の立場から」老年看護学 Vol.18、No2、p.24-28、2014年
6) 公益財団法人日本訪問看護財団編集『はじめての訪問看護』p.3-40、2019年、中央法規出版
7) 厚生労働省「認知症施策推進総合戦略〜認知症高齢者 等にやさしい地域づくりに向けて〜」（新オレンジプラン）関係府省庁と共同で策定、2015年
8) 厚生労働省「世帯構造別にみた65歳以上の者のいる世帯数の構成割合の年次推移」国民生活基礎調査、平成28年
https://www.mhlw.go.jp/stf/wp/hakusyo/kousei/19/backdata/01-01-06-04.html (2023.4.25)
9) 国立長寿医療研究センター「コグニサイズ, 認知症予防に向けた運動」2016年
https://www.ncgg.go.jp/ncgg-overview/pamphlet/p-koguni.html (2023.4.25)
10) 厚生労働省「精神保健及び精神障害者福祉に関する法律の一部を改正する法律」2022年

参考文献

・北村郁子他「認知症高齢者の在宅生活継続を可能にする地域包括支援センターを中心とする専門職連携の有効性に関する一考察」日本福祉大学社会福祉論集 Vol.130、p.191-207、2014年
・厚生労働省「老人保健事業認知症の家族等介護者支援に関する調査研究事業 家族支援ガイドライン作成委員会　認知症介護研究研修仙台センター」2017年
・大久保幸積「地域包括ケア次代を担う認知症ケア人材の資質とその育成」日本認知症ケア学会誌 Vol.16 No.2、p.417-425、2017年
・家根明子他「初期認知症の支援に携わる地域包括支援センターと訪問看護ステーション看護職の困難経験」老年社会科学 Vol.45 No.1、p.17-27、2023年
・中村茜「地域づくりを推進する訪問看護師の実践」日本看護科学学会誌 Vol.39、p.366-372、2019年

チームケアと家族

　・介護　・発展過程　・家族アセスメント　・レスパイト
・チームオレンジ　・認知症カフェ

はじめに

　要介護者のうち、介護が必要となった主な原因は認知症が最も多く、介護者の半数以上が同居家族[1] といわれています。対象の認知機能障害の悪化や BPSD の出現を体験し、介護負担感を抱きながら生活している家族介護者も少なくありません。

　大切な家族が認知症と診断された苦悩だけでなく、症状の進行に伴い、「この先はいったいどうなるのだろう」といった不安が付きまといます。専門職チームのサポートシステムを整備し、支え合える地域社会の構築を目指すことが、認知症の人と家族の支援体制として重要であるといえます。

1. 認知症家族の捉え方と介護行動の発展過程

　家族による認知症高齢者の捉え方と介護行動は、7段階のプロセス（図8-4-1）をたどる[2] といわれています。超高齢社会の日本においては、家族による介護が長期間にわたることが予測されます。介護負担感から対象に対する陰性感情を抱き、生活リズム障害に陥ることがあります。その一方で、介護にやりがいを感じ、自己成長を実感できている家族もいます。

① 第1段階～第4段階

　認知症高齢者が状況にふさわしい行動をすることができなくなってくると、家族介護者は対象の行動を予測することが困難となり、振り回されるようになります。この段階の特徴は、家族が認知症高齢者と介護者という関係性に気付いていない時期といえます。

　家族は、対象の不確実な言語的コミュニケーションに振り回され、コミュニケーションをとることを諦めてしまいます。そして、疾患に関する知識の獲得に努め、一般的に良いとされる常識的な対応をとります。よって、

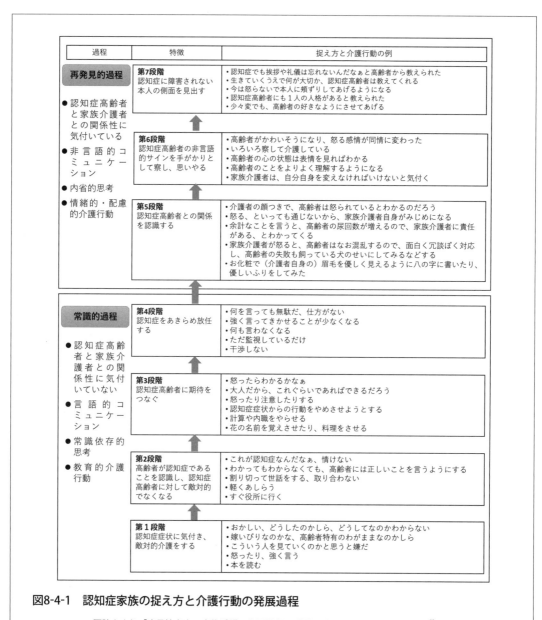

過程	特徴	捉え方と介護行動の例
再発見的過程 ●認知症高齢者と家族介護者との関係性に気付いている ●非言語的コミュニケーション ●内省的思考 ●情緒的・配慮的介護行動	**第7段階** 認知症に障害されない本人の側面を見出す	・認知症でも挨拶や礼儀は忘れないんだなぁと高齢者から教えられた ・生きていくうえで何が大切か、認知症高齢者は教えてくれる ・今は怒らないで本人に頬ずりしてあげるようになる ・認知症高齢者にも1人の人格があると教えられた ・少々変でも、高齢者の好きなようにさせてあげる
	第6段階 認知症高齢者の非言語的サインを手がかりとして察し、思いやる	・高齢者がかわいそうになり、怒る感情が同情に変わった ・いろいろ察して介護している ・高齢者の心の状態は表情を見ればわかる ・高齢者のことをよりよく理解するようになる ・家族介護者は、自分自身を変えなければいけないと気付く
	第5段階 認知症高齢者との関係を認識する	・介護者の顔つきで、高齢者は怒られているとわかるのだろう ・怒る、といっても通じないから、家族介護者自身がみじめになる ・余計なことを言うと、高齢者の尿回数が増えるので、家族介護者に責任がある、とわかってくる ・家族介護者が怒ると、高齢者はなお混乱するので、面白く冗談ぽく対応し、高齢者の失敗も飼っている犬のせいにしてみるなどする ・お化粧で（介護者自身の）眉毛を優しく見えるように八の字に書いたり、優しいふりをしてみた
常識的過程 ●認知症高齢者と家族介護者との関係性に気付いていない ●言語的コミュニケーション ●常識依存的思考 ●教育的介護行動	**第4段階** 認知症をあきらめ放任する	・何を言っても無駄だ、仕方がない ・強く言ってきかせることが少なくなる ・何も言わなくなる ・ただ監視しているだけ ・干渉しない
	第3段階 認知症高齢者に期待をつなぐ	・怒ったらわかるかなぁ ・大人だから、これぐらいであればできるだろう ・怒ったり注意したりする ・認知症症状からの行動をやめさせようとする ・計算や内職をやらせる ・花の名前を覚えさせたり、料理をさせる
	第2段階 高齢者が認知症であることを認識し、認知症高齢者に対して敵対的でなくなる	・これが認知症なんだなぁ、情けない ・わかってもわからなくても、高齢者には正しいことを言うようにする ・割り切って世話をする、取り合わない ・軽くあしらう ・すぐ役所に行く
	第1段階 認知症症状に気付き、敵対的介護をする	・おかしい、どうしたのかしら、どうしてなのかわからない ・嫁いびりなのかな、高齢者特有のわがままなのかしら ・こういう人を見ていくのかと思うと嫌だ ・怒ったり、強く言う ・本を読む

図8-4-1　認知症家族の捉え方と介護行動の発展過程

諏訪さゆり「痴呆性老人の家族看護の発展過程」看護研究 29 31-42、（1996）[2] を参考に筆者作成

この段階は、家族介護者の発展過程における「常識的過程」といえます。

② **第5段階～第7段階**

　家族介護者が認知症高齢者との関係性に気付き、非言語的コミュニケーションの重要性を再発見する時期です。自分自身の介護について内省し、情緒的・配慮的な介護を行うようになり、認知症になっても損なわれない対象の側面を見出すようになります。よって、この段階は、家族介護者の発展過程における「再発見的過程」といえます。

家族がこのような発展過程をたどるためには、「認知症かもしれない」と対象の変化に気付いたら、認知症サポート医の受診を勧め、地域包括支援センター、認知症初期集中支援チームなど支援体制の利用について情報提供することが望ましいです。

2. 家族アセスメントの方法

専門職のサポートは、認知症の人と家族の今後の人生に影響を及ぼす可能性があることを自覚したいものです[3]。家族のニーズをキャッチするためには、家族のアセスメントがとても重要です。アセスメントするためには、情報統合が必要です。前述の発展過程で刻々と介護行動が変化していくため、経時的にもれなく対象理解に努める必要があります。家族のもてる力を見極め、家族がどの介護行動の発展過程にいるのかを把握しながら、家族のニーズに沿った支援のためにアセスメントを行います。支援方法を導き出すために家族アセスメントモデルが国内外で開発されていますが、ここでは、渡辺式家族アセスメント／支援モデルを紹介します。渡辺式家族アセスメント／支援モデルの思考プロセスを表8-4-1に示します。このモデルは、援助者が、対象者・家族成員との関わりに困った場面の全容を明らかにし、援助方策を導き出すための援助者の思考過程をモデル化したもので、援助に行き詰まりを感じた場面を分析するためのツールとして汎用されています。

家族アセスメントの留意点として、認知症の人と各家族要員には多様な課題があり、それによって生じる家族への影響と健康課題のアセスメントが援助のスタートといえます。そのためには、アセスメントの大前提とし

表8-4-1　渡辺式家族アセスメント／支援モデルの思考プロセス

段階	アセスメント内容	具体例
ステップ1	家族に関する基礎データの収集	家系図を描きながら、年齢、職業、疾病の有無など基礎的データを収集する
ステップ2	問題の明確化	対象・家族の適応状況、対処の現状を把握する
ステップ3	援助方針の明確化	対象・家族の関係性を把握し、個々の要望・希望を聞き取り、援助の方針と方策について提案する
ステップ4	行動目標の明確化	家族の構造面と機能面から家族の適応能力に関する「強み」と「弱み」について明らかにする
ステップ5	家族のニーズと援助者の役割の明確化	対象・家族のニーズと援助者の強みや限界について明らかにし、これまでのステップの分析をもとに具体的な支援方法を検討する

鈴木和子、渡辺裕子、佐藤律子「家族看護学　理論と実践（第5版）」日本看護協会出版会、小林奈美「家族看護論」医歯薬出版をもとに筆者作成

ての基本姿勢を理解する必要があります。

「バイステックの7原則」に基づく家族を捉える際に留意すべき基本姿勢を表8-4-2に示します。「バイステックの7原則」は、アメリカの社会福祉学者のフェリックス・ポール・バイステックが提唱した相談援助技術の基本原則です。対象や家族、援助者との人間関係の構築に役立ちます。

3. 地域で認知症介護家族を支えるチームケア

認知症の人を介護する家族支援の方向性は、家族介護者を「要介護者の家族介護力」として支援するのではなく、家族介護者そのものの「生活・人生の質を維持向上させる」という支援の視点が重要になります[4]。わが国は、地域づくりを家族介護者支援の考え方として重視しています。なぜなら、家族介護者が地域社会から孤立している事実が多く見出されて、その解決が地域の中で実現されることが求められているからです。制度としての対応だけでは、介護者の社会参加は実現しませんし、孤立状況を改善できません。近隣住民の協力が不可欠です。しかし、家族介護の閉じた関係の中に近隣住民が関与することはなかなか困難です。そこに、介護者支援を目的とする地域づくりが必要となります。これらの取り組みに自治体が関心をもち、支援の展開を進めるための場が必要となります。

表8-4-2　バイステックの7原則に基づく基本的な姿勢

	原則	基本的な姿勢
1	【個別化】 クライエントを個人として捉える	一人ひとりの家族がそれぞれに異なる独特な性質をもっていると認め理解する。特定の1人の人として対応する。
2	【意図的な感情の表出】 クライエントの感情表現を大切にする	対象の否定的な感情と肯定的な感情、どちらの感情も表現したいというニーズをもっていることを認識する。
3	【統御された情緒関与】 援助者は自分の感情を自覚して吟味する	対象の感情に対する感受性をもち、理解する。自身の感情をコントロールすることが大切である。 援助という目的を意識し、援助関係を形成する。
4	【受容】 受けとめる	対象の尊厳と価値を尊重する。対象の現実をありのままの姿で把握し、共感的に理解する。
5	【非審判的態度】 クライエントを一方的に非難しない	対象の言動や行動を、一方的に非難したり問責したりせず、援助するという役割意識を自覚する。
6	【クライエントの自己決定】 クライエントの自己決定を促して尊重する	対象が問題解決の方向性を自分で決める権利とニーズを支援する。選択や決定を押し付けたり、監督したり、命令的な指示はしないこと。自己決定したことを行動できるよう援助する。
7	【秘密保持】 秘密を保持して信頼感を醸成する	対象が専門的援助関係の中で打ち明ける秘密の情報を確実に保全する。

Felix P. Biestek 著、尾崎 新、福田 俊子、原田 和幸（訳）「ケースワークの原則［新訳改訂版］・援助関係を形成する技法」誠信書房（2006）をもとに筆者作成

家族介護者の支援ニーズを実現するには、多様な専門職の支援ネットワークが必要です。要介護者本人と介護者本人へのチームアプローチが求められます。図8-4-2は、家族介護者支援の総合的展開[5]の模式図です。家族介護者が地域社会から孤立することなく解決することが大切です。

厚生労働省は、認知症施策推進総合戦略（新オレンジプラン）の概要[6]の中で、認知症高齢者等にやさしい地域づくりに向けて、認知症の人の意思が尊重され、できる限り住み慣れた地域の良い環境で自分らしく暮らし続けることができる社会の実現を目指すことを提言しています。認知症施策推進総合戦略（新オレンジプラン）に基づき、①認知症への理解を深めるための普及・啓発の推進、②認知症の容態に応じた適時・適切な医療・介護等の提供、③若年性認知症施策の強化、④認知症の人の介護者への支援、⑤認知症の人を含む高齢者にやさしい地域づくりの推進、⑥認知症の予防法、診断法、治療法、リハビリテーションモデル、介護モデル等の研究開発及びその成果の普及の推進、⑦認知症の人やその家族の視点の重視を7つの柱として、認知症の人を単に支えられる側と考えるのではなく、認知症の人が認知症とともにより良く生きていくことができるような環境整備が必要であることを基本的な考え方[6]としています。広域的な見守り体制の構築、初期集中支援チームや地域支援推進員の活動についての支援、医療介護連携体制の確立、若年性認知症支援コーディネーターの設置のほか、認知症本人のピア活動の推進や認知症の人等の支援ニーズに認知症サポーターをつなげる仕組み（チームオレンジ）の構築を進め、認知症の人やその家族が安心して住み続けられる地域づくりを行う推進事業（図8-4-3）が実施されています。

認知症の人と家族介護者ケアにおいて、チームケアは不可欠です。チームは、医療機関や介護・福祉施設のみに存在するものではありません。専門職種との地域連携が欠かせません。日ごろから表情が見える信頼関係づくりが大切です。認知症と診断され不安な気分で落ち込む対象とその家族に対して、地域で支える体制があることを情報提供することがチームケアの第一歩といえます。

家族支援の一つにレスパイト[7]があります。レスパイトとは、「休息」「息抜き」「小休止」という意味をもち、在宅介護の要介護状態の利用者が福

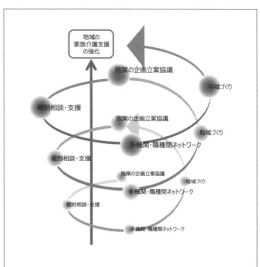

図8-4-2　家族介護者支援の総合的展開

厚生労働省（2018）市町村・地域包括支援センターによる家族介護支援マニュアル介護者本人の人生の支援　p.11より転載

祉サービスなどを利用している間、介護をしている家族が一時的に介護から解放され休息をとれるようにする支援のことをいいます。介護保険法では、ショートステイの給付が規定されています。介護に尽力している家族の身体的・心理的負担は、介護の質に悪影響を及ぼしかねません。認知症の人を介護している家族を称賛し、必要に応じた支援を行うことを伝え、親身になって、共感・傾聴し、理解する姿勢で介入することが、家族の介護疲労感の軽減につながるはずです。家族介護者を支援することは、認知症の人の支援につながるものであり、幅広い視点で家族支援を検討することが求められます。

　さまざまな家族介護者支援の例として、認知症カフェがあります。認知症カフェは、オランダで始まったアルツハイマーカフェを源流として、オレンジプランで、全市町村設置を目指すことが示されました。新オレンジプランでは、「認知症の人の介護者の負担を軽減するため、認知症初期集中支援チーム等による早期診断・早期対応を行うほか、認知症の人やその家族が、地域の人や専門家と相互に情報を共有し、お互いを理解し合う認知症カフェなどの設置を推進する」とされ、家族介護者と初期の認知症の人の支援の場となることを期待し、全国各地に設置されています。

　認知症カフェは、高齢者だけでなく、あらゆる発達段階にあるだれでも

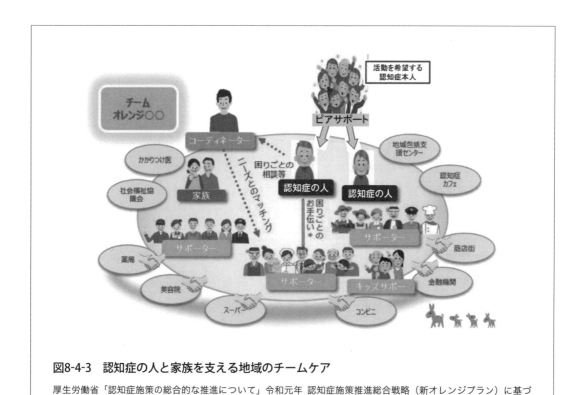

図8-4-3　認知症の人と家族を支える地域のチームケア

厚生労働省「認知症施策の総合的な推進について」令和元年　認知症施策推進総合戦略（新オレンジプラン）に基づくピアサポート活動支援事業／認知症サポーター活動促進事業の参考資料を筆者が改編して作成

が集い "認知症" というキーワードのもとに集まれる場所です。地域の人々が認知症のことを理解し受け入れることを促進するためのアプローチです。「認知症になっても安心して暮らせる地域」をそのカフェの中で作り出し、地域全体に広がることを目指しています。

認知症カフェの目的[8] は、以下のとおりです。

> ●情緒的なサポートが提供されることで、地域社会からの孤立を防ぎ、認知症の人と介護者の心理的負担の軽減に寄与すること
> ●手段や情報的なサポートが提供されることで、適切なサービスや専門職と早期につながり、介護負担軽減や適切な支援により、地域や在宅生活の安定につながること

なお、認知症カフェは、介護保険サービスではありません。ほとんどの認知症カフェの運営者は、自分の時間を割いてボランティアで開催しています。そのために、毎日開催することは難しく、地域に複数の認知症カフェがあることが望ましいといわれています。

まとめ

認知症の人やその家族は、診断直後などは認知症の受容や今後の見通しなど大きな不安を抱えているため、前向きな一歩を踏み出せるよう早期からの支援が望ましいといえます。認知症の人の悩みや家族の身近な生活支援ニーズ等を把握し、認知症の困りごとに対する支援を実施することが求められます。

認知症看護・ケアにおいて、チームケアは不可欠です。医療従事者は、認知症の人と家族の想いや願いが看護・ケアに反映しているかという視点をもち、専門職種だけでなく地域のあらゆる人々とのチームにおいて目標を共有し、連携・協働する役割を担う必要があります。認知症の人とその家族の生活を支援するためには、当事者に関心を寄せて知ることから始まります。本節で紹介したアセスメントツールや看護モデルはほんの一例にすぎません。超高齢化を迎えるわが国では、家族も高齢者であることが多いため、高齢者の加齢に伴う身体的・心理的・社会的変化による特性を十分に理解した上での関わりが必要です。家族が介護疲れや孤立することがないよう行政サービスによる支援を活用してもらうなど、積極的にサポートをしていくことが重要です。

引用文献

1) 内閣府「令和元年高齢者白書(全体版)」第1章 高齢化の状況 (第2節 2) https://www8.cao.go.jp/kourei/whitepaper/w2019/html/zenbun/s1_2_2.html

2) 諏訪さゆり「痴呆性老人の家族看護の発展過程」看護研究 29 (3)、31-42、1996年

3) 中島紀恵子『認知症の人びとの看護・第3版』p.28、2018年、医歯薬出版

4) 厚生労働省「市町村・地域包括支援センターによる家族介護者支援マニュアル～介護者本人の人生の支援～」p.8、2018年　https://www.mhlw.go.jp/content/12300000/000307003.pdf (2023/04/21)

5) 前掲p.11、2018 (2023/04/21)

6) 厚生労働省「認知症施策の総合的な推進について (参考資料) 令和元年」p.10、2019年 https://www.mhlw.go.jp/content/12300000/000519620.pdf (2023/04/21)

参考文献

・諏訪さゆり 「痴呆性老人の家族看護の発展過程」看護研究 29 (3)、p.31-42、1996年

・日本看護協会出版会『認知症ケアガイドブック』2016年、照林社

・太田喜久子『老年看護学第3版』2023年、医歯薬出版

・堀内ふき 諏訪さゆり 山本恵子『高齢者看護の実践』2023年、メディカ出版

・鈴木和子 渡辺裕子 佐藤律子『家族看護学　理論と実践　第5版』2019年、日本看護協会出版会

・小林奈美『グループワークで学ぶ 家族看護論 カルガリー式家族看護モデル実践へのファーストステップ 第2版』2011年、医歯薬出版

・Felix P. Biestek(著) 尾崎 新、福田 俊子、原田 和幸(訳) 『ケースワークの原則[新訳改訂版]: 援助関係を形成する技法』2006年、誠信書房

・認知症介護研究・研修仙台センター 「わたしたちの認知症カフェリーフレット」https://www.mhlw.go.jp/content/000521784.pdf

QOLが向上した事例・症例

キーワード　・若年性認知症　・BPSD　・生活支援　・バリデーション
・成年後見制度

はじめに

　本節では、看護を通して認知症高齢者の症状が改善されてことを事例として紹介します。事例については、個人が特定されないように一部改変しています。

1. 若年性認知症患者の家族関係調整と生活再建ができた事例

[事例1] Aさんの場合

50代前半女性Aさん、歯科衛生士として30年ほど勤務していました。

診断名：アルツハイマー型認知症

既往歴：早期乳がんで内服治療中、子宮筋腫で2年前に摘出術施行

家　族：夫、娘と3人暮らし。実母も若年性アルツハイマー型認知症でAさんが成年後見人となり介護を行っていましたが施設入所しました。

状　況：自宅では衣類の選択もできず夫が介助しており、娘のこともわからなくなることがありました。入院時症状はもの忘れ、うつ状態、幻覚、徘徊があり薬剤調整と介護保険申請のため入院となりました。

　　　　入院時HDS-R9/30点（見当識0/4、場所1/2、計算1/2、数字逆算1/2、遅延再生0/6、物品呼称2/5、野菜0/5）でした。

　　　　MMSE14/30点（見当識1/5、場所2/5、計算1/2、遅延再生0/3、文章再生0/1、五角形0/1）でした。

　　　　NPI（妄想4/1、幻覚3/1、うつ2/1、無関心4/1）でした。

内服薬：イクセロンパッチ® 9mg、ジプレキサ® 7.5mg、ベルソムラ® 20mg、ノルバデックス® 20mg、セルトラリン® 25mgを使用していました。

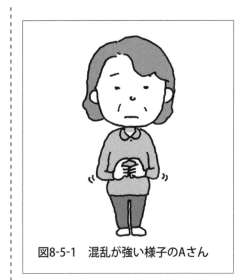

図8-5-1　混乱が強い様子のAさん

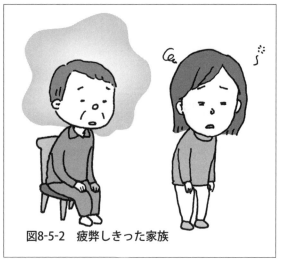

図8-5-2　疲弊しきった家族

①　ケアの実際

　入院時には、表情が硬く、不安気でうつむき加減で話をする状態でした。「家に帰らないと。帰らせてください」と帰宅願望を口にしていました。また、トイレに迷い、廊下に出て立ち尽くすこともありました。自室に戻れず他室訪問となることもありました。夜間に妄想様発言が聞かれたり、30〜60分ごとにナースステーションまで来たり、何かを探し回ったり昼夜逆転が見られました。

見当識を支えるケア

　病棟スタッフの顔なじみをつくるため声掛けのたびに自己紹介をし、必要なら時間を伝えたり病棟であることを伝えました。突然の声掛けで驚かないようにさりげない雰囲気での接近を病棟スタッフで統一するようにしました。

体調を整えるケア

　排尿・便間隔を把握し、さりげなく誘導の声掛けをしました。食事量や飲水量や排尿便回数を把握することで、自ら言葉で説明しにくい不快感を早期に察知できるようにしました。睡眠状況、日中の覚醒度など生活リズムの変化を把握しました。まずは入眠導入がスムーズになるよう日中の覚醒を促し、活動量が増えるような関わりを行いました。日中も易疲労状態であることを考慮し、休息や午睡を取り入れました。また生活リズムを継続に観察することで眠剤の内服量や内服時間を考慮することもできました。

コミュニケーションを支えるケア

　他患者と会話をするのが苦手な様子であったため、デイルームでの座る位置を調整したり、話す際にはゆっくりした口調で一文を短い言葉に翻訳

して間に入るようにしました。

生活リズムを整えるケア

昼夜逆転があったため、日中に覚醒できるように個人レクリエーションを組み入れ、生活リズムを付けるようにしました。個人レクリエーションでは、集中力が保たれる10〜30分程度を目安に手先を使う塗り絵、文字なぞり、身体を使う散歩、ラジオ体操、日常生活動作訓練としてタオルを畳むことなどを取り入れ、リハビリスタッフとも協力しながら病棟スタッフ1人が付き添い行いました。

不安へのケア

「今までできていたことができなくなってしまったこと。娘のこともわからなくなることがあること。（Aさんの）母と同じように遺伝して認知症に娘もなってしまうのではないか」という不安を口にして流涙が見られたため、傾聴を繰り返し、必ずそばにいるようにしました。

上記を繰り返し関わることで、徐々にAさんに笑顔が見られるようになり「ここはだんだん慣れてきた」と病棟内が安心できる所であるという認識につながりました。

入院後3週間ほどで精神的に落ち着き、家族が面会に来ると一緒に散歩に出かけたり、ぼんやりだがそのことを覚えておくことができるようになりました。

退院に向けてのサポート（ソーシャルワーカーを交えながら）

介護保険では母親と同じデイサービスとケアマネジャーを利用するようにしました。顔なじみがあること、また年齢が若いことによりデイサービス利用者との世代格差を感じることが少ないよう、デイサービスに手伝いにいくという肩書としました。

② 家族（夫と娘）へのケアの実際

夫はAさんの介護のため勤めに出られず、在宅での仕事を行っていましたが金銭的に困窮するようになりました。Aさんの**成年後見制度**※で苦労したことがあり、社会資源を利用することに懐疑的になっており全てを抱え込んでいる状態でした。そして、介護疲れから夫も精神科クリニックに通院していました。

社会人1年目だった娘は、祖母、母が同じ若年性アルツハイマー型認知症になったため、自分も同様になってしまうのではないかという不安を強く抱いていました。そのためAさんが入院してしばらくは面会に来ることを拒否していました。

家族の休息へのケア

まずは夫、娘それぞれの生活リズムを取り戻すことを促し、無理に面会

※**成年後見制度**

https//guardianship.
mhlw.go.jp
厚生労働省成年後見
はやわかり参照

に来なくても大丈夫であることを説明しました。

Aさんの状態とケアのポイントの情報提供

　面会に来た際は、Aさんの状態の説明を行い、特に工夫したことで改善した点や自宅でも取り入れられるようなポイントを中心に情報提供を行いました。

不安へのケア

　夫、娘ともに不安が強く、**ソーシャルワーカー**※を交えながら傾聴を行いました。Aさんのできる能力が残っていることを中心に説明を行いました。またAさんに必要な社会資源の情報提供を行いました。その際の手続きはソーシャルワーカーが指南しました。

退院に向けてのサポート

　ソーシャルワーカーより自立支援医療、障害年金の申請を提案され手続きを行いました。介護保険申請・利用には、Aさんの母親と同じケアマネジャーを通じケアプランを作成するようにしました。退院前カンファレンスを開催し、病棟スタッフ、ソーシャルワーカー、夫、ケアマネジャーで話し合いを行いました。利用するデイサービスには、Aさんと夫に見学に行ってもらい、雰囲気を肌で感じて慣れてもらうようにしました。

　Aさんと物理的に距離を取ることができて、夫と娘は自分の時間を取り戻すことができました。面会に来た当初は、病棟スタッフが介入するかたちで行っていましたが、徐々に家族だけで面会し、話ができるようになりました。娘は、「時々友達のように言われ、私が年上のように感じるときがあるけど、覚えていてくれることが嬉しい」と母親との関係を言葉にすることができるようになりました。

　Aさんは約2ヵ月で退院し、デイサービスを利用しながら在宅生活をすることができました。

※ソーシャルワーカー

社会生活で実際に困難に直面している人、生活に不安を抱えている人や社会的に阻害されている人と関係を構築して、様々な課題に取り組む援助を提供する対人援助専門職者。

2. 家族への暴言や暴力等が激しかったBさんがバリデーションを取り入れた関わりの中で―

[事例2] Bさんの場合

80代前半女性Bさん。診断名はアルツハイマー型認知症

既往歴：シェーグレン症候群、高脂血症、高血圧

家　族：夫と死別後は一人暮らし。介護保険要介護1ですが、サービスの利用はありません。もともとレクリエーションなどは好きでおしゃべり好き。同敷地内に長男夫婦、近所に次男夫婦が居住しています。

状　況：入院時症状は家族へのもの
　　　盗られ妄想、暴言があり家
　　　族の手に負えなくなり入院
　　　となりました。
　　　　入院時HDS-R18/30点
　　　（時間の見当識2/4、場所の
　　　見当識1/2、3つの言葉の
　　　銘記2/3、計算0/2、数字
　　　の逆唱1/2、遅延再生2/6、
　　　物品銘記4/5）でした。
　　　　MMSE16/30点（時間の
　　　見当識4/5、場所の見当識

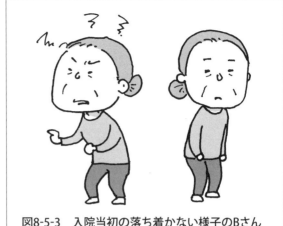

図8-5-3　入院当初の落ち着かない様子のBさん

　　　1/5、即時想起2/3、計算0/1、遅延再生1/3、文の復唱0/1）でした。
内服薬：メマリー® 20㎎、アムロジピン® 5㎎、リピトール® 10㎎、ゼチーア® 10㎎、プ
　　　レドニン® 5㎎、アモバン® 7.5㎎を使用していました。

① ケアの実際

　Bさんは入院当初帰宅願望が強く、常に荷物をまとめてデイルームに出
てきて「帰る、帰る」と訴えていました。入院中であることの説明を行う
と納得はし、実際に病棟から離棟してしまうことはありませんでした。病
室内では無為に過ごし臥床入眠している時間が長い状態でした。

Bさんへのケア

　バリデーション[1] [2] の関わりの中で語られたことを分析することでBさ
んの心理的変化を捉えました。

　バリデーションは、アメリカ
のナオミ・フェイルによって提
唱された見当識障害のある高齢
者とコミュニケーションをとる
一つの方法であり、見当識障害
のある高齢者に尊敬と共感を
もって関わることを基本とし、
高齢者の尊厳を回復し、引きこ
もりに陥らないように援助する
コミュニケーション法です。

　2回程度/週、合計6回、5
～25分/回、合計100分のバ

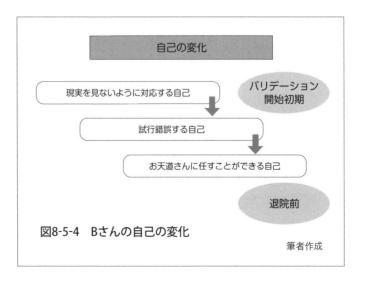

自己の変化

現実を見ないように対応する自己

バリデーション
開始初期

試行錯誤する自己

お天道さんに任すことができる自己

退院前

図8-5-4　Bさんの自己の変化

筆者作成

リデーションを行いました。バリデーションは、アイコンタクトやタッチングを行いながら、いつ、どこ、だれ、何のような質問、事実に基づいた言葉を使い、はっきりした優しい口調で話を行いました。共感、傾聴の態度を示し、リフレージング、極端な表現や反対のことを想像すること、あいまいな表現、レミニシングのテクニックを使用しました。バリデーションの中で語られたことをBさんの自己に関する内容を質的に抽出し、コード化しカテゴリーに抽象度をあげました。それをライフストーリーの視点でまとめながらBさんの変化を追いました。

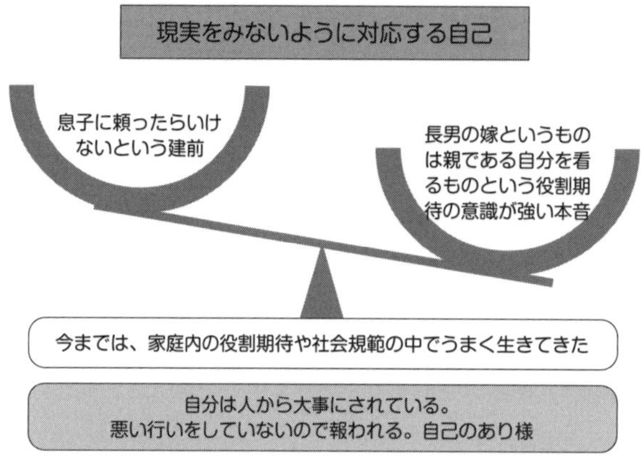

Bさんは、バリデーションの中で「現実をみないように対応する自己」「試行錯誤する自己」「お天道さんに任すことができる自己」を表現しました。

「現実をみないように対応する自己」とは、Bさんは、息子に頼ったらいけないという考えと長男の嫁というものは親である自分を看るものという役割期待への意識が強く、建前と本音がありました。今まではその建前と本音を使い分け、家庭内の役割期待や社会規範の中でうまく生きて自分は人から大事にされているし、悪い行いをしていないので報われるという自己のあり様でした。

「試行錯誤する自己」とは、退院先を決めるという現実に直面したとき、家族は施設入所と

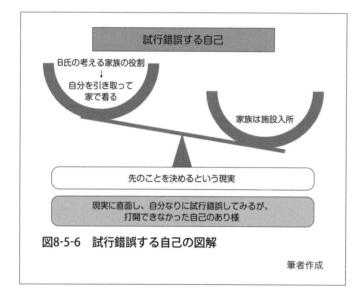

現実をみないように対応する自己

息子に頼ったらいけないという建前

長男の嫁というものは親である自分を看るものという役割期待の意識が強い本音

今までは、家庭内の役割期待や社会規範の中でうまく生きてきた

自分は人から大事にされている。悪い行いをしていないので報われる。自己のあり様

図8-5-5　現実を見ないように対応する自己の図解

筆者作成

試行錯誤する自己

B氏の考える家族の役割
↓
自分を引き取って家で看る

家族は施設入所

先のことを決めるという現実

現実に直面し、自分なりに試行錯誤してみるが、打開できなかった自己のあり様

図8-5-6　試行錯誤する自己の図解

筆者作成

お天道さんに任すことができる自己

自分の人生は、社会的規範に照らし恥じるものではないと肯定的に認めることができる。お天道さんに任すことができる自己のあり様

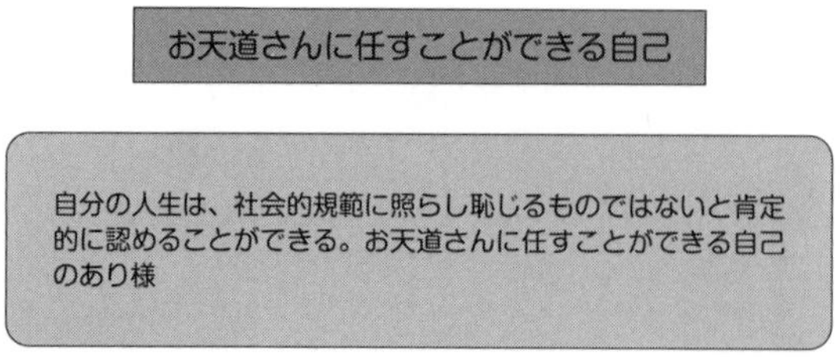

図8-5-7　お天道さんに任すことができる自己の図解

筆者作成

考えており、家族の役割行動がBさんの考えていたものと違うことが明らかになりました。Bさんなりに現状を打破しようと試行錯誤してみるものの、その決定を変えることはできなかった自己のあり様でした。

「お天道さんに任すことができる自己」とは、自分の人生は社会的規範に照らし恥じるものではないと肯定的に認めることができ、お天道さんに任すことができるようになった自己のあり様でした。

バリデーションを行うことでBさんは語ることができ、安心感を得らえれ、戸惑い・揺れる気持ちを軽減することにつながりました。家族への感情や思いを表出できることで、穏やかに過ごす時間がもてるようになりました。施設へ退院となりましたがそれを受け入れることができ、2ヵ月ほどで退院となりました。

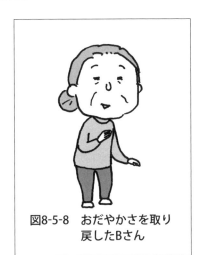

図8-5-8　おだやかさを取り戻したBさん

まとめ

認知症の人は、周囲とのコミュニケーションが取りづらくなることで、症状が悪化していることがあります。本人が安心できるように周辺環境を整え、家族との間を取りもつことでおだやかに過ごすことができた2事例でした。また家族にも家族の生活があるため、お互いの距離感を整えながら、看護師として関わることが大事な視点となりました。そして家族が抱え込んでしまわないように、社会資源をうまく活用できるようにしていく必要があります。特に若年性認知症の人への社会資源は未だ十分とはいえず、居場所が少ないのが現状です。これから充実していくことが望まれます。

引用文献
1)　都村尚子『パーソン・センタード・ケアを目指す認知症ケア バリデーションで心の扉をひらく』第1版、p.73－80、2008年、新元社
2)　Naomi Feil著、藤沢嘉勝監訳『バリデーション認知症の人との超コミュニケーション法』第2版、p.53-57、2006年、筒井書房

第 **9** 章　認知症の
リハビリテーション

認知症のリハビリテーション

キーワード　・リハビリテーション　・QOL　・家族支援・指導　・エンパワメント

はじめに

　認知症の治療には、大きく分けて薬物療法と非薬物療法があります。このうち、本節で取り上げるリハビリテーションは非薬物療法の中核をなす概念・手法であり、理学療法士、作業療法士、言語聴覚士といったリハビリテーション専門職のみならず多くの支援スタッフ、家族の共同によって提供されるものです。私たちは、認知症予防という取り組みの中でその役割は大変大きなものだということを理解し、認知症の人とその家族が「リハビリテーションに取り組んでよかった」と思ってくれるように研鑽と経験を重ねることが必要です。

1. 認知症リハビリテーションの基本的考え方

① 認知症の特性と支援の方法

　認知症のリハビリテーションを提供するためには、認知症という疾患の特性をよく知らなければなりません。4大認知症といわれる、アルツハイマー型認知症（AD）、血管性認知症（VD）、レビー小体型認知症（DLB）、前頭側頭型認知症（FTD）のうち、AD、DLB、FTD は進行性の疾患に伴う認知症であり、VD は本質的には非進行性ですが、症状の改善は容易なことではありません。このような、症状が進行する疾患に対して、私たちはリハビリテーションをどのように展開していけばよいのでしょうか。

　リハビリテーションというのは、疾患によって生じたさまざまな障害を改善することと捉えられがちなのですが、真の意味は「人間らしく生きる権利の回復」や「自分らしく生きること」を目的とした広い概念です。進行する認知症であっても、リハビリテーションを行うことで認知症の人と家族が高い QOL（Quality of Life）を保つことができるということが重要です。一方、予防活動によって進行を防ぐことができる VD に対しては、

※9章の引用・参考文献は章末P156にまとめています。

運動機能や認知機能を維持することが必要とされます。このように、疾患の特性を考慮したリハビリテーションプログラムを提供することが認知症に対するリハビリテーションアプローチ・介入の大事な考え方となってきます。

　このような観点からリハビリテーションを進めるために、リハビリテーションにたずさわるスタッフは短期的な機能の変化に強くとらわれることなく、長期的な視点をもち、やがて来るべき次のステージ、そして認知症の人と家族の生活状況を把握したうえでのプログラムを展開しなくてはなりません。

② 家族支援・指導の重要性

　認知症の人が最大限高い QOL を維持していくためには、リハビリテーションスタッフに加え、家族の支援が重要な役割を果たします。むしろ、主役は家族といってもよいでしょう。病院のもの忘れ外来を受診した AD の人における MMSE（Mini Mental State Examination）の初診1年目年次変化率は、2年目の変化率より有意に小さかった[1] という報告があります。これは、初診時に行われた家族指導が認知症の人の療養環境を改善し、生活上の活動性や、合併していた**廃用**※性の認知機能低下に対して良い方向に働いたためと考えられています。

　認知症が顕在化してくることによって、認知症の人は不安を抱え、家族もまた以前と変わっていく認知症の人に対して困惑を感じるようになっていきます。人間はわからないものに対して恐怖を感じます。そして認知症の人を取り巻く家族の困惑、恐怖が認知症の人の症状をさらに重いものにしていくのです。しかし、これは認知症による認知機能障害そのものではなく、認知症の人の不安などから生ずる反応的なものが加わっている状態と考えることができます。その反応的な部分が、家族の障害理解が進むことによって軽減されるのでしょう。認知症のリハビリテーションに関わる人たちは、この家族の力をよく理解し、家族の障害理解が進むように働きかけていかなければなりません。そして、認知症の人が QOL を維持できていれば、家族はそこから**自己効力感**※を得ることができます。症状が進んでいくという状況の中でも、認知症の人と家族がより高い QOL を維持するためのリハビリテーションは可能と考えることが大事です。

③ エンパワメントという概念

　ここまで述べてきたように、認知症の人に対してリハビリテーションを実施していくうえでは、認知症の人のみならず家族の自己効力感をも視野に入れた対応が必要です。認知機能障害に対する機能的リハビリテーショ

※廃用

過度の安静や不活発により「使わない」ことで生ずる2次的な問題に対して用いる。筋力の低下や関節の拘縮、認知機能の低下などを招くことがある。

※自己効力感

目標を達成することに対して自分が「できる」「力をもっている」と認識すること。

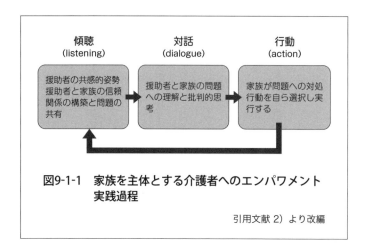

傾聴
(listening)

援助者の共感的姿勢
援助者と家族の信頼
関係の構築と問題の
共有

対話
(dialogue)

援助者と家族の問題
への理解と批判的思
考

行動
(action)

家族が問題への対処
行動を自ら選択し実
行する

**図9-1-1　家族を主体とする介護者へのエンパワメント
実践過程**

引用文献 2) より改編

ン、活動制限に対する生活支援、そして家族など環境的な要素に対する指導・支持的介入は、認知症のリハビリテーションにとっては切り離せないものということができます。リハビリテーションは専門家の介入する時間だけでなく、普段から予防的生活に結びつくことを目的としなければなりません。

　家族を主体とする介護者へのエンパワメントとは、介護者自身が動機づけや問題対処能力を高められるようになることを目標として、その介護者自身が直面するさまざまな問題に対して主体的に考え、対処できるように支援することです。エンパワメントの過程は、傾聴、対話、行動の3段階の循環といわれます（図9-1-1）。これらの過程を経て、エンパワメントされた介護者がやがて訪れる新たな問題に対して、自らそれに取り組み解決していくようになることが認知症リハビリテーションの目標といえるでしょう[3]。

④　認知機能障害のステージに応じたリハビリテーション

　認知症の人、家族はどうしてももの忘れをしなくなるように、注意力が向上するようにと認知機能障害が改善することを望んでいます。これはある一面大事なことであり、特に比較的早期の段階ではある程度の効果をもたらすと同時に「頑張ってリハビリに取り組んでいる」という充実感をもたらし、認知症の人と家族のニーズを満たすものでもあります。しかし、認知機能障害のステージが進んでくると、いつか必ずその充実感は認知症の人の苦痛を伴うものになってきます。なぜなら、「良くならない」「だんだんできなくなってきた」と感じてしまうからです。認知症の人で医療施設などでの通院・通所リハビリテーションを開始する人は多くいますが、このような認知症の人自身の心理状態の変化によって、その多くはやがて認知症の人が拒否を示し、リハビリテーションが続かなくなってしまうことが多いのです。

　このような理由によるリハビリテーションの途絶を防ぐためには、適切に評価を行い、しかるべき段階で次に訪れる状況を見越し、早めに苦痛を生じさせないリハビリテーションの内容、提供方法を考えることが必要です。具体的にはいずれ通院・通所がつらくなる前に訪問リハビリテーションへ移行して通院の苦痛を生じさせない、などといった方略があげられま

す。認知症に関わるリハビリテーションスタッフには、このような疾患の経過を予想して早めに対処することが必要です。進行状況、予後を家族に理解してもらい、リハビリテーションを方略的に少しでも長く継続できることを心がけましょう。

まとめ

　認知症のリハビリテーションでは、家族も含めた当事者が置かれている状況・生活背景などをよく把握すること、知識と経験に裏付けられたリハビリテーション手法の引き出しを多くもつこと、そして疾患についての理解が必要です。次の項からは評価の意義、具体的なリハビリテーション手法などについて触れていきます。

認知症リハビリテーションの評価

はじめに

　認知症の評価には、検査だけではなくさまざまな情報収集や予後予測なども含まれます。神経心理学的評価については前章で触れられていますので、ここでは評価の意義と、それを支援に活かすための考え方について述べていきます。

1. なぜ評価をするのか

　認知症の人とその家族の QOL を上げるリハビリテーションを実践するためには、問題点を明確にするための評価が欠かせません。認知症というのは、一見生活の全てが悪くなっているようにみえますが、神経心理学的観点に立てば、認知症のタイプによって認知機能障害のパターンが存在します。そのパターンを明確にして、障害されているものと障害されていないものを説明できることが評価の目的の一つといえます。リハビリテーションの手法を組み立てたり、効率の良い介護を行うためには、残存機能を上手に利用することが必要です。

　もう一つの評価の目的は、認知機能の経時的な変化を捉え、予後の推定に役立てるというものです。この予後予測に基づいた治療方略をとることが、認知症リハビリテーション、認知症予防には大変大事な点なのです。一般的に、認知症の症状は徐々に進行し、本質的に回復してくることは困難です。そう考えると、認知症リハビリテーションはすでに損なわれてしまった機能に焦点を当てて実施した場合、認知症の人の苦悩をより強くしてしまうことにつながりかねません。リハビリテーションを頑張っても良くならない、むしろ悪くなっている、と認知症の人と家族が感じているとすれば、意欲は失われ、高い QOL を維持した生活は望めません。図9-2-1 に予後予測に基づいたリハビリテーションプログラムの実施時期を

示しました。認知症リハビリテーションは、まだその対象とする認知機能がある程度維持されているうちに実施し、そのプログラムを充実感をもって実施できる期間を延長するための方略でなければなりません。その予後予測をできるだけ可能にするための手法が、認知機能や活動の評価といえるでしょう。

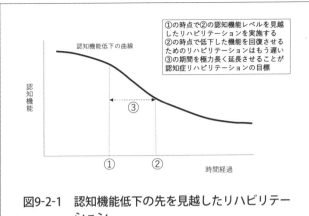

①の時点で②の認知機能レベルを見越したリハビリテーションを実施する
②の時点で低下した機能を回復させるためのリハビリテーションはもう遅い
③の期間を極力長く延長させることが認知症リハビリテーションの目標

図9-2-1　認知機能低下の先を見越したリハビリテーション

筆者作成

2. 評価を支援に活かすためには

　次に、生活上の問題を的確なリハビリテーションにつなげるための考え方について述べます。認知症の症状が現れてくると、さまざまな生活上の問題が生じてきます。例えば、昨日あったことを忘れる、約束を忘れる、計算ができない、などといった認知機能の問題、自分の財布をだれかが盗んだ、家族を他人と思い込んでしまう、などといった行動・心理症状（BPSD）などです。これらのうち、特に BPSD においては、認知機能障害によって惹起される不安などが大きく関与するといわれています。これらの症状が原因となって、今まで参加していた地域の会に出かけることができなくなった、好きだった買いものに行きたくなくなった、などという話はよく聞かれるものです。

　国際生活機能分類（ICF）※（図9-2-2）の構成要素のうち、心身機能・身体構造の否定的側面は機能障害といわれます。活動、参加の否定的側面はそれぞれ活動制限、参加制約です。先にあげた認知症によって現れるいろいろな問題を当てはめると、昨日あったことを忘れるなどの記憶障害や計算の障害は機能障害に該当します。そして自分の財布をだれかが盗んだと思い込むなどの生活を困難にする問題は活動制限に、地域の会に参加しな

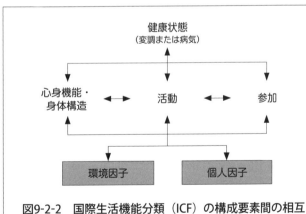

図9-2-2　国際生活機能分類（ICF）の構成要素間の相互作用

厚生労働省ホームページより

※国際生活機能分類 (ICF)

2001年にWHOがそれまでの国際障害分類(ICIDH)に変わり提唱した。従来の障害の分類だけでなく、その人の健康状態を環境因子、個人因子も踏まえて肯定的・否定的の両要素から表す。

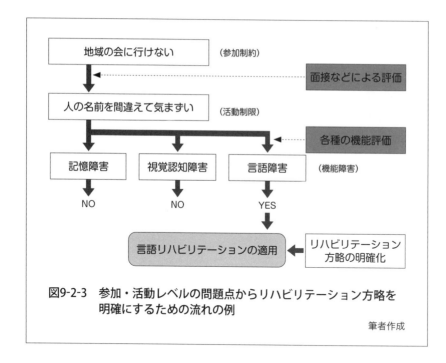

図9-2-3　参加・活動レベルの問題点からリハビリテーション方略を
明確にするための流れの例

筆者作成

くなったなどの問題は参加制約に類するものということができます。この概念に沿って問題点を整理するために、私たちは評価を有効に実施して、参加制約、活動制限の陰に潜む真の要因（認知機能などの機能障害）を突き止めなければなりません。その結果として、比較的リハビリテーションプログラムを組みやすい、機能障害レベルの問題点を抽出することが、評価のもつ重要性の一つです（図9-2-3）。認知症の評価に従事する人たちは、そのような分析的視点をもつことが必要なのです。

まとめ

　認知症当事者とその家族を取り巻く状況は常に変化していきます。評価者は可能な限りその変化を把握し、予測に基づいた対応ができるよう努めていくことが求められます。広い視点をもった評価ができるよう経験を積み、研鑽に励んでいきましょう。

認知症リハビリテーション アプローチ・介入

はじめに

(1)と(2)で述べてきたような理念に基づき、ここからは実際に認知症の人にリハビリテーションを実施していく方法に触れていきます。

1. 認知症リハビリテーションの基本概念

認知症のリハビリテーションには、さまざまな手法が用いられます。それらの具体的手法には、共通すべきいくつかの原則的概念が提唱されています。

① 回復のメカニズム

脳神経系の回復には「再建」と「再組織化」という考え方があります。再建とは神経系はその構造を復元する「可塑性」をもっている、という考え方であり、再組織化とはすでに獲得した機能を、それとは異なる過程や機序を用いて同一の効果をもたらす、という考え方です[4]。このような考え方は認知症のみならず脳機能のリハビリテーションには共通するものといえます。

② 集団リハビリテーションと個別リハビリテーション

認知機能のリハビリテーションは、複数の対象者に対して同一の課題を実施する集団リハビリテーションと、治療者と認知症の人が1対1で行う個別リハビリテーションがあります。それぞれメリット、デメリットはありますが、それぞれの有効性を示す報告は数多く存在します。集団リハビリテーションは、活動の場面で参加者全員に対して均一的な刺激と反応を前提とするものであり、個別リハビリテーションは機能的なリハビリテーションが有効と思われる認知症の人に対して、特定の認知機能を治療目的

として実施されることが多いものです。

③ 認知的異種性

認知症の人の認知機能障害は単純に全般的なものではなく、タイプ別にある一定のパターンを有しています。そのため、評価によって損なわれているものと比較的良好なものが混在します。このことを認知的異種性といいます。この比較的保たれている機能を利用し、保たれている機能そのものを維持することや、保たれている機能を利用して障害の目立つ機能を代償させたりすることが可能といわれています。

・誤りなし学習（エラーレスラーニング）

記憶障害などの認知機能障害に対しては、誤りなし学習といわれる、できるだけ誤りを排除し、適切な刺激・手がかりを使って誤らずに正答を導くことが有効といわれています。誤りは心理学的にもそのパターンが強化されてしまう可能性をもち、また認知症の人自身の精神的苦痛にもつながります。リハビリテーションやケアにたずさわる人たちは、誤りを繰り返して一生懸命修正していく過程よりも、この誤りなし学習の方を優先的な考え方とすることが大切です。

④ 障害認識の重要性

認知症の人には、自己の症状、問題に対して無頓着だったり、否定的だったり、防衛的な態度が目立つことがよくみられます。リハビリテーションを効果的に進めるためには認知症の人や家族の協力的姿勢が必要です。認知症の人の気持ちをよく汲み取り、改善させたいという気持ちがあるのかを理解しなければなりません。そして改善させたいという気持ちをうまく引き出し、自ら問題解決に向かおうとする姿勢をもたせるように努め、その日その日のリハビリテーションを充実感をもたらすものとして構成することが、認知症リハビリテーションには必要です。

⑤ 治療の段階

認知症の病態は進行性です。一般的に急性発症の脳損傷に対しては、初期に全般的刺激を、中間期に認知機能訓練を、後期に日常生活訓練を、といったような段階を踏みます。しかし、認知症に対しては、徐々に認知機能が低下してくることを想定して段階を設定しなければなりません。そのため、初期に認知機能訓練を、中間期に日常生活訓練を、後期に全般的刺激をといった、症状の変化に対応したリハビリテーションを提供するように工夫します。

⑥　治療者の柔軟性

　実施したリハビリテーションプログラムにうまく応えてくれない、反応が乏しい、といったときに治療者がついその課題に固執して同じことを繰り返し求めてしまうという状況は、認知症の人と治療者の間にしばしばみられる状況です。思ったような反応が得られないとき、治療者は自分のアプローチの仕方に問題があり、違った視点でアプローチして良好な反応を引き出していくといった柔軟な姿勢が必要です。苦悩は何も生み出さず、むしろ悪い方向にことを進めるものであるということをよく理解しておきましょう。

⑦　心理的影響への配慮

　「障害認識の重要性」にも通じることですが、認知症リハビリテーションは心から楽しいと思えない場合が少なくありません。よく「認知症の人、特に AD は病識に乏しい」といわれることがあります。しかし本当は、そういった人々は真に病識がないのではなく、どこかで自分がおかしくなっている、という恐怖感を有しています。それを認めたくないという気持ちから生み出される言動が「病識のなさ」と表現されてしまうことになるのです。機能を向上させることに固執せず、認知症の人の心理面に寄り添ったリハビリテーションを提供することが QOL の向上につながります。

2. 認知リハビリテーション

　認知リハビリテーションは、主に注意障害、記憶障害、見当識障害といった認知機能の障害に対して実施されます。ここでは、注意障害のリハビリテーション、記憶障害のリハビリテーション、認知刺激療法、現実見当識訓練を紹介します。

①　注意障害のリハビリテーション

　注意（ここでは一般的な注意を指し、**方向性注意**※を除く）は持続性、選択性、転換、分配という4つの側面があり、全ての認知機能の基盤に位置する大事な機能です。逆に考えれば、目的をもった活動には必ず注意を必要とするので、そのリハビリテーションには注意障害の程度に応じてさまざまな方法が有効ともいえます。

　その中でも注意障害の系統的なリハビリテーションの方法としてよく知られているのは、Sohlberg らの APT（Attention Process Training）です。APT は、注意の4つの側面それぞれに対して複数の段階的な課題を設定し、その課題を実行していくことで注意機能の改善を図ろうとする

※方向性注意

注意は「一般的（全般的）注意」と「方向性注意」に大別される。方向性注意は大脳の一側が反対側の空間・身体に向けた認知、意識を指す。症状の明確なものに「半側空間無視」があり、主に右大脳半球損傷で反対の左視空間に注意が向かなくなるといった現象がある。

131

ものです。わが国では豊倉ら[5][6]がこれを日本語版として紹介しています。ただ、机上課題をドリル的に用いて改善を図ろうとするものなので、認知症の人には、その進行段階によってはつらいものも出てくるでしょう。その場合には、さまざまな活動の中で、できるだけ自然に注意機能の維持を図ることが望まれます。

②　記憶障害のリハビリテーション

記憶の障害は認知症の症状の中でも中核的なものであり、その維持向上を図るものとしてさまざまな手法が提唱されています。代表的ないくつかの手法を紹介します。

・PQRST法

ニュース記事や生活情報など一定量の文字情報について、①提示された文章を読み全体の流れを把握する（preview）、②文章の内容について課された質問を考える（question）、③再度じっくりと文章を読み込む（read）、④②の質問に答える（state）、⑤文に対する理解がなされたか、質問に正しく答えられたかを点検する（test）という手順で効果的に文章の情報を**登録・把持・再生**※することを目標とします。

・間隔伸張法

提示・登録された何らかの情報（人名や場所など）を、徐々に時間の間隔をあけて長くしながら再生させます。提示から再生までの時間は2秒程度から始め、30秒、1分、2分、5分などと徐々に間隔をあけていきます。

・手がかり消去法

何らかの情報（人名や地名、無意味綴りなど）を提示し、再生のための手がかりを徐々に減らしながら情報の再生能力を促進する方法です。例えば、「イリオモテヤマネコ」を提示し、一定時間経過後の再生手がかりを「イリオモ〇ヤマネ〇」⇒「〇リオモ〇〇マネ〇」⇒「〇〇オモ〇〇マネ〇」⇒「〇〇〇〇〇〇〇〇〇」などというように徐々に減らしていきます。

このような記憶機能を対象としたリハビリテーションは、多くは個別リハビリテーションのかたちをとります。認知症に対しては、認知機能障害の程度を把握し、苦悩を生じさせず、かつ積極的に取り組めるようなプログラムの構成が必要です。

③　認知刺激療法

認知刺激療法は、対象者の保存された機能を活用した知的課題への取り組みを通じて、認知機能の維持・向上を図る方法であり、多くは集団リハビリテーションのかたちをとります。五感を活用して維持されている機能

※登録・把持・再生

記憶が成立するための3つの過程。記憶の成立のためには記憶すべき対象に注意を向けて取り込み、それを脳内に維持しておいて、必要に応じて取り出すという過程が不可欠である。これらのどれが損なわれても記憶課題に対し何らかの不足が生じる。

を促進していくことも重要な点といわれています。

　刺激の原則としては、①認知機能か社会的機能、またはその両方を標的とする、②通常グループの一員として、または家族介護者とともに、という社会的要素を伴う、③主に全般的な認知的活動を伴い、特定の認知的側面のみに対する治療で構成されない、④内容は現実見当識訓練（後述）や集団での介入という要素でも説明されうる、といった点があげられます。これらの原則に基づいて具体的にはかなり幅広いプログラムが構成されます。トランプやパズルなどのゲーム、計算や音読などを介して脳内の情報処理過程を刺激しようとするもので、ルールや手順を理解できる軽度の認知症を適用として、いわゆる修行ではなく、楽しんで行うことが大切といわれています[4]。

④　現実見当識訓練（RO）

　RO は認知症の人の**見当識**[※]を中心とした認知機能を訓練・強化する手法です。認知症の人の損なわれた見当識に対し、前述の誤りなし学習など、認知症リハビリテーションの基本概念に沿って実施されます。認知刺激療法の一つとして行われることも多く、必要に応じてほかの手法も取り入れて行われます。

　RO には介入スタッフが認知症の人に対して、生活上のさまざまな場面の活動の流れの中で見当識情報を反復して提供する非定型 RO と、意図的に設定した時間・場所で主に集団リハビリテーションのかたちをとり、一定の手順にそって実施される定型 RO の2つがあります。定型 RO の流れの一例を表9-3-1[7]にあげます。集団のかたちをとるため、グループリーダー、サブリーダーなどを状況に応じて設定し、失敗体験の強化につながらないような柔軟な姿勢で進行していくことが必要です。

※見当識

自己に対する見当識、時間に対する見当識、場所に対する見当識があるといわれている。自分がどのような状態で、ここはどこで、今はいつなのかを認識することといえるが、単に記憶に基づくものだけではなく、神経心理学的には周囲の状況を正しく認識して理解することも含んだやや複雑な概念である。

表9-3-1　定型ROの流れ（例）

1	導　　　入	挨拶、軽い運動、歌唱など
2	自 己 紹 介	名前と居住地、出身地などを述べてもらう 状況に応じ季節に応じたテーマについてのスピーチを求める
3	見 当 識 訓 練	時間、場所などについての認識を促す（周囲の環境なども利用し、正答に導く）
4	その他の課題	軽い運動を伴うゲームや趣味的活動の実施、宝探し的な記憶リハビリテーション 展望的記憶リハビリテーション（タイマーが鳴ったら手を上げる、などあらかじめ決められた行動を求めるなど）
5	終　　　結	次回開催の予定などを、その日行った見当識訓練の強化も踏まえて定める

筆者作成

133

3. 学習療法

　学習療法®（以下学習療法）は、川島ら[8) 9)] によって開発された認知症予防のためのプログラムです。難易度の高くない、簡単な読み書き・計算を行って認知症高齢者の認知機能全般を賦活し、その維持向上を図るものとされています。学習療法は（株）公文教育研究会学習療法センターとの契約・研修受講によって用いることのできるものなので、注意が必要です。詳しい情報はホームページなどから情報を収集するとよいでしょう。

　概要としては、支援者1人に対して認知症の人1〜2人で実施すること、15〜20分単位の比較的短い時間で少なくとも週3回実施すること、簡単な問題を使用するため認知症の人の尊厳を損なわないようにすること、学習は笑顔やコミュニケーション意欲を引き出す楽しいものであること、うまくできたものはほめて認めてあげることで**自己肯定感**※を高めるものであることなどがあげられます。適応や効果についてはまだ明らかでない部分もありますが、非認知症高齢者で、介入群は非介入群に比べて認知機能の維持向上がみられたり、認知症の人において介入によって日常生活面での向上がみられたりなどの報告があります。

※**自己肯定感**
前述の「自己効力感」に対し、できることもできないことも踏まえて自己を認め、受け入れることができることを指す。

4. 運動療法

　運動は、従来から認知症予防の方法の一つとして取り入れられており、用いられる運動の種類は歩行などの有酸素運動と、主に機器を用いた筋力トレーニングが有効といわれています。これらの運動のプログラムは、その強度、回数、時間帯などをしっかりと定めて実施されるべきものです。そして、プログラム構成と効果の再評価など、専門家の元で行われることが原則です。

　しかし、専門家のプログラムの元に厳密に実施される運動療法以外にも、日々の生活の中にほどよい運動を取り入れることは、認知症の人の生活の中で「意欲を高める」「目標をもつ」といった QOL 向上のための手法として有効です。運動を認知症予防のための手法として実施する場合は、①自己の運動能力を理解する、②実現可能な目標を立てる、③運動を正しく実施する、④成果が目に見えるかたちでフィードバックされる、といった意欲をもって継続できるための支援が大事です。拒否や挫折が生じることのないよう、苦しくない、楽しい適切な運動をプログラムして継続していくことが重要といえるでしょう。

5. 言語リハビリテーション

　認知症による認知機能障害の中で記憶障害は代表的なものですが、言語機能障害もさまざまなかたちはとるものの、多くの場合で認められる症状といえるでしょう。語彙の減少、言い間違い、発話のなめらかさの障害など、その現れ方も多様です。言語機能の障害は認知症の人、周囲の人々との間にコミュニケーションの困難というかたちで顕在化することが多く、認知症の人にとっても心理的負担になりやすい障害といえます。

　認知症に伴う言語機能障害は、いくつかのタイプに分けることができます。非流暢タイプは**発声発語器官**※に運動麻痺などはないにもかかわらず、発話が困難になり、発話開始に努力を要したり、発話がなめらかではない非流暢という状態になっていくことがみられます。この症状は認知症の中でも FTD に多くみられます。語彙減少タイプは主に名詞が出てこなくなり「あの」「その」などの言葉で代償するようになってきたり、言葉の音韻的な誤り（とけい⇒とてい、など）を生ずるのが主な症状です。意味障害タイプは言葉（主に名詞）とその言葉のもつ意味が結びつかなくなってくること（意味記憶の障害）が主な病態です。そのため「時計はどれですか？」のように物品選択を課しても、認知症の人は「時計って何だっけ？」などといった反応を示すことがみられてきます。

　これらの言語機能障害に対しては、言語聴覚士による精密な言葉の評価、そしてリハビリテーションプログラムの計画が必要です。ここでは、認知症による言語機能障害に対するリハビリテーションの原則的な考え方について説明します。

※発声発語器官

発声、発語に関与する全ての器官を指す。発声発語には呼吸から喉頭・声帯による音の産生、舌・口唇などを使用した構音まで多くの器官が協調して運動し、そのフィードバックを得られることが必要。

①　病態・症状をよく理解すること

　人間の言語の運用方法には、聴く、話す、読む、書く、という4つの形式があります。さらに、話すの中には復唱、呼称、音読という異なる形式があり、読み書きについては、日本語の場合漢字と仮名という2つの異なる形式があります。これらのさまざまな形式は認知症によって一律に障害されるわけではありません。各形式の大脳での処理過程は異なる経路を経由して処理されています。そのため、脳の機能がどこからダメージを受けてくるかによって、言語機能の各形式は障害が強いものと比較的障害の軽いものが出てくるのです。

　言語機能障害のリハビリテーションを進めるためには、この各形式の評価を行い、残存機能を効果的に利用することが求められます。利用の仕方は残存機能を用いてほかの形式の働きを活発にする賦活、損なわれた機能を残存機能で補って活動に利用する代償などさまざまな理論があります

が、全ての基本は言語機能の各形式を正しく評価して理解することから始まるといって過言ではありません。

② 初期からの導入

認知症の認知機能障害は進行していくものです。中でも言語機能は知的な要素を多く有しているため、言語機能障害を呈する認知症の人への言語リハビリテーションは、できるだけ認知機能障害の軽い病初期から導入することが望まれます。

③ 機能訓練からQOL重視のリハビリテーションへ

認知機能障害が進行するにつれて、言語機能自体の維持・回復を目的にした機能的リハビリテーションは限界を迎えることが多くみられます。そのため、定期的に再評価を行うことで症状の進行程度からその先を推定し、拒否などが生じる前に機能的リハビリテーションからコミュニケーション活動全般を対象にしたQOL重視のリハビリテーションに転換していくことが必要です。

④ 代償機器などを活用する

認知症の人の言語機能障害には、状況に応じた代償機器が有効な場合もあります。文字の読み書きがうまくできなかったり、言いたい物の名前がうまく出てこない場合は絵を豊富に利用したコミュニケーションノートの活用、正しい発音が困難な場合の文字盤の活用などです。現代の高齢者でもスマートフォンやパソコンなどに慣れている人も多くなってきていますので、そのようなIT機器の活用を考えることも有効な場合があります。機能的な言語運用面の残存能力だけでなく、活動・能力的な面で何ができて何ができないのかを把握して、適切な代償手段を可能な限り使用することも言語リハビリテーションでは必要です。

6. 回想法

過去を回想するときに、人間は楽しい気分になったり、悲しい気分になったり、さまざまな気分が伴ったり、関係する記憶が引き出されたりと、多くの情動・認知機能が賦活されるものです。これらの現象を利用し、回想法を精神療法の一つとして位置付けたのが、米国の精神科医バトラーです。

回想法は通常2種類の方法で提供されます。1つは個人への回想法であり、もう1つは集団での回想法です。個人への回想法は認知症の人と支援者が1対1で実施されます。これまでの人生の中で楽しかったこと、嬉し

かったことなど肯定的な話題を中心にして進めます。小さい子どものころから小学生時代、中学生時代、青年期、壮年期などと時系列的に物語を追っていくこともよいでしょう。これらの人生のレビューの結果として、自分史・メモリーブックといわれるもの（後述）を作成することもあります。そして支援者との信頼関係が築かれていれば、ややネガティブな感情を誘発する（離別や挫折など）話題が取りあげられることもあります。しかし、そのためには支援者のカウンセリング技法などを主体とする技術が伴っていなければならないことに注意が必要です。

　集団での回想法は、進行スタッフ2人、参加者5～10人程度で実施するのが適当といわれます。1回のセッションにあてる時間は30～60分程度、これを適当な間隔をあけて同一グループに8～10回程度実施して1つのプログラムとします。1回のセッションでは安心できる会場の設定や導入、進行が必要です。同一のグループで継続するのも安心感を促進するための手法といえます。進行スタッフは、ある程度の熟練、技法の習得が必要です。全体での進行を受けもつリーダーと、参加者一人ひとりに目を配り、参加、発言などを補助する補助者という役割に分担して実施することが円滑にセッションを進めるうえで有効です。イメージを展開していくための話題は事前に決めておくようにし、地域や土地柄、みんなが知っているような過去の出来事、それぞれの思い出に残るイベントやスポーツ、文化などとしますが、これらもネガティブな感情を引き起こすものは避けたほうがよいでしょう。

　回想法におけるエビデンスや治療効果に関するメカニズムの検証は十分とはいえないものの、多くの支援者によって取り組まれている手法（変法的なものも含む）であり、認知症の人の心理的安定やQOLの向上が、数多く活動報告などのかたちで発表されています。

7. レクリエーション

　認知機能、運動機能両面にアプローチできる認知症に対するリハビリテーション手法としてレクリエーション活動があげられます。レクリエーションの内容としては、音楽を活用したレクリエーション、さまざまなゲームを活用したレクリエーションなどがあります。認知症の人は日常生活の中の余暇時間を有効に過ごすことが苦手です。そういった時間をうまく活用して取り組むことで心身の安定、運動機能の維持が期待できます。

　レクリエーションは通常集団に対して実施します。集団の人数は内容に応じてさまざまです。音楽レクリエーションは音楽を聴いたり、歌ったり、楽器など（きちんとした楽器でなくても、音の出る物ならいろいろな物が

利用できる) の演奏をしたりします。少しでも多くの人が参加できるよう、歌詞を書いた紙を用意するなど環境への配慮が必要です。ゲームを利用したレクリエーションでは非常に多くのゲームが行われており、定番的なものからスタッフの創造力を駆使したオリジナリティあふれるものまで存在します。認知症高齢者に対するゲーム集なども多く市販されているので、参考にするとよいでしょう。

レクリエーションの進行にも、リーダーや補助者の経験、技量が必要とされます。できるだけ多くの参加者が楽しく参加できるよう計画し、準備し、円滑な進行を心がけなければなりません。筆者の経験では、許容範囲内での射幸心をあおる内容やチームごとの対抗心を高めるような内容も場を盛り上げる有効な方法です。気を付けなければならないのは、どうしても大勢でのレクリエーションになじめない人はいるものです。参加を強制せず、個人の尊厳を大事にして行うことが大切です。

8. その他のリハビリテーション

ここまであげてきたもの以外にも、認知症の人の主に活動面や刺激に焦点を当てたリハビリテーション手法が数多く提唱されています。その中でも、比較的一般的に実施されているいくつかのリハビリテーション手法を紹介します。

① 芸術療法

芸術療法は、音楽、絵画、書道、演劇などを利用して行うリハビリテーションの総称です。創造活動に参加することが人の情動を揺り動かし、抑うつ感や不安感の軽減、他者とのコミュニケーションを促進するといわれています。

② 園芸療法

園芸療法は、植物や大地との関わりを通して認知機能や運動機能の維持改善を図る手法です。用いられる園芸は花を育てることや、野菜を育て収穫すること、鉢植えの管理など多岐にわたります。五感を活用して自然と親しみ、開花や収穫などの喜びを得ることができる点も優れた点といえるでしょう。軽度から高度の認知症の人を対象として広い範囲に適用できることもあり、多くの認知症支援の場で実践されています。

③ アロマセラピー

精油を使用したアロマセラピーは、嗅覚刺激を利用して認知機能の賦活

を図る手法です。ディフューザーを利用して香りを楽しむ方法、個別にさまざまな精油を数滴使用して香りを楽しむ方法、足など部分的な温浴に精油を混ぜて用いる方法など、さまざまな手法が用いられます。精油には多くの種類があり、その効果も異なるといわれているため、専門的な知識が必要となります。また、種類によっては気分の悪化、アレルギー反応を示すことも皆無ではないため、注意が必要です。

　昼用アロマとしてローズマリー・カンファーとレモンのブレンドを、夜用アロマとして真正ラベンダーとスイートオレンジのブレンドを用いて吸入すると、認知機能が改善したとする報告もあります[10]。

④　アニマルセラピー

　専門家が管理する、ペットとしてふさわしい動物との触れあい、触覚的刺激を通して愛着心を促進したり、他者との交流、会話の促進を図る手法です。近年では、動物を模したロボットの利用も進んでおり、生きている動物と同様の効果が期待されています。専門家による動物の指導や衛生面に十分注意して実施しなければなりません。

・種々の活動に焦点を当てたリハビリテーションについて

　ここまでにあげた、主に認知症の人の活動に焦点を当てたリハビリテーションには、前述の芸術や園芸、調理など、多くの生活的・趣味的な活動が用いられます。しかしこれらの活動種類は、どの活動が認知機能の維持改善に特に効果がある、といったものではありません。認知症の人の生活背景はさまざまであり、どのような活動がその人の情動をポジティブな方向に揺り動かし、ひいては認知機能を賦活するか、というのは均一ではありません。一律に〇〇療法は認知症の人のリハビリテーションに効果がある、と単純に捉えず、それぞれの認知症の人の生活背景、嗜好、性格などをよく把握して、それぞれの認知症の人に適した活動を用いるのが望ましいかたちなのです。認知症のリハビリテーションに関わるスタッフは、これらのことをよく理解し、常に専門的知識に基づいた介入を心がけなければなりません。

9. QOLを高めるリハビリテーション〜自分史の作成

　ここまで述べてきたように、認知症のリハビリテーションは専門的評価に基づき、認知機能障害、活動制限のステージを予測したプログラムが提供されなければなりません。そして、それぞれのステージで提供されるリハビリテーション手法は認知リハビリテーションでも活動に焦点を当てた

リハビリテーションでも、認知症の人の QOL 向上を目的に選択される必要があります。

　ここでは認知症の人の QOL を高める介入手法の一つとしてメモリーブック（自分史）を用いたリハビリテーションを紹介します。メモリーブックとは、認知症や記憶障害のある人を対象にしたコミュニケーション支援ツールの一つであり、本人から聴取した生活史を文章にして、写真や地図などとともに一冊のノートにわかりやすくレイアウトしてまとめたアルバムのことです[11]。回想法の一技法として知られており、発話の増加、記憶の想起といった認知機能の維持や周囲の人々とのコミュニケーション機会の増加、自己肯定感などにつながるといわれています。

①　メモリーブックを作る

　メモリーブックの内容・構成は主に自己の生い立ちや学校へ通っていたころのこと、就職や結婚、現在の生活を築くまでといった自伝的な記憶の記述です。自ら記述することが困難な認知症の人も多いので、基本的には支援者がこれらを聴取し、共同作業として記述・レイアウトしていくかたちをとりますが、本人による記述でもかまいません。構成のかたちとして、現在の生活に関することや将来の生活への希望を記すこともあります。

　具体的な作成方法としては、まず、記載する内容は認知症の人の語る自伝的な記憶を元にした主観的なものにすることが基本です。客観的事実との相違があっても大きく修正はしません。また、写真やイラストなどを効果的に用い、あとから見ても楽しいものにすることが大切です。写真は家族のアルバムから借りて複製したり、インターネット上から探すのもよいでしょう。

　作成過程は、認知症の人と支援者の共同作業として進められます。支援者による記述は認知症の人の語りや言い回しをできるだけそのままの表現として採用し、要約・校正などは最小限にするのがよいでしょう。1 つのエピソードについて 1 ページを使用する、文字を大きく書くなど、見やすいように工夫もします。場合によってはその家の宝物として残る場合も考えられますので、材質、大きさなどを十分相談、工夫して作成を始めるようにします。

②　メモリーブック作成によって得られるもの

　このようにして作成されたメモリーブックは、その作成過程そのものが大変効果的なリハビリテーションということができます。また、認知症の人の自伝的記憶を共有することで、支援者との信頼関係が強化され、認知症が進行していく過程の中でも再三活用することが可能です。作成過程と

完成後の活用によって、自己を肯定的に語ること、希望の出現、意欲の向上や他者との関わり方の改善など、認知症の人のもてる力を引き出すことができたという報告が多くみられています[12]。

まとめ

　本節の前半に述べたとおり、認知症のリハビリテーションは高いエビデンスをもった決定版というものがあるわけではありません。さまざまな手法を創造的に用い、認知症の人の意欲を満たす機能的リハビリテーションの段階から、症状の進行を見据えた QOL を高めるリハビリテーションまで、多職種による支援を継続できるよう、私たちは力を尽くす必要があります。次の節では、認知症や軽度認知障害（MCI）のある人に実際にさまざまな支援を行い、QOL が改善した症例を紹介します。

QOLが向上した症例

キーワード　・家族支援　・社会交流　・生活像のすり合わせ　・機器の活用
・自分史の活用

はじめに

　ここでは、これまでに述べてきたような広い視点をもった評価に基づいてリハビリテーションを提供し、QOLが向上した認知症、軽度認知障害の3つの事例をあげます。適切な支援によって当事者と家族の生活が変化していく過程を、ご自身の仕事の参考にしてください。

1. 症例Ⅰ

　個別に包括的なリハビリテーションと家族支援を実施したことにより、生活習慣を見直し、生活意欲を取り戻したMCIの一例です。

① 概要

　家族は数年前から同じことを聞くなどの記憶力の低下を感じていましたが、本人は病院受診を断固拒否していました。自動車運転免許証の更新時に医師の診断書提出命令がきっかけで神経内科を初診となりました。非薬物療法の希望があり、半年間、運動療法のほかに、食事指導、認知刺激、生活習慣の見直しを実施しました。同時に家族の話も十分に傾聴し、心理的ケアを実施したところ、運動習慣の定着や家庭内での役目ができ、活発な生活を送るようになりました。

② 症例紹介

　患者：Aさん、70歳代後半、男性
　診断名：MCI
　薬物療法：なし
　現病歴：退職後、頻回に飲み会を企画したり、旅行に行ったりと活発な
　　　　　生活をしていました。初診の2年前より、同じ話をする、書斎

の机がメモだらけと妻が気付きます。本人も頭が重い、何をするにもおっくうなどの違和感をもっていました。妻は早めの病院受診を促しましたが、本人の強い拒否がありました。その後、自動車運転免許証更新時の認知機能検査にて、「認知症のおそれがある」と判定され、医師の診断書提出命令のため当院初診となりました。

職歴：銀行員として定年まで勤務

趣味：麻雀、旅行

家族関係：夫婦関係は良好ですが、ここ数年は妻が記憶力の低下を指摘することが多く、夫も反発し、ぎくしゃくしていました。息子2人は県内外で独立しています。

③ 評価結果

神経心理学的評価：

・Mini-Mental-State-Examination（MMSE）：24/30点
・Alzheimer's Disease Assessment Scale cognitive subscale（ADAS-J cog）:12/70合計失点

　上記検査からは、注意障害、見当識障害、近時記憶障害を認めました。

日常生活機能及び精神機能評価：

・Clinical Dementia Rating（CDR）：0.5　（認知症の疑い）
・CDR sum of boxes（CDR-SOB）：1.5
・Quick Inventory of Depressive Symptomatology（QIDS-J：簡易抑うつ症状尺度）：1（正常）

ADL・IADL面：

　ADL面は、全て自立し、以前と比べて変化はありません。IADL面は、買いものはメモをすれば自立、服薬管理は見守りのもと自立、金銭管理も自立しています。整理整頓が苦手となり書斎や身の回りが雑然としていました。自動車運転は慣れた場所であれば道順の問題はありませんでした。

社会交流：

　2週に1回程度、麻雀仲間と会い楽しんでいましたが、COVID-19感染拡大により自粛を強いられ、家に引きこもるようになりました。

主訴：

本人の思い：自分でもやるせない。何でも自分でやっていたのに、妻に指示されるようになって。コロナがあって楽しみもなくなった。

妻の思い：お父さん、前は生き生きしていた。今は、真っ暗な書斎にこもってパソコンをしている。もっと早くに病院受診につながればよかったのに。今が大事だと思う。

143

④　評価のまとめと解釈

　　注意障害と近時記憶障害が初発症状でしたが、日常生活動作は問題なく生活が送られていました。しかし、COVID-19の感染拡大により、社会交流の機会がなくなり、気力低下を助長しました。また、本人と妻の理想の生活像のすり合わせができていないために、双方に反発していることが課題でした。

⑤　治療目標

・長期目標：生き生きと生活し、二人が目指す生活像に近づく。

・短期目標：

　１）規則正しい生活を意識し、運動習慣の獲得と認知症予防に特化した食事の見直し、楽しみのある社会交流の機会の獲得を目指す。

　２）本人と妻の想いを傾聴し、夫婦がなりたい生活像をイメージする。また妻とは、本人の病状理解を深め、妻の生活も健やかになれるように一緒に伴走する者がいることを理解してもらう。

⑥　プログラム内容

・運動療法：理学療法士の指導のもと、段階的な筋力トレーニング（週２〜３回）と有酸素運動（週３〜５回）の個別に調整されたプログラムを実施しました（表9-4-1）。筋力トレーニングでは、8つの主要な筋肉群（上腕の筋、（上部）背部の筋、（下部）背部の筋、腹部の筋、体幹回旋の筋、膝の屈曲、膝の伸展、下腿の後面の筋）のエクササイズを含むように構成されています。また、有酸素運動では、本人が好むアクティブを提案しました（写真9-4-1、2）。

・栄養指導：管理栄養士の指導のもと、開始時に採血を行い、特に空腹

表9-4-1　認知症予防のための運動指導

●筋トレ

・負荷量 ：筋力測定実施後，最大反復回数（Repetition Maximum：RM）の50%から開始し，徐々に75%まで増量．

・一日の目標 ：8〜10種類．1セット10回（可能なら20回）．1日2セット（可能なら最大3）

・頻度 ：週2日（可能なら最大3回）

●有酸素運動（主にウォーキングやエアロビ）

・負荷量： ：最大心拍数（Maximum Heart Rate：MHR ＝ 220 − 年齢）を算出し，目標心拍数（Target Heart Rate：THR ＝ MHR x 0.5〜0.8）を目標に心拍計で管理．

・一日の目標 ：1日30〜60分．

・頻度 ：週3〜5日．

Alzheimer's ＆Dmentia 9（2013）657-665: The Finnish Geriatric Intervention Study to Prevent Cognitive Impairment and Disability（FINGER）: study design and progress/一部改変．

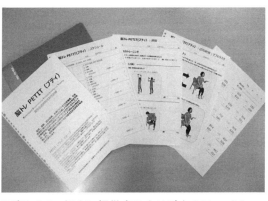
写真9-4-1　個人に提供するオリジナルファイル

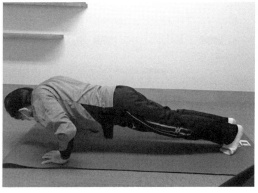
写真9-4-2　運動指導時の様子

時血糖、ビタミンB1、ビタミンB12、亜鉛、葉酸、マグネシウムに
ついては一般的な正常値より狭い範囲の最適値を定め、食材から必要
な栄養素の摂取方法や調理方法を具体的に指導しました。また、食習
慣の改善を目指しました（表9-4-2）。

・認知刺激：運動しながら同時に考える二重課題や宿題（書写・感想文・
計算）を提供しました。また7種のテーマについて、昔の写真や音楽
などを実際に見聞きし、回想トークを実施しました。

・その他：社会交流の推奨、ストレス対策の検討、良質な睡眠の提案な
どを指導しました（写真9-4-3）。

・家族指導（想いの共有）：家族の物語や歴史を丁寧に聴取し、今困っ
ていることを傾聴し、共有しました。本人と妻が望む生活像を一緒に
考えました。

表9-4-2　認知症予防のための栄養指導

●食習慣
・12時間以上の絶食（例：夕食から朝食まで12時間以上空ける）
・睡眠前3時間は食事を摂らない
・グリセミック・インデックス（GI値）の低い食べ物が良い
・甘いもの（お菓子，デザート，飲み物）はできる限り取らない
・加工食品はできるだけ少なめにする
・発酵食品を多く摂る（納豆，豆腐など）
・MCTオイルを1日20ｇ摂取する（はじめは少量から）

AGING,September 2014,Vol.6 No.9: Reversal of cognitive decline: a novel therapeutic program／一部改変

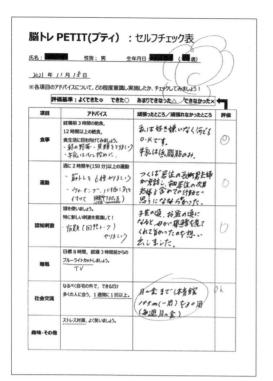

写真9-4-3　1週間ごとにセルフチェック表にて
　　　　　振り返りをしてもらう

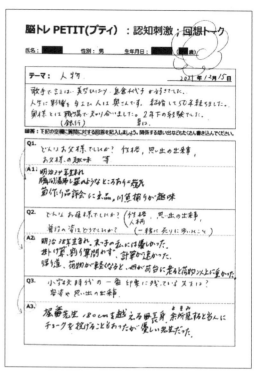

回想トークの用紙

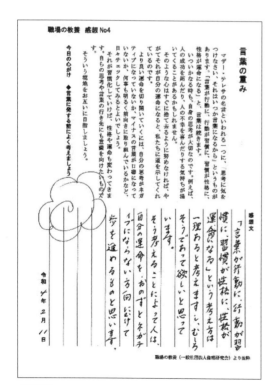

感想文

⑦　経過　介入（初回〜6ヵ月）

・短期目標：

1）引きこもりがちで運動不足であった
　ため、筋トレを伝達し自宅でも実施
　してもらいました。「こんなに運動
　したのはどれくらいぶりだろうか」
　と話され、「動くと気持ちがすっき
　りするね」と前向きな発言が聞かれ
　ました。有酸素運動については、我
　流になってしまい、目標心拍数を超
　えて頑張り過ぎる傾向にありまし
　た。購入した心拍計を確認するこ
　とを何度も伝え、徐々に定着してい
　きました。栄養指導については、妻
　が全面協力し推奨した内容を取り入
　れ、その結果、葉酸や亜鉛値の改善
　を認めました。そのほか、提供した
　宿題のほかに、提案したことわざ検

定の教本を購入し、楽しんで暗記していました。また自ら旧友に電話をして麻雀の会の再開を果たしました。家庭内では朝食の味噌汁作りが担当になり、そのための買いものをするようになりました。

初診から2年以上経過した現在も投薬はせず、習慣は定着し維持されています。また自動車運転も継続しており、妻とドライブに行くことを楽しみにしています。

2）回想トークを通して、生誕から成長し就職後、妻との出会いなどを丁寧に聴取しました。妻が新婚旅行の写真や家族写真、当時の手紙などをリハビリ時に持参し思い出を共有しました。そして、現在に話が及ぶと、「もっと妻とゆっくりコーヒーを飲みながら、ゆったり話がしたい」と素直な心の内を教えてくださり、妻も「あなたの作るお味噌汁が一番好き。とってもおいしいのよ」と話に花が咲きました。このような話から、夫婦の時間を丁寧に紡ぎたいというのが2人の願いであることがわかりました。

⑧ **本症例を振り返って**

本症例は、本人自身も病感はあるが認めたくないという思いが強く、初回面談時に、「自分のことは自分が一番わかっている」と顔をこわばらせて話されたのが印象的でした。どんどん頑なになっていく夫の姿に、妻はふがいなさと焦りを感じていたように思います。夫婦で外来に通い、包括的な指導を受け、支援者を通して、2人の反発し合う心が同じ方向を向いたと考えられます。それは、非常にあたたかな空間であり、今、現在を見ることで、今後を見据えることができたといえます。また無気力に対しては、生活習慣を見直し、適度な運動を取り入れたことで、改善されたと思います。認知機能を把握し、今後起こりうる症状を予測しながら、先手で今何をすべきか考え、実践していくことが重要であると考えます。

2. 症例Ⅱ

スマートフォンを使い、自身のスケジュール管理や服薬管理、金銭管理ができ、行動範囲が広がったADの一例です。

① **概要**

会社を立ち上げてきた豊富な人生経験から、良いものは取り入れたいとひらけた視点がありました。外来リハビリテーションでの問診では、特に服薬管理や金銭管理などのIADLに支障が出ていました。同時に自立した

いという思いが強かったため、スマートフォンのアラーム機能やお財布機能、GPS 機能の利用などを提案し、薬の飲み忘れ予防、金銭管理の円滑化ができました。書店やスーパー、ゴルフ場にも一人で行き、楽しみのある活動の再獲得をしました。

② 症例紹介

患者：B さん　80 歳代後半、男性

診断名：軽度アルツハイマー型認知症（AD）

薬物療法：ドネペジル塩酸塩 OD 錠、トリンテリックス錠®

要介護度：総合事業対象者

現病歴：X 年、何度も同じことを話すと妻が気付きました。抑うつ症状も見られ、当院を初診、軽度 AD と診断されました。同時に総合事業対象者と認定され、半日型デイサービスを週 1 回利用開始しました。月に 1 回当院に通院していましたが、X ＋ 3 年、予定の管理や服薬管理が難しくなり、妻の負担が増したことをきっかけに外来にて週 1 回の認知症リハビリテーションを開始しました。

職歴：金型製造の会社を経営、現在会長職

趣味：ゴルフ、読書

家族関係：夫婦で金型加工の会社を設立しました。労苦をともにしたおしどり夫婦です。

③ 評価結果

神経心理学的評価：

・Mini-Mental-State-Examination（MMSE）：21/30 点

・Alzheimer's Disease Assessment Scale cognitive subscale （ADAS-J cog）:18.4/70 合計失点

上記検査からは、注意障害、見当識障害、近時記憶障害を認めました。

日常生活機能及び精神機能評価：

・Clinical Dementia Rating（CDR）：0.5　（認知症の疑い）

・CDR sum of boxes（CDR-SOB）：3

ADL・IADL面：

ADL 面は、全て自立し、以前と比べて変化はありません。IADL 面は、買いものに行く前にメモを書きますが、そのメモ紙を忘れてしまいます。服薬管理は食後や夜入眠前の薬を飲み忘れることがあります。金銭管理は、財布の中身の残高が気になり一日に何度も確認したり、外出時に財布を持ち忘れたりすることがありました。移動手段は徒歩か自転車、またはタク

シーを利用していました。

社会交流：

　会長職になっても、毎日午前午後と会社に行き、会議に座を占めていました。経営者仲間と月に2回、ゴルフに行くことを楽しみにしていました。

④　評価のまとめと解釈

　認知機能は、見当識・近時記憶力に中等度の低下がありました。遂行機能能力は比較的保持されていました。記憶の低下のために服薬の有無や使用金額や用途などが曖昧になり、不安や自己否定感が強かったです。新しいことに挑戦する意欲はありますが、特に趣味である買いものやゴルフはこれからも続けたいと前向きでした。

⑤　治療目標

・長期目標：記憶力の低下による不安を軽減し、趣味である買いものやゴルフを続ける。

・短期目標：

　1）以前から持っていたスマートフォンを利用し、アラームの使い方、お財布携帯の使い方を確認し、習得する。

　2）一人で買いものやゴルフに行った際に想定されることを妻と共有し、対策を立てリスク管理に努める。

⑥　プログラム内容

・短期目標：

　1）食後・夜の入眠前の服薬対策として、時間にアラームをセットし、画面のメモを確認し、薬の服用の流れを反復練習しました。妻と自宅で練習を継続してもらいました。また、お財布の残高管理は、お財布携帯に一本化し、タクシーに乗車する際や書店で本を買うときなどに活用することにしました。

　2）一人で活動中は有料GPSサービスにて位置情報を妻が適宜取得し、所在を確認し、時々電話をしました。ゴルフ場までのタクシー運転手やゴルフ仲間にも病状について説明し、サポートしてもらいました。

⑦　経過　介入（初回〜6ヶ月）

・短期目標：

　1）使い慣れたスマートフォンで、アラームのセットの仕方やメモの入力の仕方などを習得するために、まずは紙に手順を書き、それ

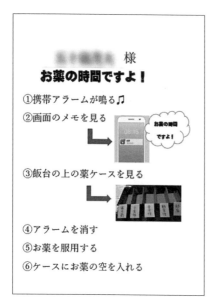

様
お薬の時間ですよ！

①携帯アラームが鳴る♫

②画面のメモを見る

③飯台の上の薬ケースを見る

④アラームを消す

⑤お薬を服用する

⑥ケースにお薬の空を入れる

写真9-4-4　携帯アラームと服薬動作
　　　　　の結びつけ練習

を元に操作を反復練習しました。誤りが頻発する工程では写真提示などにより具体的に提示し、誤りを減らし動作手順の習得を促しました（写真9-4-4）。そして、小さなことでも言語による賞賛を大切にして、心理面にも配慮しました。実際にアラームが鳴ったときのアラームの消し方や服薬動作への結びつけ、服薬後の空包装は服薬ケースに入れるなど、妻に情報を共有し、自宅で実際に実践してもらいました。できたときは大いに褒めることを大切にしてスキルを習得していきました。現在では、この方法が定着し、妻に聞かなくとも飲んだか飲んでいないのかまで理解し自立につながりました。

　お財布携帯について、使用の仕方は動作手順を細かく文章と写真を用いて練習しました。実際に、自動販売機でジュースを買う練習から始めました。その後、これから行きたいと思っている場所がお財布携帯に対応しているのかを調べて、伝達しました。

　本人が嬉しそうに買った本を、外来に持ってきてくれた姿が思い出されます。タクシーの支払いやゴルフ場での支払いもスムーズになり、生き生きした表情が印象的でした。

２）記憶障害がある本人が一人で出かけるということは、リスクも伴います。このため、想定されるリスクを本人と妻と一緒に考えることから始めました。道に迷ったときやタクシーに乗って、目的地がわからなくなったとき GPS にて位置確認する方法を提案しました。さいわいに本人は鞄を忘れることがあっても携帯電話は携帯する習慣がありました。また、周囲への理解や配慮として、タクシー会社への理解の促し、ゴルフ場やゴルフ仲間へも認知症の理解を促しました。

⑧　本症例を振り返って

　本症例は、服薬管理や金銭管理など、より複雑な生活行為の遂行が比較的早くから低下していました。これにより、自信を喪失し、抑うつ症状も強まっていました。症例は、慣れたスマートフォンを注意機能低下と近時記憶障害を補うツールとして利用し、服薬・金銭管理の自立を目指しました。妻と対応を統一し、言語と視覚での反復練習、言語による賞賛を行ったことがスキルの習得につながったと考えます。

3. 症例Ⅲ

　脳梗塞発症から数年後、意欲・自発性の低下のほか、感情平板化などによりコミュニケーション障害を呈したが、自分史を通して情動に働きかけた VD の一例です。

① 概要

　脳梗塞発症からすぐに通所リハビリテーションと訪問リハビリテーションの利用を開始し、歩行能力や嚥下機能など ADL は改善しました。数年後、徐々に意欲低下や自発性の低下など、VD の特徴的な症状を呈しました。自分史を通して、情動に働きかけ、さらに家族や通所リハビリテーションと情報を共有し、周囲が関わりを見直したことで、本人がまた活動の意欲を取り戻しました。

② 症例紹介

　患者：C さん、60 歳代前半、男性

　診断名：VD

　薬物療法：ドネペジル OD 錠

　要介護度：3

　現病歴：病前は仕事に追われ毎日酒をあおる生活でした。X 年泥酔状態
　　　　　で入浴し、脳梗塞を発症、すぐに家族が気付き救急搬送となり
　　　　　ました。左不全麻痺、嚥下障害、高次脳機能障害（易怒性・記
　　　　　憶障害ほか）が残存しました。通所リハビリテーションを週 1
　　　　　回と訪問リハビリテーション（理学療法・言語聴覚療法）を週
　　　　　2 回利用し、在宅復帰となりました。X ＋ 2 年、意欲低下、自
　　　　　発性低下が強くなり、妻の介助量の増加を認めました。

　職歴：大工

　趣味：温泉、買いもの、大型犬の散歩が楽しみ。

　家族関係：亭主関白、未治療のアルコール依存症があり、妻も困ってい
　　　　　　ましたが夫の期待に応えたいという思いのほうが強く、共依
　　　　　　存の関係でした。同居の長男夫婦は、生活リズムが合わず関
　　　　　　わりは薄かったです。

③ 評価結果

身体機能：

　Brunnstrom stage（脳卒中後麻痺の評価尺度：Ⅰ最重度、Ⅵ最軽度）：
上肢Ⅴ、手指Ⅴ、下肢Ⅴ。

神経心理学的評価：
- Mini-Mental-State-Examination（MMSE）：11/30点
- Alzheimer's Disease Assessment Scale cognitive subscale（ADAS-J cog）:43.3/70合計失点

上記検査からは、全般性注意障害、見当識障害、近時記憶障害、遂行機能障害等を認めました。

日常生活機能及び精神機能評価：
- Clinical Dementia Rating（CDR）：2　（中等度認知症）
- CDR sum of boxes（CDR-SOB）：14

ADL・IADL面：

ADL面は、移動は独歩、食事は全介助、排泄は日中トイレ使用で夜間はパッドを使用していました。入浴はデイサービス利用時のみです。IADL面は、買いものなどにごくたまに一緒についていきますが、最近は車から降りず車内で待っている程度です。そのほか、食べた食器を流しに運ぶことがまれにある程度です。

介護者の問題：

病前から亭主関白に加えて、アルコール依存症もあり、妻は夫の言いなりで、何でもやってあげてしまい、本人のできる能力まで介助してしまうことが課題でした。

④　評価のまとめと解釈

発症から1年経過したころから、意欲低下や全般的注意障害が出現し、再獲得したIADL能力も介助を要しました。さらに、妻が過保護になり介助してしまうため、悪循環となっていました。また、通所リハビリテーションの利用時は集団活動に参加せず寝ていることが増え、施設側も関わりに困っていました。

⑤　治療目標

- 長期目標：夫としての家庭内での居場所を再考し、生き生きと生活する。
- 短期目標：
  1）家族や通所リハビリスタッフとできる能力とやっている能力のずれを再確認し、病状の理解に共通の認識をもつ。適宜医師に情報共有をする。
  2）本人へのより良い関わり方を模索、実践、心地の良い居場所をつくる。

⑥　プログラム内容

・短期目標：

1）定期的に家族と通所リハビリテーションのスタッフ、ケアマネ
ジャーとともに担当者会議を開催しました。そして、かかりつけ
医に相談し、必要に応じて薬物治療も視野に入れました。意欲低
下や全般性の注意障害などの理由により、自宅での入浴拒否や着
替えの全介助、食事の全介助となっている現状を伝えました。通
所リハビリテーションでの工夫やどう促すと本人ができるのかを
情報共有し、自宅と通所リハビリテーションでの対応を統一しま
した。

2）本人の生い立ちや学生・青春時代などを丁寧に聴取し、自分史を
作成しました。妻も同席してもらい、自宅内の写真や物、時に庭
先に出て当時を具体的にイメージができるように工夫しました。
本人や家族の了解を得て、完成した自分史を通所リハビリテー
ションに持参し、周囲の声掛けのきっかけとしてもらいました。

再評価：介入3ヵ月後

神経心理学的評価：

・Mini-Mental-State-Examination
（MMSE）：17/30点
・Alzheimer's Disease Assessment
Scale cognitive subscale （ADAS-J
cog）:38/70合計失点

初回よりも注意機能、見当識の改善がみら
れました。

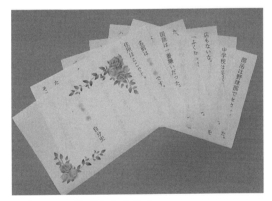

写真9-4-5　作成した自分史

表9-4-3　できるADLとしているADL

	できるADL	しているADL	
		〈自宅〉	〈通所リハビリテーション〉
食事	・声掛け、誘導にて自力摂取可能	・全介助	・お握りなど手で食べるものは自力摂取可能、スプーンは使えるが、すぐに置いてしまうため、要介助
排泄	・動作は緩慢だが声掛けで自立	・独歩でトイレまで誘導し、下衣の上げ下げは介助、清拭は自立、夜間はおむつ内失禁	・車椅子でトイレまで誘導し、下衣の上げ下げは一部介助、清拭は自立
入浴	・洗身は概ね自立、先髪は介助、浴槽をまたぐことは可能	・恐怖心が先立ち、自宅では入浴拒否	・洗身、洗髪などは全介助、チェア浴

本来持っている能力と実際の生活場面や通所リハビリテーションでしている動作能力に乖離がある。

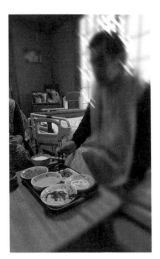

写真9-4-6　自力で食べている様子

日常生活機能及び精神機能評価：

・Clinical Dementia Rating（CDR）：2（中等度認知症）

・CDR sum of boxes（CDR-SOB）：10

⑦　経過

・短期目標：

1）担当者会議を開催することで、専門職からみたできる能力と通所リハビリテーションや自宅で実施している能力に乖離があることがわかりました。このため、VDが引き起こしている、意欲低下や無気力について理解を深め、どこまでお手伝いをすれば本人が主体的に活動できるのかを提案し、実践してもらいました。特に妻には、できる能力をしっかり理解してもらい、妻が夫のために主導権を握ることの大切さを共有しました。その結果、時間はかかりますが、食事の自力摂取ができるようになり、食への興味が増し、いくつか食べものの選択肢を出すと、自ら食べたいものを選ぶようになりました。

2）訪問リハビリテーションでは、意欲・自発性の低下のほか、感情平板化などによるコミュニケーション障害に対して、自分史の作成に取り組みました。本人が思い出せない情報は妻に補填してもらいました。はじめは、言語聴覚士が質問することに一問一答であったやりとりも、話が広がっていき、妻が夫に聞いて、本人だけが知っている情報をポツリと教えてくれることが増えていきました。また、自宅は自身で建てたものであり、庭の木々にも思い入れがありました。このため実際に外に出て、自宅の木々やそれにまつわるエピソードを話すこともありました。音読の教材としても自分史を使い、毎回同じ場面に来ると笑いが出て、表情も豊かになっていきました。通所リハビリテーションに、自分史を持参し、スタッフが内容を踏まえて声掛けをすると、コミュニケーションのきっかけとなり、発話が増えていきました。スタッフも本人の人となりを感じとり、より良い関係を築いていくことができました。

⑧　本症例を振り返って

　症例は、脳梗塞後遺症による障害はリハビリテーションにておおむね改善しましたが、その後徐々に意欲低下や自発性低下、記憶障害を主症状とするVDを引き起こしました。この変化に、違和感はもっていても、家族

をはじめ、長く関わってきた通所リハビリテーションスタッフも病状の理解が不十分でありました。このため、本人ができる能力まで過剰介助になっていました。まずは、専門職が適切な知識のもと、医師に取り継ぎ、早期に診断をしてもらうことが重要でありました。薬物療法と適切なリハビリテーションを受けることで認知症の進行を抑制できたと考えます。自分史の作成を通して、相手の人となりを知ることは、信頼関係の構築にも有効であり、より親近性の高い話題で話しかけることにより、情動に働きかけコミュニケーションが豊かになったと考えます。

まとめ

　認知症へのリハビリテーションアプローチはまだまだ発展途上であり、高いエビデンス、これが正解、といったものはありません。大事なことは原則を理解したうえでさまざまなアプローチを試み、その結果を多くの支援者と共有することです。それを積み重ねていくことで、個々の支援者の引き出しが徐々に増えていきます。

　本章で述べたような原則やQOLが高まった症例を知識として蓄え、実際に自身の担当する認知症の人やその家族に適用してみて感触を得てもらいたいと思います。そして次にはその実践を自ら情報発信していくことが、認知症リハビリテーションの未来、エビデンスレベルの向上に、きっとつながるはずです。

引用文献

1) 磯部史佳、臼木千恵、佐藤卓也・他「アルツハイマー病におけるMMSEの年次変化率―物忘れ外来における在宅療養患者の1年目年次変化率と2年目年次変化率の比較―」神経心理学、23巻3号、p.220-229、2007年
2) 今村徹、北村葉子『認知症のリハビリテーションとエンパワメント　池田学（編）：認知症 臨床の最前線』p.188-194、2012年、医歯薬出版
3) 今村徹、間宮靖幸『家族介護者への指導及び支援（エンパワメント）：QOLを高める 認知症リハビリテーションハンドブック、今村徹・能登真一（編）第3章-5 リハビリテーションアプローチ』p.134-137、2020年、医学書院
4) 佐藤正之「認知症の非薬物療法の現状と未来」認知神経科学15巻3号、p.207-213、2014年
5) 豊倉穣、本田哲三、石田暉・他「注意障害に対するAttention Process Trainingの紹介とその有用性」リハビリテーション医学、29巻2号、1992年
6) 豊倉穣「注意障害の臨床」高次脳機能研究、28巻3号、p.320-327、2008年
7) 佐藤厚『認知リハビリテーション：QOLを高める 認知症リハビリテーションハンドブック、今村徹・能登真一（編）第3章-3心身機能』p.73-78、2020年、医学書院
8) 川島隆太「脳科学と社会」東北医学雑誌、120巻2号、p.165-168、2008年
9) 野内類、川島隆太「脳トレゲームは認知機能を向上させることができるのか？」高次脳機能研究、34巻3号、p.335-341、2014年
10) Daiki JIMBO, Yuki KIMURA, Miyako TANIGUCHI, Masashi INOUE and Katsuya URAKAMI：Effect of aromatherapy on patients with Alzheimer's disease. Psychogeriatrics 2009, 9, 173-179
11) 飯干紀代子『7.メモリーブックを用いた支援：認知症のコミュニケーション支援 その評価と支援、三村將・飯干紀代子（編著）第3章コミュニケーション支援』2013年、医歯薬出版
12) 松井久美、上田桃子、高本奈瑠美・他「認知症高齢者にメモリーブックを活用したケアの効果」石川看護雑誌、14号、p.103-110、2017年

参考文献

・今村徹・能登真一（編集）『QOLを高める 認知症リハビリテーションハンドブック』2020年、医学書院
・深津亮・斎藤正彦（編著）『くすりに頼らない認知症治療Ⅰ 非薬物療法のすべて』2009年、ワールドプランニング
・深津亮・斎藤正彦（編著）『くすりに頼らない認知症治療Ⅱ 非薬物療法のすべて』2009年、ワールドプランニング
・「認知症と軽度認知症の人および家族介護者への支援・非薬物的介入ガイドライン2022」作成委員会『認知症と軽度認知症の人および家族介護者への支援・非薬物的介入ガイドライン2022』2022年、新興医学出版
・池田学（編）『認知症 臨床の最前線』2012年、医歯薬出版
・三村將・飯干紀代子（編著）『認知症のコミュニケーション障害 その評価と支援』2013年、医歯薬出版
・田中隆行、田中寛之編集『Evidence Based で考える 認知症リハビリテーション』2019年、医学書院
・M Kivipelto ：Alzheimer's &Dmentia 9, 657-665:「The Finnish Geriatric Intervention Study to Prevent Cognitive Impairment and Disability （FINGER）：study design and progress」2013
・DE Bredesen：AGING, Vol.6 No.9:「Reversal of cognitive decline: a novel therapeutic program」2014

第10章 認知症予防プログラム

認知症予防教室
「あかゆら」の実践

キーワード　・プログラム立案　・ヨガ　・気功　・料理教室

はじめに

　認知症予防の中で重要な役割として、非薬物的関わりがあります。

　認知症に限らず、加齢に伴い、五感の機能は低下します。さらに身体の機能低下もあります。これらの機能低下も含めて予防するうえで有効な方法として、認知症予防プログラムがあります。この章では、予防プログラムの具体的な事例を紹介します。

　まずはじめに、筆者の取り組む「あかゆら」について述べます。

1. 沖縄県石垣市「あかゆら」、「いきがい創生塾」の実践

　石垣市が、認知症予防に本格的に取り組み始めたのは2011（平成23）年です。当時石垣市は県内で4番目に認知症の発症率が高い地域でした。

　認知症予防の業務委託を受けた（有）福祉ネットワーク・やえやま「あかゆら」グループ（以下、あかゆら）では、認知症予防・介護予防の効果的な実施をするためさまざまなアクティビティを試み、介入前後の身体機能・認知機能の効果測定を5年間にわたって継続してきました。

　その中で認知症予防効果の高かったプログラム「いきがい創生塾」から抜粋してその根拠と進め方を紹介します。

2. プログラム立案のポイント

①　認知症予防の観点から脳リハや脳トレにつながるものにします。

②　介護予防全体に効力があるもの、身体機能向上や生活改善につながるもの（転倒予防体操、食生活、美容、生きがいなど）にします。

③　楽しく参加できるもの、興味関心を引く内容（自分だったらと置き換えて考える）など、集団レクリエーションや魅力あるゲームを取り入れ

ます。

④ 一人ひとりの個を尊重し、参加する喜び・心地良さを体感することにより継続につながるものにします。

⑤ 1回の時間は2時間以内とし、週1回の約3ヵ月12回コースを設定します（短期集中型）。

⑥ 1回のプログラムは前半45分、休憩15分、後半45分とし、それぞれに緩急のリズムを組み合わせます。

⑦ 市民対象であるため、公の場所に設定します。
・健康福祉センター
・総合体育館
・市民文化会館など

3. 実践

◆プログラム1　ウォーキング

一日歩行距離と認知症発症リスクの関係については、低運動群は認知症全体で1.9倍、アルツハイマー型認知症（AD）で2.2倍リスクが高まるというアボットらの報告があり、ウォーキングの認知症予防への効果がさまざまに示されています。

久山町研究[※]では運動がADの予防に有効であることが示され、週2回以上少し汗をかく程度の運動を20〜30分間行うことでAD発症リスクが3分の1に低減、運動により筋力のアップや平衡感覚などのバランスも良くなり、全身の諸臓器にも良い影響を及ぼすことが報告されています。

郷土の歴史と散策

テーマ「わがまちのなりたちをふりかえってみよう」

講義（45分）・ウォーキング（30〜60分）

◎**目的**

・ウォーキングをしながら生活圏内の身近な歴史を学ぶことで、新たな発見や自地域を見直す機会となります。

・知的好奇心への刺激でさらなる学習意欲のきっかけができます。

◎**内容**

講義の中で自地域の身近な歴史を学び、紹介されたいくつかの文化財跡から自分が興味をもった場所を選択します。

① 自分の体力を目安に1〜3を自己選択し、チームをつくります（自己決定ですが身体的疾患、障害などがある場合は要指導）。

※久山町研究
7章（2）36頁に解説あり。

・チーム1（短距離コース）

講義会場より30分程度で往復できるコース

・チーム2（中距離コース）

同じく40分程度で往復できるコース

・チーム3（長距離コース）

同じく60分程度で往復できるコース

② チーム内で自己紹介をして、チーム名を決めます。

③ チームでリーダーや書記、発表者などを決めます。参加者同士が役割を分担し、積極的な関わりがもてるようケアスタッフは側面から見守ります。

④ 講義で学んだ史跡のどこを訪れて、何を見たいかなどグループで話し合い、おおよそのその時間の目処をつけます。

⑤ 前もって準備しておいた周辺市街地マップにグループごとに歩くルートをマーカーで示し、目的地を発表します。

⑥ 予防講座2回目は、前回決めたチームに分かれ、ルートを全員で再確認します。

⑦ 散策当日はグループで会話をしながら目的地へ歩きます。普段見逃している周りの風景や野の草花など、ケアスタッフは話題を提供します（写真10-1-1）。

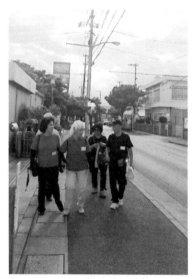

写真10-1-1　会話も楽しむ

⑧ それぞれのチームにスタッフ2人を配置します。ケアスタッフは、歩行状態や楽しんで参加しているかどうかも把握します。

⑨ 途中休憩で、水分補給や体調確認を行います。

⑩ ウォーキング途中の事故や急病などに備え、巡回車を出します。巡回車には救急薬品を準備し、看護師が添乗します。

⑪ 史跡を実際に見聞しながら講義で学習したことを思い出す時間にします。

⑫ 会場に戻り、グループごとに感想を発表し合います（写真10-1-3）。

※参加者には前もって保険に加入してもらいます（個人団体等のレクリエーション保険）。

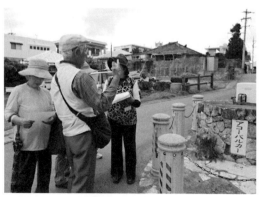

写真10-1-2　史跡を訪ねる

◎効果

① 有酸素運動による身体的効果

・心肺機能、酸素摂取能力の改善

・血液中の LDL コレステロール（悪玉）と中性脂肪の減少

・HDL コレステロール（善玉）の増加

・体脂肪の減少

② 記憶の再生

史跡などを自分の足で歩き発見した喜びは感動とともに残ります。

③ 記憶の再構成

実際に見ることで情報の保存を強化することができます。

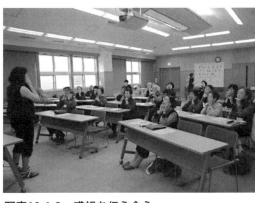

写真10-1-3　感想を伝え合う

④ 回想療法的効果

歩くことで見える街中の変化を感じ、昔を思い出します。

⑤ 仲間意識

自分たちが活躍していた時代の話が話題となり、会話が弾むことで新しい仲間との絆が芽生えます。こうしてできた絆がその

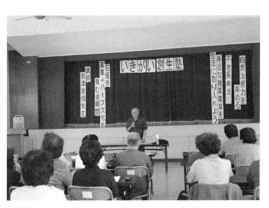

写真10-1-4　地域の文化財や歴史を学ぶ

あとの継続した活動につながります。このプログラムが近隣の公園散策プログラムへと発展しました。

⑥ 学習意欲

史跡巡りから新たな興味が得られ、自分たちが歩いた場所以外へも関心が高まり、学習意欲が湧きます（写真10-1-4）。

⑦ ＮＫ細胞の活性化

仲間とわいわい楽しみながら歩くことでＮＫ細胞（免疫力向上）が活性化し、有酸素運動の効果がさらに上昇します。

その他のウォーキング

◎手工芸に使う材料探しウォーキング

ウォーキングの場所を野山に設定し、クリスマスリースづくりの材料を調達することを目的に実施します。認知症予防専門士の指導のもと、緩急のリズムをとりながらさまざまな運動の効果を実感し、ただ歩くだけではなく次回の教室（手工芸）で使用する材料を確保する喜びも味わうことができます。

◎お花見ウォーキング

　桜や季節ごとに咲く花を観賞するために目的地までの交通手段を含め、ウォーキングを入れた企画を立てます。記憶の再生や再構成のほか、目的地が近づくにつれワクワクした気持ちがNK細胞を活性化します。

◆プログラム2　ヨガ・気功

ヨガ（写真10-1-5）

　インドや日本、中国など東洋で3千年以上昔から行われてきたもので、座禅もヨガの瞑想を指す語でもあります。ヨガは生命・自然・真理を結ぶ

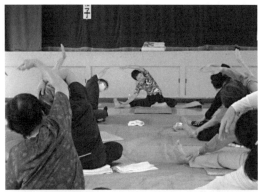

という意味があり、日常生活において心身のバランスを整える健康方法の一つです。「呼吸法」「正姿勢」の2動作に重点を置き、全てのポーズを行います。

◎内容

　認知症についての講義のあと、休憩を挟んでヨガを実施します。

　ヨガマット（キャンプ用のマット応用可）、バスタオルとフェイスタオル1枚を準備し、講師の指導に沿って「姿勢」「呼吸法」を体得します。

◎効果

① 身体の筋肉、内臓、神経、骨格の調和がとれます。

② 集中とリラクゼーションの繰り返しにより心身内面のバランス維持力が強まり、生命エネルギーが蓄積されます。

③ 身体、心、呼吸、食べ物の各分野にわたり「調和」「統一」「バランス」が整い、予防医学的、治療医学的効果が期待できます。

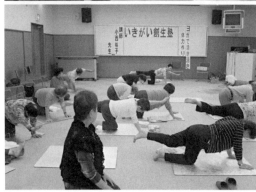

写真10-1-5　ヨガを学ぶ

　・肺活量、呼吸量の増大、肥満解消
　・ストレスに対する抵抗力増加
　・コレステロールと血糖値の低下

気功（写真10-1-6）

　調身（姿勢を正すこと）・調息（呼吸を整えること）・調心（心を落ち着かせること）を行います。気功の世界では宇宙の根源的なエネ

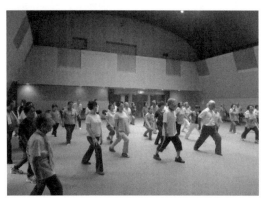

写真10-1-6　気功の実技

ギーを「気」と呼び、森羅万象全てが「気」で構成されていると考えます。水や空気、人間や動物など生物・無生物を問わず全てのものに「気」という宇宙エネルギーが流れていると考えられています。

◎**効果**

① 右脳の活性化が期待できます。

② 心身のストレス解消につながります。

③ ドパミン（快感と意欲を発揮させる物質）とベータエンドルフィン（鎮痛、快感作用）分泌促進により、心身のストレス解消につながります。

◆**プログラム3　レクリエーション**

レクリエーションは楽しさや心地良さをはぐくむ活動や参加を通じて、人間性回復を図ることにあります（写真10-1-7）。

◎**レクリエーション全体の効果**

① 心が温かくなってきます。

② 人と会話がしたくなります。

③ だれかに教えたくなります。

④ 次へのステップが楽しみになります。

⑤ 人々の中にいることが心地良くなります。

⑥ 創意工夫がどんどん生まれ出てきます。

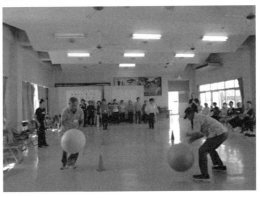

写真10-1-7　レクリエーション

指あそび

指あそびには、鼻耳体操、かたつむり、グーパー、うさぎとかめ、指じゃんけん、指おり、指リズムなどがあります。

◎**内容**

指には「握る・開く・叩く・はじく・つまむ・つぶす・結ぶ・押す」などたくさんの動きがあります。それらの動作を全て使えるよう工夫することが大事です。

◎**効果**

① 指あそび、手あそびで脳が刺激され、脳からの運動機能や感覚機能の指令に影響を及ぼし、認知症予防効果が上がります。

② 指や手を動かすことで日常生活動作の継続、運動機能や感覚機能の低下を予防します。

163

③　疾病からくる症状の軽減や転倒予防につながります。

　　・リズム体操（三拍子、二拍子）

　　・お手玉（お手玉渡しゲーム、輪ゴムお手玉）

　　・じゃんけんゲーム（勝ちじゃんけん、負けじゃんけん、トーナメント
　　　戦など）

　　・チラシパズル

　　・新聞まるめ（足の指体操）

◆プログラム4　料理教室

　料理には献立を立て、食材の調達、下ごしらえ、調理・味つけ、配膳・片付けなどの一連の流れがあります。幅広い行動を順序立てて行う必要があるので、脳に刺激を与えることができます（写真10-1-8）。

◎内容

　　①　限られた時間で実施するので、教室ではあらかじめ地元産の旬の食
　　　材を調達しておきます。

　　②　4〜5人で1つのグループになるよう参加者を分け、各グループで

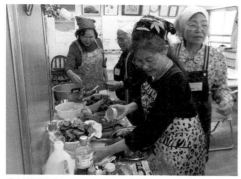
①材料選び

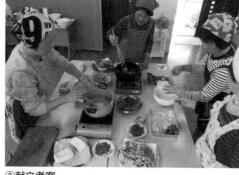
②献立考案

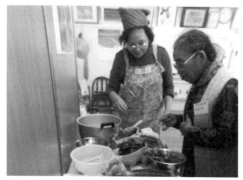
③調理

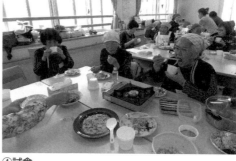
④試食

写真10-1-8　料理教室

準備された食材を見てこれらの材料でどんな献立ができるかを考えます（ここに時間をかける）。同じ食材でもグループによって違う献立を立てることがあります。

③　各グループ3～4品ができたところで、お互いに試食し合います。調理方法を持ち寄り、交流することで盛り上がり楽しみの場となります。また、新たなメニューを持ち帰ることができるので、二重の喜びがあります。また、伝統的な調理を改めて想起する場になります。帰ってから家で作ってみようと、新たな生活意欲が湧いてきます。

◎効果

①　料理活動を行うことで身体のリハビリテーションになります。

②　やる気や自信を呼び覚まし、QOL の向上につながります。

③　献立から調理までの一連の活動が脳の前頭前野の働きを活性化させます。

④　人と一緒に料理をすることで、グループ内でそれぞれの能力に応じた役割分担を可能にします。

⑤　役割感を感じることで、自信の回復につながります。

まとめ

　認知症予防のプログラムは一つひとつに意味があり、各々の取り組み方があります。単一プログラムの継続ではなく、複数のプログラムを組み合わせ、予防講座に変化をもたせることで、参加者の興味関心を引き、参加意欲を高めることができます。

参考文献
・浦上克哉『今から出来る！認知症をふせぐ五感トレーニング』2014年、PHP研究所
・浦上克哉『認知症の新基礎知識』2014年、JAFMATE社
・大島清『歩くとなぜいいか』2011年、PHP研究所
・大石亜由美『高齢者の毎日できる指遊び手遊びで機能訓練』2010年、いかだ社
・東正樹『高齢者のイキイキ生活シリーズ』2008年、創元社
・金子満雄『実践！脳リハビリ早期認知症の診断と介入』2007年、真興交易医書出版社
・岩田誠『図解数学　脳のしくみ』2007年、ナツメ社
・大田仁史『介護予防リハビリ体操』2006年、講談社
・介護福祉士養成講座編集委員会『生活支援技術！』2009年、中央法規
・高林美結樹『認知症予防ゲーム』2008年、NPO法人認知症予防ネット
・浦上克哉『認知症　よい対応・わるい対応』2010年、日本評論社
・浦上克哉『認知症は怖くない18のワケ』2011年、JAFMATE社
・ドーン・ブルッカー『パーソンセンタード・ケア』2012年、クリエイツかもがわ

「とっとり方式 認知症予防プログラム」

キーワード　・認知機能低下予防　・多因子介入　・地域交流

はじめに

　本節で紹介する「とっとり方式認知症予防プログラム」は、2016（平成28）年度から日本財団との共同プロジェクトとして鳥取大学、鳥取県、伯耆町が中心となり、鳥取県独自の認知機能低下を予防するためのプログラムとして鳥取県内の多職種協働で開発しました。当初から普及することを第一に考えて作成したプログラムであり、研究者や専門職がいない場所でも活用できるものとなっています。

　本節ではとっとり方式認知症予防プログラムの内容や実施効果、ならびに普及に向けた取り組みを紹介しますが、実施に際しての注意点も交えながら解説しますので、活用する際の参考にしてください。なお、プログラムの内容や検証結果の詳細は鳥取県のホームページや学術論文で公表しています。[1)-3)]

1. とっとり方式認知症予防プログラムの概要 [1)-3)]

　とっとり方式認知症予防プログラムは運動、知的活動、認知症に関する正しい情報提供のための座学で構成しています。プログラムの開発にあたっては、現場の声を取り入れながら地域で実施できる現実的かつエビデンスを考慮した内容を検討しました。認知機能の低下や認知症発症を加速させる要因は一つではないことから、多因子介入の取り組みが世界各国で行われるようになってきていますが[4)]、とっとり方式認知症予防プログラムも同様のコンセプトとなっています。

　とっとり方式認知症予防プログラムの実施方法としては、私たちが行った検証研究のプロトコルに準じて行う方法があげられます。検証研究では、プログラムを提供する教室を週1回2時間開催し、24週間の介入を実施しました。2時間の内訳は、運動を50分、休憩あるいは座学を20分、知

的活動を50分としていました。なお、座学は4週間に1回の頻度で計6回実施し、座学を実施しない日は休憩時間としました。教室の定員は1教室当たり約15人とし、参加希望者数に応じて教室の数を増やして対応しました。教室の指導者に関しては、作業療法士1人、保健師または看護師1人、自治体で養成した認知症予防についての知識があるアドバイザー1人とし、計3人で運営しました。なお、全ての教室に同一人物を配置することは現実的に不可能でしたので、個々の指導者によって各教室の実施内容に大きな差異が生じないようにするために、事前に指導者説明会を開催して情報を共有しました。以上のような頻度、時間配分、体制で検証研究は実施しましたが、実際には同じように運営できない場合もあると思います。独自のやり方に変更して活用される場合は、運動、知的活動、座学の要点を理解したうえで構成を検討するとともに、介入前後の評価を行って効果を確認することが重要と考えます。また、指導者は認知症に関する知識を有している人やプログラムの意図を理解している人が担当することが望ましいです。

① **とっとり方式認知症予防**
　　プログラムで実施する運動

　運動プログラムは、①準備体操、②有酸素運動＋頭の体操、③筋力運動＋頭の体操、④整理体操で構成されています（表10-2-1）。運動プログラムの内容はDVDに収録しているため、プロジェクターでスクリーンに投射するなどして映像を見ながら実施していただくことが可能です。検証研究の際の各項目の目安実施時間は、準備体操が10分、有酸素運動や筋力運動が35分、整理体操が5分として、運動プログラムは50分行うこととしていました。DVDに収録してある運動プログラムは30分弱となっているため、そのまま動画を流すのみであれば50分は要しませんが、検証研究の際は適宜映像を一時停止して、指導

表10-2-1　とっとり方式認知症予防プログラムの運動の詳細

運動のテーマ（動画の時間）		項　目
準備体操 （6分3秒）	1	大きく深呼吸
	2	肩甲骨運動
	3	胸のストレッチ
	4	座って前屈運動
	5	ひねり運動
	6	ひざ裏のばし
有酸素運動＋頭の体操 （9分51秒）	1	座って足踏み
	2	立って足踏み
	3	右片脚立ち
	4	立って足踏み
	5	左片脚立ち
	6	立って足踏み
	7	足踏み＋拍手
	8	歩行
	9	1分間休憩
筋力運動＋頭の体操 （7分18秒）	1	膝伸ばし
	2	椅子スクワット
	3	つま先立ち
	4	サイドステップ
	5	足踏み＋グーパー
整理体操 （4分30秒）	1	肩甲骨運動
	2	胸のストレッチ
	3	座って前屈運動
	4	ひねり運動
	5	ひざ裏のばし
	6	大きく深呼吸

者が実施方法について補足説明をしながら行いました。DVDの動画に各種運動のやり方に関する説明音声は入っていますが、1回の説明で理解することが難しい場合もあります。複雑な運動の場合は必要に応じて補足説明を加え、各運動のやり方や意図を理解してもらうことが大事です。

② とっとり方式認知症予防プログラムで実施する知的活動

　知的活動については、「認知機能を使う刺激を与える活動」と定義付けをし（表10-2-2）、8領域の認知機能（視空間認知機能、注意機能、近時記憶、作業記憶、計算力、思考力、遂行力、判断力）を刺激し、さまざまな機能の向上を図るための活動を行うことにしました。ただし、決まった内容の知的活動を実施してもらうことは提案しておらず、教室の雰囲気や参加者の様子を考慮して、教室ごとに内容を調整して実施してもらうこととしています。知的活動に関してはパンフレットを作成し、各領域の認知機能をよく使うと考えられる課題を掲載していますが、実際には一つの知的活動を行うために複数の認知機能を使っているため、必ずしも刺激の対象と考える認知機能のみを使っているわけではない点は注意していただきたいです。

　検証研究の際は、知的活動に関する実施時間は50分とし、内訳としては導入部が10分、個人で行う知的活動が15分、全体で行う知的活動が20分、感想が5分としていました（表10-2-3）。導入部は、全員で声をそろえて答えてもらう年月日確認と個々の参加者に発言をしてもらうことを目的として「昨日の晩御飯は何でしたか？」というような一言で答えることができる課題を行いました。また、個人で行う知的活動だけでなく、

表10-2-2　とっとり方式認知症予防プログラムで刺激する8つの認知機能の定義

認知機能の種類	定　　義
視空間認知機能	空間の全体的なイメージを把握するための能力（視力が障害されていないことを前提とする）
注意機能	1つのことを続けたり、雑多な刺激から特定の刺激を選んだり、複数のことに同時に注意を向けたりする能力
近時記憶	情報の記銘（覚えること）から想起（思い出すこと）に至る間に干渉が入る記憶（保持した情報が一旦意識から消えることを特徴とする）
作業記憶	頭の中で作業を行うとき、必要な情報を一時的に保持しながら処理を行う能力
計算力	数を理解して足し算、引き算、掛け算、割り算といった計算をする能力
思考力	観察や記憶によって頭の中に蓄えられた情報を整理したり、結合して新しい関係を作り出す能力
遂行力	物事を計画したり、順序立てたり、効率的に進められるように優先順位をつけたりと、目的を成し遂げるために必要な能力
判断力	物事を正しく認識し、目的や条件に応じて必要なものを選択する能力

※とっとり方式認知症予防プログラム作成にあたり関係者で検討した定義です。

Kouzuki M, et al. A program of exercise, brain training, and lecture to prevent cognitive decline. Ann Clin Transl Neurol, 2020; 7(3): 318-328. をもとに作成

表10-2-3 とっとり方式認知症予防プログラムの知的活動の詳細および検証研究のタイムテーブル

	導入部 （10分）	個人で行う活動 （15分）	全体で行う活動 （20分）	感想 （5分）
1週目		近時記憶課題 （記憶力ゲーム）	遂行力課題 （手指を使うゲーム）	
2週目		視空間認知課題 （貼り絵、塗り絵）	計算力課題 （数字を使うゲーム）	
3週目		作業記憶課題 （クロスワード）	判断力課題 （お手玉遊び）	教室の振り返り ↓ できるだけポジティブ な意見を言ってもらえ るように配慮し、明る い気持ちで終わり、次 回も参加したいと思っ てもらえるように対応
4週目	年月日確認 ＋ 「昨日の晩御飯は何でし たか？」というような一 言で答えてもらえる課題	注意課題 （文字探しゲーム）	思考力課題 （歌詞合わせゲーム）	
5週目		遂行力課題 （カレンダー作り）	近時記憶課題 （カード合わせ）	
6週目		計算力課題 （計算問題）	視空間認知課題 （文字あてゲーム）	
7週目		判断力課題 （パズル）	作業記憶課題 （塩・ゴマせんべい）	
8週目		思考力課題 （50音作文）	注意課題 （音あてゲーム）	

※ 括弧内は検証研究の際に実施した知的活動の呼称です。
※ 検証研究では表の内容を1セットとして、同じ内容を3セット（24週間）実施しました。

Kouzuki M, et al. A program of exercise, brain training, and lecture to prevent cognitive decline. Ann Clin Transl Neurol, 2020; 7(3): 318-328. 河月稔, 他. とっとり方式認知症予防研究開発・普及事業について. 認知症ケア事例ジャーナル. 2021; 14(3): 263-268. をもとに作成

全体で行う知的活動も取り入れ、楽しく終われることを重視しました。な
お、さまざまな認知機能をまんべんなく刺激することを目的としているた
め、毎回の教室において個人で行う知的活動と全体で行う知的活動は別の
認知領域を刺激する内容を行うようにしていました。さらに、最後には感
想を述べる時間を設け、できるだけポジティブな意見が出るように配慮し、
明るい気持ちで終わり、次回も参加したいと思ってもらえるように対応し
ました。知的活動プログラムは8領域の認知機能を刺激する活動で構成し
たため、8回を1セットとして、検証研究では同じ内容を3セット行いま
した。

③ とっとり方式認知症予防プログラムで実施する座学

座学は全6回シリーズで、認知症や認知症予防について正しく知っても
らい、さらには相談の場や関連制度、提供サービスについて紹介する内容
となっています（表10-2-4）。各領域の専門家に話をしてもらい、DVD
に収録しました。動画はスライドを提示しながら話をする形式や対話形式
で作成しており、中にはクイズを出題されているものもあり、飽きずに学
びやすい内容となっています。

また、6回の学習内容に加えて導入部として、認知症予防の可能性や重
要性を理解するための内容の話も収録しています。プログラム実施の初回

表10-2-4　とっとり方式認知症予防プログラムの座学の詳細

座学のテーマ（動画の時間）		概　要
導入	教室を始めるにあたって（10分35秒）	認知症予防の可能性と重要性を紹介
1回目	認知症とは（28分26秒）	認知症の定義や症状を紹介
2回目	認知症 〜生活習慣病編〜（14分32秒）	生活習慣病を中心に認知症発症に関連する因子を紹介
3回目	認知症予防 〜生活習慣編〜（14分40秒）	認知症予防に効果的な生活習慣を紹介
4回目	認知症予防 〜社会交流編〜（18分）	認知症予防における社会的交流の重要性やコツを紹介
5回目	早めの相談・対応 〜気付いた時の第一歩〜（25分33秒）	認知症の早期発見・相談の場・関連制度を紹介
6回目	認知症予防のできる町づくりを目指して（13分18秒）	地域包括ケアシステムにおける認知症予防を紹介

※導入部の動画は、検証研究の意図（認知症予防の可能性と重要性）を理解してもらう目的で作成し、プログラム実施の初回時に放映しました。

時に放映して参加者の意思統一を図るために活用することが可能です。

2. とっとり方式認知症予防プログラムの実際・事例 [1]-[3] [5] [6]

① とっとり方式認知症予防プログラムの検証と普及 [1]-[3]

　2017（平成29）年度と2018（平成30）年度に伯耆町をモデル地域として、とっとり方式認知症予防プログラムの検証研究を行いました。対象者は、伯耆町で行ったタッチパネル式コンピュータを用いた簡易認知機能スクリーニング検査（物忘れ相談プログラム：MSP）[7] の点数が13点以下かつ10点以上の軽度の認知機能低下が疑われる65歳以上の介護認定を受けていない住民としました。MSPは、15点満点の検査であり、カットオフ値を12/13点としたとき、ADと認知機能が正常な人を識別できる感度は96%、特異度は86%と報告されていますが[7]、軽度の認知機能低下者も含めるために、研究では13点以下の人を対象としました。また、9点以下であると認知機能障害が進行しているため、とっとり方式認知症予防プログラムを十分実施できない可能性を考慮して、10点以上の人を対象としました。研究デザインはクロスオーバー試験を採用し、先に6ヵ月介入を行う前半介入群と後に6ヵ月介入を行う後半介入群に分けて検証しました（図10-2-1）。なお、介入をしない観察期間は普段通りの生活を過ごしていただくこととしました。教室は計10教室開催し、前述の通り、各教室でとっとり方式認知症予防プログラムを週1回、計24回提供しました。

　主な評価項目である認知機能への影響の評価はTDAS（Touch Panel-type Dementia Assessment Scale）[8] を用いて行いました。TDASは、ADの進行度合いや治療効果の評価法として用いられているADAS-cog

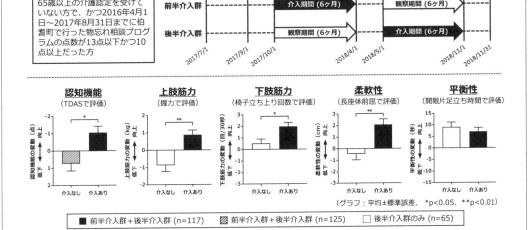

図10-2-1　検証研究の対象者およびタイムスケジュールと介入前後および観察前後の検査結果の変動についての比較

Kouzuki M, et al. A program of exercise, brain training, and lecture to prevent cognitive decline. Ann Clin Transl Neurol, 2020; 7(3): 318-328. 河月稔, 他. とっとり方式認知症予防研究開発・普及事業について. 認知症ケア事例ジャーナル. 2021; 14(3): 263-268. をもとに作成

（Alzheimer's disease Assessment Scale-cognitive subscale）を一部改変し、タッチパネル式コンピュータに導入した認知機能検査であり、コンピュータの指示に従って対象者本人が行う検査です。また、副次評価項目として考えていた身体機能への影響については、握力（上肢筋力）、30秒椅子立ち上がり回数（下肢筋力）、長座体前屈（柔軟性）、開眼片足立ち時間（平衡性）により評価しました。

　検証結果としては、認知機能や上肢筋力、下肢筋力、柔軟性といった身体機能の向上効果がある可能性が示唆されました（図10-2-1）。プログラムの実施にあたり教室の指導者として作業療法士や保健師または看護師といった専門職を配置しましたが、対象者の選定や認知機能の評価はコンピュータ式の検査（MSPやTDAS）で行い、身体機能の評価は特別な器具ではなく、一般的に購入可能な器具を使用して行いました。また、運動や座学の内容はDVDに収録し、知的活動に関してはパンフレットを作成したため、容易に導入可能なプログラムおよびその評価法であると考えています。

　教室運営に際して要する費用は、教室指導者の日当および会場費、パソ

コンやプロジェクターなどの機材費、知的活動で使用する消耗品費があげられます。ただし、検証研究の際は伯耆町管轄の会場を使用したため会場費は発生しておらず、パソコンやプロジェクターも伯耆町が所有しているものを使用したため、実際に支出したのは教室指導者の日当と消耗品費のみであり、1教室2万円以下でした。また、プログラムの効果、使いやすさ、導入費用以外に重要な点として、対象者に継続して参加してもらうことがあげられます。教室を開催した伯耆町の各会場は公共交通機関でのアクセスが決して良いわけではありませんでしたが、会場を複数設けてできるだけ自宅から近い会場でプログラムを実施できるようにし、さらにデマンドバスの巡回時間に合わせて教室を開催するなどの対策を講じました。その結果、検証研究における解析対象者の平均教室参加回数は21.4回/人（全て参加で24回/人）と非常に高かったです。とっとり方式認知症予防プログラムは基本的に集合して実施することになるので、プログラムを活用する場合は交通面も検討しておくことが大事です。

その後、2019（令和元）年度から普及活動に取り組んできました。まず、とっとり方式認知症予防プログラムを活用していただくために、教室指導者になる可能性のあるリハビリテーション関連職、市町村や介護事業所等の職員に向けてプログラムの内容や検証結果に関する説明会を開催しました。鳥取県は横に長い県であり、交通アクセスを考慮して東部地域、中部地域、西部地域に分けて説明会を実施することで、多くの人が参加できるように対応しました。さらに、プログラムを行ってもらう住民にも情報を提供するために、一般公開講座を開催して認知症についての正しい情報を発信するとともに、とっとり方式認知症予防プログラムの一部を実際に体験してもらい、認知症やその予防法について理解を深める機会を設けました。

ほかにも、鳥取県広報課で毎月1回編集発行して県内の各世帯に配布している広報誌「とっとり県政だより」の2019（令和元）年12月号への掲載や、県政テレビ「マルっと！とっとり」でも「鳥取発！とっとり方式認知症予防プログラム」として取り上げてもらいました。研究者のみではこのようなさまざまな普及活動を行うことはできませんでした。鳥取県や伯耆町との連携により広く発信することができたと感じています。

なお、運動や座学のDVDや知的活動に関するパンフレットは鳥取県福祉保健部ささえあい福祉局長寿社会課が管理しており、要望があれば無償で提供しています。問い合わせ先は鳥取県のホームページに掲載されています[3]。

② 新型コロナウイルス感染症（COVID-19）禍における事例 [5] [6]

伯耆町では検証研究終了後も独自の事業として認知機能の低下が疑われ

た地域在住の高齢者に対して、とっとり方式認知症予防プログラムを提供する教室を開催していました。当時の教室の運営形態としては、週1回4ヵ月間開催している主に新規の人を受け入れる本教室、月に2回あるいは月に1回通年開催している主に本教室を終えた人を受け入れる2つのフォロー教室の計3教室となっていました。2つのフォロー教室の分類方法については認知機能障害の程度を参考にして、基本的には認知機能障害が進行している人は月2回の教室に参加してもらい、認知機能障害が極軽度の人は月1回の教室に参加してもらっていました。また、TDASを1月から3月にかけて1年に1回実施し、教室参加者の認知機能の評価も行われていました。

このように年間を通じて認知症対策事業を展開していましたが、COVID-19の流行により、2020（令和2）年3月上旬から5月末まで教室を一時休止した時期がありました。教室休止の影響としては、教室での運動や知的活動を行わないことによる身体機能や認知機能の低下、あるいは集いの場がなくなることやコミュニケーションの減少による社会的な孤立を招くことなどが考えられます。しかし、高齢者はCOVID-19による死亡リスクが高いことや社会情勢を考慮すると、教室休止はやむを得ない判断であったと思います。教室は休止となりましたが、役場の人たちは独自に作成した知的活動に関するプリントの送付、伯耆町のケーブルテレビに協力を依頼して教室で行っている運動について紹介するビデオを作成して放送、教室参加者へ様子をうかがう電話をしていました。

認知機能が少し低下している人にとって、ものごとを先延ばしにすることによる空白の期間がさらなる認知機能低下を助長する要因になる可能性もあるため、教室で行っているような知的活動や運動を実施する機会の提供や、孤立してしまわないための対応は認知機能低下予防の面において大変有益であったと考えます。さらに、これまで教室で行ってきた運動、知的活動、座学を通じて認知機能の低下を予防するために重要なことを個々の参加者が正しく理解し、活動自粛によるさまざまな悪影響があった中でも認知機能が低下しないように行動していたのではないかと推測しますが、教室休止前と比較して教室再開後の認知機能検査の点数は統計学的には有意な向上を認めていました（図10-2-2）。

とっとり方式認知症予防プログラムの実施のような日ごろの取り組み、そして取り組みを通じて人とのつながりを形成しておくことは、新型コロナウイルス感染拡大防止対策としての活動自粛のような緊急時における認知機能低下に対する備えにもなるでしょう。

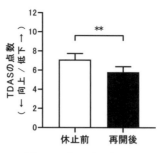

（グラフ：平均±標準誤差、**p<0.01）

伯耆町では新型コロナウイルス感染症の影響で2020年3月上旬から5月末までとっとり方式認知症予防プログラムを提供する教室を休止していましたが、TDASの点数は教室を休止する前（2020年1月から3月に検査）と比較して、教室を再開したあと（2020年6月から7月に検査）で有意な向上を認めました。

図10-2-2　教室休止前と教室再開後のTDASの比較（n=88）

Kouzuki M, et al. Examination of the cognitive function of Japanese community-dwelling older adults in a class for preventing cognitive decline during the COVID-19 pandemic. PLoS One. 2021; 16(12): e0248446. 河月稔, 他. 新型コロナウイルス感染症禍における高齢者の認知機能への対策 －鳥取県伯耆町の取組み－. 老年精神医学雑誌. 2021; 32(4): 452-459. をもとに作成

まとめ

　とっとり方式認知症予防プログラムは検証研究を行って認知機能や身体機能の向上効果がある可能性を確認しています。また、集まってプログラムを実施することで地域交流の増加や適切なサポートを受けることができる体制づくりにもつながるため、社会からの孤立を防ぐ効果もあると思います。したがって、住み慣れた地域で生きいきと暮らしていくためのきっかけの一つとしてとっとり方式認知症予防プログラムを活用できるのではないかと考えます。

　すでに自治体や民間団体などで活用されており、研究者の介入がなくても実施できることが実証されています。導入しやすいプログラムになっていますので、新たに認知症予防の取り組みを始める、あるいはすでに行っているが内容に悩んでいる場合は参考にしてみてください。

　とっとり方式認知症予防プログラムの開発、検証、普及に関する取り組みは鳥取県内の多くの方々の協力、支援、助言により実施することができました。認知症予防は多職種協働で取り組む必要があることを感じるとともに、同志で力を合わせると想像以上の大きな成果につながることを実感しました。

引用文献

1) Kouzuki M, Kato T, Wada-Isoe K, et al: A program of exercise, brain training, and lecture to prevent cognitive decline. Ann Clin Transl Neurol, 7(3), 318-328, 2020

2) 河月稔, 浦上克哉「とっとり方式認知症予防研究開発・普及事業について」認知症ケア事例ジャーナル Vol.14 No.3、p.263-268、2021年

3) 鳥取県. 認知症関連施策. https://www.pref.tottori.lg.jp/33673.htm (2023年6月13日アクセス)

4) Kivipelto M, Mangialasche F, Snyder HM, et al: World-Wide FINGERS Network: A global approach to risk reduction and prevention of dementia. Alzheimers Dement, 16(7), 1078-1094, 2020

5) Kouzuki M, Furukawa S, Mitani K, et al: Examination of the cognitive function of Japanese community-dwelling older adults in a class for preventing cognitive decline during the COVID-19 pandemic. PLoS One, 16(12), e0248446, 2021

6) 河月稔, 浦上克哉「新型コロナウイルス感染症禍における高齢者の認知機能への対策 －鳥取県伯耆町の取組み－」老年精神医学雑誌 Vol.32 No.4、p.452-459、2021年

7) Inoue M, Jinbo D, Nakamura Y, et al: Development and evaluation of a computerized test battery for Alzheimer's disease screening in community-based settings. Am J Alzheimers Dis Other Demen, 24(2), 129-135, 2009

8) Inoue M, Jimbo D, Taniguchi M, et al. Touch Panel-type Dementia Assessment Scale: a new computer-based rating scale for Alzheimer's disease. Psychogeriatrics, 11(1), 28-33, 2011

本節は許諾を得たうえで引用文献2と引用文献6の内容を転載しています。

通所リハビリテーション「樫の森プログラム」の実践

はじめに

　1996（平成8）年10月から認知症予防を目的とした通所リハビリテーション「樫の森」を開設しました。コンセプトは「私たちが入りたい場（施設）を創る」とし「自ら認知症予防のリハビリテーションに来ている」という思いを尊重し、利用者を「会員さん」と呼ぶことにしました。同時に、「介護される人」「介護する人」の壁をなるべくなくすため、職員のお揃いのユニフォームをやめ、送迎車も施設の名を入れない仕様にしました。まず、認知症高齢者が安心して利用できる土台をつくったうえで、「樫の森プログラム」を実践してきました。

　今回、2012（平成24）年10月に開設した「サービス付き高齢者向け住宅かえるハウス」に併設の、通所リハビリテーション「おたまじゃくし」で実施している樫の森プログラムを紹介いたします。

表10-3-1　通所リハビリテーションおたまじゃくしの
　　　　　　タイムスケジュール

8：30〜	受け入れ開始	バイタルチェック
9：00〜	朝の軽作業・学習時間	入浴開始
10：30〜	体操・筋力トレーニング	水分補給
12：00〜	昼食・ティータイム	
13：00〜	口腔・カラオケ・自由時間等	
14：00〜	樫の森プログラム	水分補給
15：00〜	おやつ	

表10-3-2　通所リハビリテーションおたまじゃくし提供
　　　　　　プログラム一覧と令和5年度の個人テーマ

園　芸	足元の幸せ
頭　考	ウキウキ対戦
ヨガリズム♪	おたまじゃくし的SDGs
ディーラー	成熟へ
書　道	ＬＯＶＥ　ＭＹＳＥＬＦ
かとちゃん体操	うさぎとかめ
ユーキャンスマイル	未知のゲームを体験しよう
美食道	パワーアップ
中国漫行	四季分明

1. 通所リハビリテーションおたまじゃくしのタイムスケジュール

　おたまじゃくしでは、朝の軽作業・学習時間から一日のスタートです。内容としては、計算や漢字プリント、オリジナルプリント、塗り絵など毎日、同じ内容にならないように工夫して提供しています。

2. プログラムの概要と特徴

　樫の森プログラムの目標は、「認知症の改善および進行を遅らせる」ことです。

　樫の森プログラムの定義は、以下のとおりです。

① 　川瀬神経内科クリニックにおける早期認知症リハビリ「脳活性化訓練」（アクティビティ）であり新しい医療の実践です。

② 　リハビリテーションを受ける利用者にとっても、提供するスタッフにとっても、その人の「生涯学習」です。ここでいう「生涯学習」とは、単なる知識の詰め込みではなく脳細胞のシナプス結合が変化し認知行動の変化を引き起こすものとして捉えています。樫の森プログラムは、スタッフ、利用者ともに「学びの場」でもあります。

③ 　「より良い老後人生の最終を家族とともに地域の中で全うする」ための社会のセーフティネットの一つです。このネットは3枚あり、一番表に見えるネットはアクティビティであり生涯学習です。それを支えるネットは多職種並びに地域連携の生活支援です。この2枚を支える縁の下の力持ちは医療スタッフによる日々の健康状態の把握と評価の蓄積および管理です。

表10-3-3　　　　　　　　　　　　　　　　12項目（改良バージョンⅢ）

樫の森プログラム評価スケール			
1. 身体症状の訴えがなく、機嫌がよい		1	0
2. 笑顔をみせる	3 2	1	0
3. 他の会員さんを誘ったり、一緒に楽しんだりする		1	0
4. プログラムのお手伝いをしたり、道具に手を出したりと関心のある行動をとる		1	0
5. プログラムに触発され別のことをしたり、言われたこと以外のことをしたりする		1	0
6. その人らしい自己主張をする		2 1	0
7. 悩みながらも、一生懸命取り組んでいる		1	0
8. ぼんやりしている、無表情である		1	0
9. 不安そうな表情をみせる		1	0
10. 職員や会員さんに話しかけたり、質問したりする		2 1	0
11. 最後まで参加する		2 1	0
12. 心地よい疲労感が見られる		1	0

また特徴としては、以下の3つがあげられます。

④　法人認定「樫の森プログラムスタッフ」は、法人理念に基づいて自分の気持ちを大切にし、年度の重点目標を表現した「年間テーマ」、季節感や恒例行事などを取り入れた「月間テーマ」、その曜日に参加される利用者の顔ぶれ、プログラム自体の進捗状況予測をした「曜日別テーマ」を立てます。

　　＊かわせみと樫の森では、一週間同じプログラムを提供しています。おたまじゃくしでは毎日、違うプログラムを提供しています。

⑤　プログラム実施時の**職員の役割分担**※（キング、ビショップ、ナイト）を明確にし、配置、時間、場所、リスクを明確にした独自のプログラムシートを作成し、事前に関わるスタッフ全員に周知します。

⑥　利用者の言動・行動・表情・体調などをきめ細かく記述した記録の中から6個のキーワード「笑顔、つながり、集中力、達成感、想像力、体調意欲」を選び出し、それを評価する評価シートを創案し、日々の実践において継続して活用しています。そのほか、新人介護職員の研修にもこの評価スケールを用いています。6つのキーワード、評価項目のような目線で利用者に対する前向きな気付きを大切にしてほしいからです。

※**職員の役割分担**
キングはプログラムをリードする役割。ビショップは利用者とともにプログラムを楽しみ、補助をする役割。ナイトは事前準備事後の片付け並びにプログラムに参加しない利用者の見守りをする役割。役割は役職ではない。

3. 通所リハビリテーションおたまじゃくしプログラム紹介

◆プログラム1　脳P（脳トレ・オリジナル・プリント）

①　プログラムの内容

　　おたまじゃくし午前の軽作業・学習の時間に個別に集中できる「ちょうどよい難易度」の脳トレプリントを作成し、取り組んでもらいます。

②　プログラムを通してやりたいこと、伝えたいこと

　　計算問題、漢字プリントなど「正解が一つ」だけの問題ではなく取り組む人によって答えが異なる、「その人らしさ」が見えてくるような設問を心がけています。また、この地域ならではの料理や行事などイメージしやすい設問もつくり、回想法につながる効果も狙いの一つにしています。

③　特に念入りに準備したこと、こだわったこと

　　さまざまな好み、経歴をもつ利用者に対応するため数多くの設問を用意しホットな話題なども取り入れ、常に新作を考案しています。

④　結果がどうだったか

　　こちらが想定していなかった才能や絵が上手、料理に詳しいなど、得意な方面を知ることができました。

表10-3-4　脳トレ・オリジナルプリント

おしい、うれしい、やかましい、のように「○○しい」な言葉を山ほど書いてください

海のようにさんずいへんの漢字を山ほど書いてください

海

新潟県にゆかりのある有名人かるた

関東管領、春日山城、武田信玄のライバル、GACKT。

□□□□□ん□ん

歌手。おもいで酒。ラスボス。

こ□□□□□□こ

64,65代内閣総理大臣。今太閤。ま～、その～。

□□□かか

身長209cm。元プロ野球読売巨人軍投手。十六文キック。

□□□□とば

歌手。チャンチキおけさ。お客様は神様です。

□み□□□

曹洞宗。天上大風。五合庵。牛乳。

り□□□□

⑤　これからも大切にしたいこと

　いわゆる「脳トレ」は勉強、作業といった意識が少なからずありますが、楽しんで取り組めるような設問をたくさん考案していきたいです。また、新潟の郷土料理「のっぺ汁に何を入れる？」のように何人かでワイワイおしゃべりしながら答えられるようなものも多く考えたいです。

⑥　そのほか・ひとこと

　学習療法的なことは、以前から個別リハビリ、集団体操やプログラムのない時間帯で提供していましたが、提供するスタッフが飽きてしまい継続につながらないことが多くありました。今回、オリジナルのプリントを使用することでスタッフも楽しく継続して提供できることにつながりました。何を提供するのかも大切だと思いますが、だれがどのような方法で提供するのかが重要だと考えています。

　地域に根ざした設問をぜひ、つくってみてください。意外な人が意外な反応をみせることもあります。

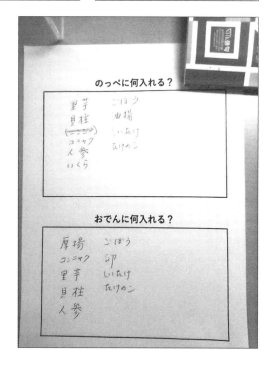

◆プログラム2　中国漫行

①　プログラムの内容

　中国の挨拶や家族の呼び方、国名などテーマに沿って、中国語の発音を利用者一人ひとり一緒に声を出してもらい、また発音記号「拼音」

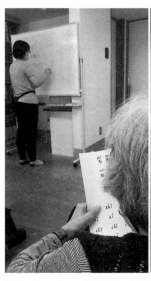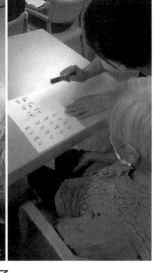

写真10-3-1　中国慢行の様子

も一緒に発生練習します。毎回、一枚のプリントにまとめて見ながら発音します。

② プログラムを通してやりたいこと、伝えたいこと

　中国の文化や風習を皆様に紹介することで、興味をもってもらい楽しく学習すること、また日本の文化や地域の風習などを教えてもらい、自ら学ぶことを伝えます。構音障害の方でも大きな声を出してもらうことで、口腔機能向上にもつながります。故郷を想う大切な時間にもなります。

③ 特に念入りに準備したこと、こだわったこと

　利用者に配付するプリントの制作や話題の選択にこだわっています。特に旅行などで中国に行ったことがある人がいるときは、その人が共感する話題を選んでいます。

④ 結果がどうだったか

　多くの利用者が興味を示して、大きな声で発音してくれました。中国に行ったことがある人は、そのときの思い出を語り始めてくれたのが印象的でした。

⑤ これからも大切にしたいこと

　利用者一人ひとりが楽しく声を出すこと、中国を皆さんに紹介することを大切にしたいです。

⑥ そのほか・ひとこと

　他国の文化や言語に興味をもってもらえるのか最初は不安がありました。ただ、樫の森プログラムの基本である「自らが楽しむ」ことが利用者にも伝わることがわかりました。今ではスタッフ自身も自分のプログラムがある日を楽しみにしています。

◆プログラム3　かとちゃん体操（体操と魚へんオセロ）

① プログラムの内容

　普段、身体を動かす体操と頭を使う体操を利用者にプログラムとして提供しています。体操では、身体を動かすのと同時に大きな声で数を数えてもらいます。数の数え方も1から順に数えたり、逆に数えてもらったり、英語、干支、いろはうたなどさまざまな数え方を取り入れ、前半の約30分実施しています。後半は、頭の体操を意識したものを

提供していますが、今回は「魚へんオセロ」を紹介します。マス目のシートを囲むように座って、2チームに分かれてもらいます。魚へんの漢字が書かれたコマを並べます。少しでも多くの人に答えてほしいので簡単な漢字はあえて複数枚用意し漢字が苦手な人にもチャンスを提供します。各チーム代表順番に一人ずつ答えてもらいます。正解するとその漢字は蓋をされ、正解が多いチームで勝敗を決めます。

② プログラムを通してやりたいこと、伝えたいこと

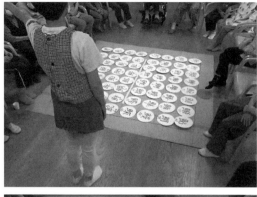

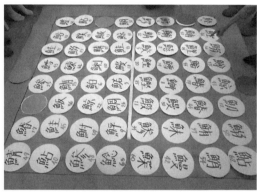

写真10-3-2　魚へんオセロの様子

　かとちゃん体操は、読んだり考えたりの脳トレ的要素も入れて行っています。最初は表情の硬い人も多く見られますが、正解できることより各人が考えてくれることを重要視しています。「不正解でもいいです。考えてください」と声掛けすると少し安心した表情になる人も多くいます。正解することより、利用者の人たち皆の声が聞きたいし、思ったこと、感じたことを声に出してほしいと思います。プログラムが終わって楽しかったと手をたたいて喜ぶ笑顔をみると心地良い達成感を得ることができます。

③ 特に念入りに準備したこと、こだわったこと

　利用者の目の前に出されている道具やアイテムにまず、興味をもってもらえるように丁寧に、手を抜かず雑になることのないように作っています。

④ 結果どうだったか

　全てがうまくいって、最後のあいさつが終わり「ありがとう、たのしかったよ」と笑顔で言ってもらえると、やって良かったと嬉しく思います。

⑤ これからも大切にしたいこと

　プログラム全体の結果がうまくいったのかどうかより、今回の「狙い」が達成することができたのか、自ら楽しむことができたのかの視点が重要だとわかりました。あくまでも樫の森プログラムは集団で行いますが、その中にしっかりと個別対応が成立していることが大切だと思っています。

⑥　そのほか・ひとこと

　　認知症を患った利用者の小さな活性が、自身の挑戦へつながっていくように思います。

まとめ

　筆者は、1996（平成8）年より、当時痴呆症と呼ばれたご本人やご家族と、通所というかたちを通してお付き合いをしてきました。その日一日をどうやって楽しく過ごすか「今日何する？」が樫の森プログラムの原点ともいえます。「帰りたい」に負けない内容を提供するためのコンセプトを創造し続けてきました。スタッフ自らが楽しむこと、プログラムの狙いを明確にすることで提供する側（スタッフ）も提供される側（利用者）も互いにスポットライトを浴びる喜び、達成感を味わうことできると思います。その日の主役をだれにするのか、キング自身がワクワクドキドキ脳活性化しているのです。これこそが「樫の森プログラム」の定義である「アクティビティ」「生涯学習」「セーフティネット」の実践です。

　この実践は利用者にとって非薬物療法として効果がありますが、一方でスタッフの人材育成という効果があることも忘れてははりません。

　介護現場が利用者とスタッフ双方の生き方の場の一つであってほしいと願います。

グループホーム「さくらの家」の生活リハビリテーション

| キーワード | ・馴染みの関係　・認知刺激療法　・アニマルセラピー |

はじめに

　認知症グループホームは「認知症対応型共同生活介護」として介護保険上に位置付けられ、認知症の人へ少人数で共同生活を提供しています。家庭的で落ち着いた雰囲気の中で、食事の支度や掃除、洗濯などの日常生活行為を利用者やスタッフが共同で行うことにより、認知症状が穏やかになり安定した生活と本人の望む生活を実現することができます。

　認知症の人にとって生活しやすい環境を整え、少ない人数で「馴染みの関係」を作り上げることにより、生活上のつまずきや認知症状を軽減し、心身の状態を穏やかに保つことができます。また過去に体験した役割を見出し、滞在的な能力に働きかけ、認知症の人の失いかけた能力を再び引き出し、本人らしい生活を再構築することが可能になります。

　認知症グループホームは、認知症の人を生活の主体者として捉え、一人ひとりの生活を重視して、残された能力を最大限に発揮できるような環境を提供し、楽しみや喜びのある普通の生活を送ることができるように支援することを何よりも優先しています。

1. グループホームでのリハビリテーションのポイント

　グループホームのリハビリテーションは、入居者同士で掃除や洗濯などを分担し、適切な介助を受けながら日常生活にリハビリテーションを取り入れる「生活リハビリ」が中心です。

① 作業療法

　適切な介助を受けながら洗濯、食事の準備などの家事をこなしたり、折り紙やカレンダーづくりなどの作業を行ったりするリハビリテーションです。手順を考えて、指先を動かすことで脳に刺激を与え、認知症の進行を

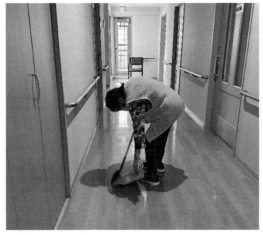
掃除

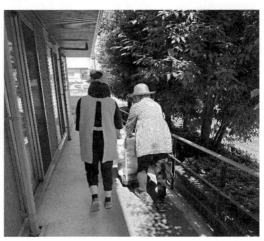
ゴミ捨て

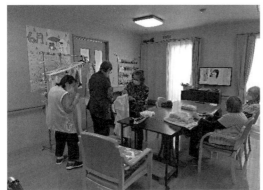
洗濯干し

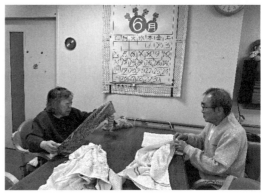
洗濯たたみ

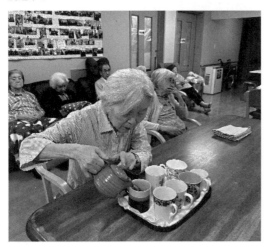
お茶入れ

写真10-4-1　生活リハビリテーションの様子

抑えることができます。自分でできるという自信につながります。

②　回想法

写真や映像を見て昔の出来事を再体験したり、自分の過去を人に話したりすることで脳に刺激を与えるリハビリテーションです。同世代の入居者同士で体験を共有し仲を深め、自分の歴史を振り返り自信を取り戻すなどの効果があります。

③　運動療法

風船バレーやラジオ体操、散歩など、体を動かすリハビリテーションで身体機能の維持・向上による動作改善や転倒予防が期待できます。脳への血流促進による認知症の進行予防の効果があります。職員と一緒に行く散歩や買いものは気分転換やストレス発散にな

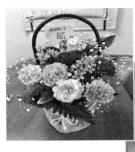
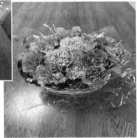
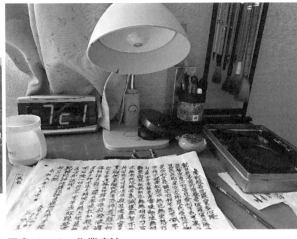

写真10-4-2　作業療法

るだけでなく、地域の中での関わりをもつ機会にもなります。

④　音楽療法

　ボランティアによる歌や、みんなで歌集を見て歌ったり、最近では YouTube などで歌詞が出るのでそれを見て、楽しく歌う機会も増えました。音楽を聴くことでリラックスし、イライラを和らげることができます。童謡などの懐かしい音楽を聴くことで昔の自分を思い出し、脳に刺激を与える効果もあります。音楽に合わせて体操をしたりもします。

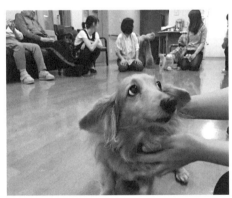

⑤　認知刺激療法

　五感を刺激して脳を活性化させる療法です。花の香りをかぐ嗅覚の体感やおいしいものを味わう味覚の体感、足湯やホットパックによる温かみの体感など、感覚を刺激することで脳の活性化を図ります。

　目で見て楽しむ、自分で手を動かして何かを作るなど五感を刺激することで脳をさらに活性化させ、認知機能低下の抑制を図る療法です。

　塗り絵や折り紙、習字など脳を活性化させる効果があります。

⑥　アニマルセラピー

　動物と触れ合うことでストレスの軽減や、精神的な安定を得られます。動物という人間に対して

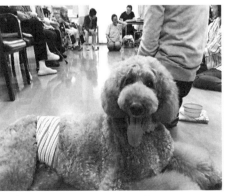

写真10-4-3　アニマルセラピー

心を開き懐いてくれる存在によって、自分が必要とされているという自信がつきます。

まとめ

　グループホームは医学的なリハビリテーションをすることはできませんが、毎日の日常が何らかのリハビリテーションによって少しでも穏やかな毎日が送れるように、少しでも自分に自信をもち役割をもてるように、と暮らしています。

脳リハビリデイサービス「大泉学園はなみずき」の実践

キーワード　・脳リハビリテーション　・アートセラピー　・認知症予防プログラム

はじめに

　当事業所は2010（平成22）年認知症予防に特化したデイサービスとして開設し、日本認知症予防学会認知症予防専門士教育施設に認定されています。軽度認知症の人を中心にさまざまな脳リハビリプログラムを実施するとともに、併設のクリニック認知症外来、リハビリテーション部門、介護老人保健施設、訪問看護ステーション、小規模多機能施設、グループホームなどと連携し、認知症の状態に応じた切れ目のない支援を行っています。

1. はなみずきの脳リハビリプログラム

　はなみずきでは利用開始の前に、本人や家族からの聞き取りを十分に行い、月間予定表と照らし合わせて、本人が参加したいと思うものや好きなもの、以前趣味として行っていたものを選択できるよう提案しています。そして、この脳リハビリプログラムに参加することで、本人がどのようになりたいか、家族はどのようになってほしいと期待しているかを知っておくことが大切と考えます。

　はなみずきが行う脳リハプログラムと月間予定表が表10-5-1になります。

表10-5-1　はなみずきで行う脳リハビリプログラムと月間予定表

『令和5年　6月　はなみずき活動予定表』

日	月	火	水	木	金	土
6月				1 アートセラピー のびる根① 遊びリテーション 低勝を目指そう!!	2 かなりあ♪ 雨の歌特集	3 リズム体操 マツケンサンバ 朗読 枚草子
4 お休み	5 音楽療法 かなりあ♪ もうすぐ梅雨！雨の歌を歌いましょう♪ リズム体操 回宗	6 リズム体操	7 お口の体操 オーラルフレイル ワニザップ タオル体操	8 アートセラピー のびる根② リズム体操 回宗	9 かなりあ♪ ジューンブライド卓の リズム体操 マツケンサンバ	# ちくちく ロコモ 遊びリテーション 点数を読もう
# お休み	# 音楽療法 かなりあ♪ ジューンブライドや恋の歌特集 朗読 枚草子	# 遊び	# みんなのうた リクエストに応えます 遊びリテーション チーム根!!	# アートセラピー あじさい稲惠西 リズム体操	# かなりあ♪ 手話歌で元気に楽しく リズム体操 マツケンサンバ	# 硬筆 夏は来ぬ 陶宗 昨年の先生をお迎え
# お休み	# 音楽療法 かなりあ♪ 手話歌で元気に楽しく♪ ワニザップ 硬筆	# リズム体操	# 硬筆 夏は来ぬ リズム体操 マツケンサンバ	# アートセラピー アナログ図画 遊びリテーション はなみずき杯	# 歌声喫茶&トーンタイム リズム体操 初期リハ 角玉	# ヨガ ワシのポーズ カレンダー作り 7月のカレンダー
# お休み	# 音楽療法 かなりあ♪ 歌声喫茶「かなりあ」withトーンチャイム 遊びリ ミニアート	# リズム体操	# みんなのうた カラオケ リズム体操 マツケンサンバ	# アートセラピー 夜と色のクロッキー リズム体操	# かなりあ♪ もうすぐ夏ソング特集 遊びリテーション 低勝目指して	

◆**はなみずきの脳リハビリプログラムの5原則**[1]

① 楽しい時間を過ごすことで笑顔を増やします。

② ほめることでやる気をアップ！

③ コミュニケーションで仲間づくり。

④ 役割をもつことで生きがいが生まれます。

⑤ 誤りを指摘せず、成功体験を増やしていきます。

◆**プログラムの作成**

　スタッフが同じ視点をもち、継続性のあるものにするために、また問題が起きたときに振り返ることができるようにするためにプログラム化します。

◎**テーマを決定**　　　年間、月間

◎**計画を立てる**　　　・『ねらい』を明確にします。

　　　　　　　　　　　・役割をもたせます。

　　　　　　　　　　　・リスクマネジメントをします。

　　　　　　　　　　　・季節感を大切にします。

　　　　　　　　　　　・参加者が興味を示すものを選びます。

　　　　　　　　　　　・スタッフ自身が楽しめるものにします。

◎**実践（1回60〜90分程度）**

　プログラムはリーダー1人とサブ1〜2人により実施します。

・プログラムリーダー：プログラムをリードする司会。

　プログラムの本題に入る前にその季節の歌をうたいます。テーマにそった話題を提供するなどの『導入』を行います。ここで十分参加者の皆さんを引き付け、興味をもっていただくことが大切です。

・サブ：参加者への支援、盛り上げ役。

＊サブの関わり方次第でプログラムの効果が変わります。リーダーとのチームワークがカギとなります。

◎**評価**

　プログラムごとの評価を毎月行います（表10-5-2）。

表10-5-2　プログラムごとの評価例

脳リハビリデイサービス大泉学園はなみずき

◆**プログラムにおけるはたらきかけのポイント**

① 主体は参加者の人たちという意識をもちます。

② その人の良いところをみます。

③ 一人ひとりにあった対応を心がけます。

④ 自発的な会話を増やします。

⑤ 選択肢を増やし、悩んでもらいます。

⑥ イメージを膨らませ、考えてもらいます。

⑦ 作品を上手に作り上げるのが目的ではなく、その過程が大切です。

⑧ 柔軟な思考：予定外、想定外は当たり前と心得ます。

⑨ 大いに盛り上がるとき、じっくり取り組むときなど、メリハリのある対応をします。

⑩ 楽しい！わくわく・ドキドキを共有します。

2. プログラムの実際

◆プログラム1　アートセラピー（臨床美術）
【週1回　60〜90分程度】

　臨床美術は、絵やオブジェなどの作品を楽しみながら作ることによって脳を活性化させ、認知症の予防・症状改善などに効果が期待できる芸術療法（アートセラピー）の一つで、臨床美術士が展開しています。はなみずきでは、13〜15人の参加者に対して、臨床美術士2人と介護スタッフ1名で芸術造形研究所が開発したプログラムに沿ってセッションを進めていきます。

展開の仕方

①挨拶：挨拶を交わし、日にちや天候・季節・旬のものなどについて話します。季節はいつか、今日は暑いのか寒いのか、この時期はどんな花が咲き、どんな食べものがおいしいのかなどを参加者に意識してもらいたいからです。

②導入：その日のテーマに興味をもってもらえるよう展開します。リンゴを描く際は、リンゴの重さや香り・表面だけでなく中身の色など観察し、参加者にリンゴを五感で感じてもらいます。

③制作：臨床美術士は実感して描いている姿を見せます。言葉だけでなく、手を動かす勢いや力強さで説明します。参加者の表情に意識を配り、必要であれば再度個別に説明します。

④鑑賞会：作品完成後、展示し臨床美術士はそれぞれの作品の魅力を抽象的かつ具体的に言葉にし、豊かな作品である、ということを伝えます。一つひとつの作品が、この世にたった一つの「かけがえのない」作品であること、それは作者である「参加者そのもの」であることを伝えます。鑑賞会は「いてくれてありがとう」の気持ちを伝えるためにも行われます。

展開において大切にしていること

①　アートに間違いはない

　　アートに間違いはありません。見本と同じように描く必要もありません。参加者それぞれの想像や発想に共感し、励ましていくことで、思いもつかない表現に発展することがあります。

②　上手と下手は背中合わせ

　　上手に描くことを目的とせず、一人ひとりが心から自由に絵を描き、比べることなくそれぞれが思うままに表現を楽しめることを大切にし

ています。「上手」という表現は、一見褒め言葉のようですが、その裏には「下手」があり、だれかと比較しているような誤解を生んでしまうこともあります。

③　個性を褒める

　褒めることはその人の存在を受け入れるということにつながります。そして褒められるとだれもが嬉しいはずです。

　作品の個性を褒めることは、その人の存在を認めることなのです。

④　本人が制作するプロセスを大切にする

　写実的に（写真のようにそっくりに）描くことが目的ではありません。創作の楽しみを味わってもらいながら、そのプロセスを通して脳を活性化することを大切にしています。

⑤　自分で決断することが大切

　参加者本人が色を選んだり形を決めたりすることを大切にしています。

⑥　意欲の表れを理解する

　創作活動そのものを楽しむことで脳を活性化していきます。筆や鉛筆を使わずに、手のひらや指で色を混ぜたり塗ったりすることがあって

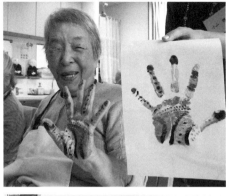

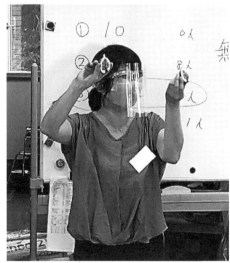

写真10-5-1　アートセラピー

も、参加者がスムーズに創作に取り組むことができたら大成功です。

⑦　作品が手元に残る

　作品を飾ったり身につけたりすることで、気持ちを新たにしたり、家族とのコミュニケーションが増えたりします。その人自身が表れた作品は、形に残る「自分史」にもなります。

◆プログラム2　硬筆

【月1回　（金）（土）の午前中に1回60分程度】

硬筆プログラムの相乗効果

①　昔やったことがある、聞いたことがあるなど、馴染みの内容で快刺激が得られます。

②　手本を見ながら手指を動かす、形を確認しながら書くなど同時に脳を働かせるマルチタスクとなります。

③　より美しい字を書きたいという向上心が芽生えます。

④　書き終えたという達成感が得られます。

191

10
認知症予防プログラム

(5)　脳リハビリデイサービス「大泉学園はなみずき」の実践

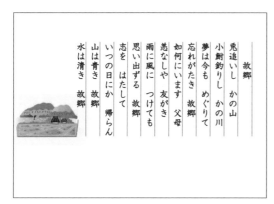

故郷
兎追いし　かの山
小鮒釣りし　かの川
夢は今も　めぐりて
忘れがたき　故郷
如何にいます　父母
恙なしや　友がき
雨に風に　つけても
思い出ずる　故郷
志を　はたして
いつの日にか　帰らん
山は青き　故郷
水は清き　故郷

手本：唱歌「故郷」

故郷
兎追いし　かの山
小鮒釣りし　かの川
夢は今も　めぐりて
忘れがたき　故郷
如何にいます　父母
恙なしや　友がき
雨に風に　つけても
思い出ずる　故郷
志を　はたして
いつの日にか　帰らん
山は青き　故郷
水は清き　故郷
名前

パターン①　漢字多め　難易度：高

ふるさと
うさぎ追いし　かの山
小鮒釣りし　かの川
ゆめは今も　めぐりて
忘れがたき　ふるさと
いかにいます　父母
つつがなしや　友がき
雨に風に　つけても
思い出ずる　ふるさと
志を　果たして
いつの日にか　かえらん
山は青き　ふるさと
水は清き　ふるさと
名前

パターン②　平仮名多め　難易度：中

ふるさと
うさぎおいし　かの山
こぶなつりし　かの川
名前

パターン③　ほぼ平仮名　難易度：低

写真10-5-2　硬筆プログラム

実施のポイント

　堅苦しいものではなく、だれもが知っていると思われる内容を選択します。生活歴、学歴、疾病や身体状況に配慮し、能力に合わせていくつかのパターンを作成します。

　また、鉛筆と消しゴムの準備をしておき（鉛筆は硬筆用を用いる）、お題にあった情報を収集しておきます。

展開の仕方

①挨拶：『皆さまの大好きな硬筆の時間です』

　　　「好き」という言葉を聞いていると「嫌い」「嫌だ」という意識が不思議と薄れていくものです。

②導入：（10～15分程度）お題の資料や写真などを利用者に配布し、会話を楽しみ理解を深めていきます。

③準備：あらためて硬筆を行うことを伝え、なぞり書き用紙を配布します。書くことと脳の活性化について説明しつつ、鉛筆と消しゴムを配ります。

④実践：なぞり書きの後に書写用紙を配布。手本を見ながら書き写します。なぞり書き、書写合わせて20分から30分程度で行います。

展開において大切にしていること

① 導入で利用者の気持ちをつかむ

「書くこと」は苦手・億劫な人が多いため、このプログラムをネガティブに捉える人も一定数存在します。

それでもその効果や意義を伝えると熱心に取り組んでくださいます。「なぜ書くのか」ということを納得して取り組めるよう毎回効果・意義についてアナウンスします。今日の天気や出来事などから始め、冗談を交えて会話を楽しみながら気持ちをほぐしていきます。

② 隣の人とは違う簡単な内容であることをネガティブに捉えることへの支援

難易度の低い課題に取り組んでいる方の中には周囲と比較してしまうこともあります。「人それぞれ」ということを繰り返し伝え、できていることに視点を向けられるようこまめな声掛けを行います。

③ プライドを傷つけてしまうなどの、失敗の回避

特に初回参加の方には難しすぎても簡単すぎてもプライドが傷つきます。「書く」ということにはセンシティブな感情が付きまといます。プログラム前にそれとなく学校時代のことを聞いておく、書類にサインをしてもらうときの様子を観察するなど情報を集めることも手助けになります。

◆その他のプログラム

リズム体操・裁縫・園芸・ヨガ・陶芸・朗読・遊びリテーション（ゲーム）・カレンダー作り・みんなのうた・お口の体操など

まとめ

脳リハビリプログラムは個々に意味があり、取り組み方によって効果が変わってきます。参加者の特徴やニーズをとらえ、個別にアプローチすることで意欲をもって参加でき、その効果をより大きくすることができます。実施者の感性や参加者から学ぶ力もプログラムの内容・支援方法に反映されます。実施者からの一方的な支援ではなく、参加者から得たヒントをもとにプログラムも成長していきます。

引用文献

1）山口晴保編著　『認知症の正しい理解と包括的医療・ケアのポイント第2版』p.152-157、2010年、協同医書出版社
2）川瀬康裕・児玉直樹/編集　『実践！脳リハビリ早期認知症の診断と介入』p.97 - 99、2007年、真興交易㈱医書出版
3）日本認知症予防学会監修、浦上克哉、川瀬康裕,西野憲史、辻正純、児玉直樹/編『認知症予防専門士テキストブック』p.239-246、2013年、徳間書店
4）日本認知症予防学会監修、浦上克哉、川瀬康裕,西野憲史、辻正純、児玉直樹/編『認知症予防専門士テキストブック改訂版』p.304-312、2017年、徳間書店

第11章 高齢者の自動車運転

道路交通法の変遷と基礎知識

はじめに

　近年、高齢者による交通事故に伴う死亡事故などの拡大により、高齢ドライバーの運転に関する安全性が懸念されています。高齢者の交通事故の発生率が高い原因として、高齢者の身体的な衰えや認知機能の低下、交通ルールや新しい車両技術の理解不足などがあげられます。また、高齢者による事故が増加しているのは、高齢者人口の増加とともに、運転免許をもつ高齢者の数が増加していることが背景にあります。

　道路交通法では、高齢者の運転免許証更新の際に自分自身の身体能力の状態を確認して、能力の状態の自覚を促しながら、特に認知機能の衰えについて基準を満たさない場合には、免許の取り消しなど厳格な規制が導入されてきました。

　本節では、現在の高齢ドライバーの運転免許証の更新制度について、そしてその変遷について説明します。

1. 高齢ドライバー運転免許証の更新制度／2024.1現在

　高齢ドライバーの免許更新制度として、基本となる運転免許の有効期限が年齢に応じて設定されています。一般の免許保有者の有効期限は5年ですが、71歳以上の高齢者の有効期限は3年、70歳（更新期間満了日の直前の誕生日に71歳を迎える）に限り4年に設定されています。免許を更新する際の手続きについても70歳以上となるドライバーは高齢者向け更新制度の対象となり「高齢者講習」の受講が義務付けられています。

　年齢を重ねるとともに、動体視力や視野、反射神経、体力、集中力、注意力などさまざまな身体的機能が低下していきます。身体の変化を自覚せずに、若いころと同じ感覚で運転を続けていると、意識と行動にズレが生じて、交通事故につながる危険性も高くなっていきます。これらを補うた

めに「高齢者講習」では、身体的な機能低下が、運転に影響を及ぼす危険性があることを理解してもらいます。そのために視力や運転操作に問題がないかを自身で気付いてもらい、安全運転につなげることを目的に行われています（図11-1-1）。

①　75歳以上の免許更新時の検査

　免許更新の手続きは同じ高齢者でも74歳以下と75歳以上では異なっており、「高齢者講習」を受講する前に75歳以上の運転者は条件によって、二つの検査が用意されています。

　まずは、免許更新時に75歳以上で直近の3年間に一定の交通違反歴がある運転者には「運転技能検査（実車）」が課されます（一定の違反歴がない人は免除）。更新までにこの検査に合格することが必要となり、合格するまで複数回の受検が可能ですが、免許の有効期限までに合格できない場合には更新を行うことができません。

　「運転技能検査」が免除された高齢者と、「運転技能検査」に合格できた運転者には「認知機能検査（講習前検査）」が義務付けられています。この検査では、「時間の見当識」「手がかり再生」により、認知機能の状態を〝認知症のおそれなし〟または〝認知症のおそれあり〟で判定されます。〝認知症のおそれあり〟と判定された場合には、免許更新には専門医による認知症でない旨の診断書が必要となります。医師の受診により認知症と診断された場合には免許の更新が行えません。75歳以上の運転者はこれらの検査に合格したうえで、免許更新ための「高齢者講習」を受講する制度となっています。

②　免許更新時に受講する 　　「高齢者講習の内容」

　70〜74歳、および各検査に合格した75歳以上の高齢者は「高齢者講習」に進みます。

　交通ルールや安全運転のための知識を DVD などで視聴し、指導

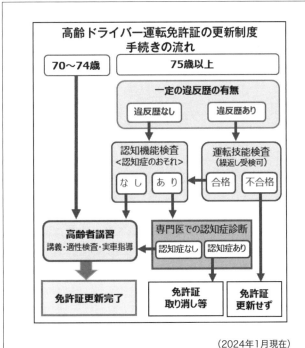

（2024年1月現在）

図11-1-1　現在の免許更新の手続き
※本章の図表は全て特定非営利法人高齢者安全運転
支援研究会作成

員から講義を座学形式で受講し、適性検査により動体視力、視野角、夜間視力などの測定を行います。また、助手席に指導員を同乗させ指定されたコースを実際に運転し、安全運転のための助言など個人運転指導を受けます。この「高齢者講習」を受講し、さらに警察署などで手続きを行うことで免許の更新となります。

このように、高齢者には短い更新期間の設定、一定の違反歴による運転技能検査や認知機能検査による規制、運転に必要な能力の把握、実際の運転による安全運転への助言など、高齢ドライバーの免許更新制度は、比較的厳格なものとなっています。

〈70歳以上の更新時の「高齢者講習」の注意点〉

更新期間が満了する日における年齢が70歳以上の運転免許保有者が免許証の更新をしようとするときは、免許証有効期間満了日前6ヵ月前頃に都道府県公安委員会から講習の受講について通知が郵送されるので、それぞれの条件によって、事前検査（運転技能検査や認知機能検査）を受けた後「高齢者講習」に進むことになります。「高齢者講習」を受けるためには、事前の予約が必要となるので、なるべく早い段階での予約手続きが適当です。

〈75歳以上の免許更新時の「認知機能検査」〉

更新期間満了日における年齢が75歳以上となる運転者を対象に認知症のおそれの有無を調べます。

「認知機能検査」の受検は、事前の予約が必要です。上記「高齢者講習」受講についての通知に併せて案内されますので、受け取った際には早めの予約手続きをしましょう。

〈75歳以上の一定の違反者には運転技能検査を義務付け〉

※**一定の違反**
「一定の違反」行為は以下の11項目の違反行為となる。
「信号無視」「交差点右左折方法違反等」「通行区分違反」「交差点安全進行義務違反等」「通行帯違反等」「横断歩行者等妨害等」「速度超過」「安全運転義務違反」「横断等禁止違反」「携帯電話使用等」「踏切不停止等・しゃ断踏切立入り」

75歳以上の運転者（対象は、大型、中型、準中型、普通自動車の第一種免許および大型、中型、普通自動車の第二種免許）で、過去3年以内に**一定の違反**※歴のある人は、免許証有効期間満了日前6ヵ月以内に運転技能検査を受けなければなりません。

実際に試験官が同乗して、以下の課題に沿って運転します。

・指示速度による走行　・一時停止　・右折、左折　・信号通過
・段差乗り上げ

この検査に不合格となると運転免許証の更新をすることはできません（検査は免許証有効期間満了日まで何度でも受けることができます）。

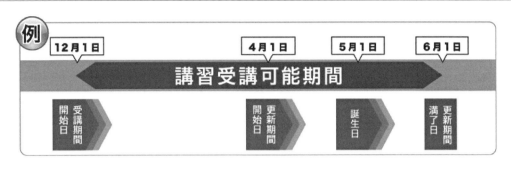

注意：更新期間満了日が日曜・祝日の場合はその翌日までとなります。

図11-1-2　免許証の更新期間

〈「高齢者講習」の受講期間〉

　免許証の更新期間が満了する日の6ヵ月前から受けることができます
（図11-1-2）。

〈手数料〉

【「高齢者講習」「認知機能検査」】

・70～74歳の人：6,450円（講習手数料のみ）

・75歳以上の人：7,500円（認知機能検査手数料1,050円＋講習手数
　料6,450円）

・75歳以上の人（一定の違反歴のある人）7,500円

　（運転技能検査手数料3,550円＋認知機能検査手数料1,050円＋講習
　手数料[※]2,900円）

　記載の手数料は、『標準額』（2023年5月現在）となります。実際の金
額は受検会場・受講会場により異なります。詳細は各会場にお問い合わせ
ください。

※手数料

原付・二輪・大特・小
特免許のみの手数料
は別額になる。

2. 高齢ドライバー運転免許証更新制度の変遷

　高齢ドライバーの運転免許証更新制度は、住んでいる地域の交通環境の
違いや安全運転能力に関しても個人差が大きく、長年にわたって対処法が
議論され、都度、変更されてきました。

　免許証の更新時には高齢者向けの講習「高齢者講習」が用意され、
1980年代の後半ごろから当人の希望による任意の制度として始まり、そ
の後1990年代にかけて、高齢ドライバーの交通事故件数の増加により安

全性に対する懸念が高まり、1998（平成10）年に免許更新には「高齢者講習」の受講が義務化されました。

2017（平成29）年には「高齢者講習」制度の改正が行われ、75歳以上には「認知機能検査」が義務化され、2022（令和4）年には一定の違反歴がある運転者に運転技能検査（実車）が盛り込まれるなど制度は徐々に強化されています。表11-1-1で、高齢ドライバーの運転免許証更新制度の変遷について、年代別に説明します。

表11-1-1　高齢ドライバーの運転免許証更新制度の変遷

1993（平成5）年	高齢者の免許有効期限を短く設定　対象：70歳以上
	70歳以下の一般の免許有効期間を5年に、 71歳以上の免許証有効期間を3年間とした
1998（平成10）年	「高齢者講習」の義務化　　対象：75歳以上
	・高齢者標識（高齢者マーク運転車両貼付）の努力義務化（75歳以上） ・申請による免許の取り消し（免許自主返納）制度の整備 ・免許更新時に「高齢者講習」受講の義務化 「高齢者講習」は、視覚能力検査や自動車の運転を通じて高齢運転者に自らの身体機能の変化を自覚してもらったうえで、その結果に基づいて安全運転への助言や指導を行うことを目的として始まった
2002（平成14）年	高齢運転者の対象年齢引き下げ（75歳以上から70歳以上へ）
	・免許更新時の「高齢者講習」の受講義務化最低年齢を70歳に引き下げ ・高齢者標識（車添付の高齢者マーク）の最低年齢を70歳に引き下げ
2009（平成21）年	高齢者免許更新制度の改正
	・75歳以上　「認知機能検査」（講習予備検査）を導入 ・「高齢者講習」に視野検査を導入 「認知機能検査」では、①年月日や時刻の確認（時間の見当識）、②図形の名称の記憶（手がかり再生）、③時計と時刻の描画（時計描画）の設問が設定された 検査の結果は3段階で評価され、記憶力・判断力の低下が顕著で認知症のおそれがある第1分類、記憶力・判断力が少し低くなっている第2分類、記憶力・判断力には問題がない第3分類の3種に分類され、この検査結果に基づいた「高齢者講習」を受けることとなった 第1分類と評価された運転者でも免許更新は行えたが、過去1年間に信号無視などの違反歴がある運転者は医師による臨時適性検査の受診が必要となり、ここで認知症と診断された場合には免許証は取り消しとなった
2014（平成26）年	医師による任意通報を制度化
	免許更新の際の「認知機能検査」の結果に関わらず、認知症と診断した運転者について、医師は任意で各都道府県公安委員会に通報を行うことが可能とされた
2017（平成29）年	「認知機能検査」での第1分類評価者への医師診断の義務化
	免許更新時の「認知機能検査」（講習予備検査）で、認知症のおそれがある第1分類と評価された運転者について、違反歴の有無にかかわらず、専門医による診断が義務付けられた。免許更新には認知症ではない診断書の提示が必要となり、認知症と診断された場合には運転免許が取り消しとなり、無論更新はできなくなった また、指定された違反を犯した場合、臨時の「認知機能検査」が義務付けられた 【本改正への考察】 医学会からは、「認知症と危険運転の因果関係が明らかでない」「診断をする医師の確保がなされていない」「認知症のおそれがある（第1分類）とされた人を「認知症」と確定（診断）することによって、その人の生活の足を奪い生存権を左右しかねない」などの課題が提起された

2022（令和4）年	高齢者免許更新制度の改正
	・「認知機能検査」の簡便化、結果評価を3分類から2分類へ制度改正 ・75歳以上運転者（一定の違反者）の実地運転技能検査の新設 ・サポカー（衝突被害軽減ブレーキ等先進安全機能搭載車）専用免許の新設 〈「認知機能検査」の簡素化〉 75歳以上が行う免許更新時の「認知機能検査」（講習予備検査）の設問から時計描画を除外し、①時間の見当識、②手がかり再生、これら2項目での検査とされました。さらに、検査結果の評価を認知症のおそれがある第1分類、認知症のおそれがない第2分類、の2種の分類としています。また、検査進行中に第2分類の得点を満たした者は、その時点で検査を終了となり、検査に係る手間・時間を大幅に簡素化されることとなった 【本改正への考察】 改正の残念な点として、改正前の検査結果が3種に分類されていた評価では、認知機能が低下気味の運転者を把握することもでき、本人への自覚を促すことも可能となっていた。しかし、改正後の結果評価は認知症のおそれあり又はおそれなしのいずれかに留まること、さらに検査途中でも一定の点数に達した時点で検査が終了となることなどから、「認知症のおそれなし」と評価された場合には認知機能の健全性の度合いを知ることができない仕組みとなっている。認知機能が健全な運転者にとって問題はないものの、認知機能の衰えが発生し始めているような場合（MCI等）には、本人が自覚する絶好の機会を逸することとなってしまう。本来自己管理や生活改善による認知機能低下防止の取り組みを含めて安全運転への自覚が最も必要となるこの種の分類が判定できないことは、大きな課題を残したと指摘されている 〈75歳以上運転者の実地運転技能検査の新設〉 75歳以上で過去3年以内に一定の違反行為があったドライバーを対象に、実車運転での運転技能検査が義務付けられた。この検査で運転の安全が基準に達しない場合は免許更新が行えなくなり、免許証を失うことになる 従来から「高齢者講習」では実車運転が行われているが、これは指導員からの注意や助言など指導を目的としたもの。一方、新設の技能検査では実際の運転が検査され合格・不合格の評価を受けることになった 運転技能検査の対象となってしまう一定の違反には11種類が指定された

まとめ

　高齢ドライバーの運転免許証更新制度は、時代とともに改正され、高齢者の技能や運転能力を考慮し厳格化されてきています。しかしながら、高齢ドライバーによる死亡事故率は増加しており、高齢ドライバーに対する更新制度については、課題もありさらなる制度改正も予想されます。また、自動車の安全技術の進捗に対応した制度の変更も必要となり、2022（令和4）年には安全性の確保が既存の車に比べ大きく向上している衝突被害軽減ブレーキや走行支援システムの搭載車が普及したことなどから「サポートカー限定免許」が新設されました。今後も自動運転支援システムの実用化などに対応した免許証など、制度改正が予想されます。

運転行動・運転能力と認知機能との関係性

はじめに

　自動車の運転において認知機能の低下は交通事故のリスクを高める可能性があります。道路交通法では認知症の可能性がある高齢者には医師の診断が義務付けられ、免許証の取り消しも行われています。

　認知機能の低下で必ずしも運転技能が失われるものではありませんが、運転時認知障害の自己評価による早期発見のために、鳥取大学の浦上先生によってチェックリストが作成されています。記憶や視覚、判断力など認知機能に関する質問に答えることで、自己評価を行うために構成されています。

1. 運転に必要となる認知機能

　車の運転では、道路上や周囲の状況、自車の加速度、振動など、目や耳などの感覚器官で得られた情報を脳が「認知」し、それらを瞬間的に「判断」、次に手足を動かし実際に車の「操作」を行っています。運転とは、これら「認知」「判断」「操作」が絶え間なく連続する、脳の活動を多用する行動です。

　認知機能の低下により「認知」の精度が低下したり、「判断」に時間を要してしまう、さらに高齢になるとだれしも身体機能が衰えることから、運転の適切な「操作」についてもリスクが内在し、本人は安全運転の意識を高くもっていたとしても、その意識とは乖離した危険な運転行動になってしまうおそれがあります。認知機能のうち車の運転に必要となる機能は、主に以下のような要素から構成されます。

・認知	・問題解決能力	・反応速度
・記憶	・判断力	
・言語理解	・視空間認知	

これらの認知機能が運転能力および運転行動にどのように関係しているか、以下に紹介します。

① 認知ー前頭葉

運転においては、周囲の状況や交通状況に注意を払い、障害物やほかの車両などに対処することが必要です。認知する力が低下すると、赤信号や前方の危険な状況などを見過ごしてしまう可能性があります。認知機能のうち、特に前頭葉が関与するとされています。

② 記憶ー海馬や側頭葉

運転においては、交通ルールや道路標識などの情報を記憶し、適切な行動をとる必要があります。例えば、どの車線を走るべきか、どの方向に曲がるべきかを判断する際には、先に見た情報を記憶している必要があります。認知機能のうち、海馬や側頭葉が関与するとされています。

③ 言語理解ー左側前頭葉

運転においては、道路標識や交通信号などの言語情報を理解することが必要です。また、同乗者とのコミュニケーションや、近年ではカーナビなどの音声案内にも言語理解が必要です。認知機能のうち、左側前頭葉が言語理解に関与するとされています。

④ 問題解決能力ー前頭前野

運転においては、突然の交通渋滞や道路工事などの問題に対応し、最適なルートや運転手段を選択する必要があります。認知機能のうち、前頭前野が問題解決能力に関与するとされています。

⑤ 判断力ー前頭前野

運転においては、周囲の状況や交通状況を判断し、適切な行動を取る必要があります。例えば、前方の車両や歩行者の動きを予測し、事故を回避するために適切なスピードや車線を選択する必要があります。認知機能のうち、前頭前野が判断力に関与するとされています。

⑥ 視空間認知ー側頭葉

運転においては、運転する自分の車の位置や周囲の状況を正確に把握する必要があります。例えば、車線変更や駐車時には、周囲の車両や障害物を正確に把握することが必要です。認知機能のうち、側頭葉が視空間認知に関与するとされています。

⑦　反応速度ー前頭前野や皮質下部前頭部

　運転においては、急な危険状態に対して迅速に反応することが必要です。例えば、前方に突然車両が停車していた場合、素早くブレーキをかける必要があります。認知機能のうち、前頭前野や皮質下部前頭部が反応速度に関与するとされています。

　以上のように、運転能力および運転行動には、幅広い認知機能が関与しています。認知機能が低下すると、運転に必要な情報を見過ごしたり、適切な行動をとれなくなったりするため、交通事故のリスクが高まる可能性があります。

　このような観点から、前段でも紹介したとおり、道路交通法では認知症の運転者の免許証は取り消しとされており、高齢者（75歳以上）の免許証更新時には認知機能検査が行われ、認知機能が低下し認知症の疑いがある運転者へは医師の診断が義務付けられています。

　一方で、認知機能の低下で運転自体ができなくなるかといえば、長年の習慣として身に付いたハンドルやペダルなどの操作については問題なくこなすことができて、MCIや軽度の認知症の場合でも、運転技能がすぐに失われることはありません。記憶や視空間認知機能や見当識、判断力などに軽微な障害が生じている状態などの段階では、運転に多少の変化はあっても、高速道路の逆走に気付かないなどの判断力低下に至っているケースは少ないと考えられています。実は、このことが問題を複雑化しており、運転技能に問題を感じない本人と、運転に不安を感じる家族などとの間に、危険性についての意識の差が生じています。

2. 運転時認知障害　チェックリスト30について

　鳥取大学の浦上先生が理事を務めるNPO法人高齢者安全運転支援研究会では、高齢者の安全な運転を支援するために、浦上先生の監修により「運転時認知障害早期発見チェックリスト30」を作成しています。このチェックリストは、高齢者が自分自身の認知機能を評価するためのもので、運転に必要な認知機能について問いかけることで、早期に認知機能の低下を発見することを目的としています。ドライバー自身が「何だか今までと違う」と感じる運転での変化を意識し、慎重な運転を心がけることで、注意力や判断力の低下を抑え、結果として安全運転も期待できるものです。何より、認知症の予防には発症前の段階で兆候を見出し、予防措置を講じることが重要で、自動車を運転したい高齢者の欲求に応えながら、移動権と交通安全の確保に活用できる手法として各方面から評価されています。

このチェックリストは、それぞれ「記憶」「視空間認知機能」「見当識」「判断力」などで軽微な障害を見つける30の設問で構成されています。各質問に対して「はい」「いいえ」から回答を選ぶよう指示されていて、回答結果によってはそれが認知障害の可能性を示すこともあります。

30の設問は以下のとおりです。

運転時認知障害早期発見チェックリスト30

- [ ] 車のキーや免許証などを探し回ることがある
- [ ] 今までできていたカーステレオやカーナビの操作ができなくなった
- [ ] トリップメーターの戻し方や時計の合わせ方がわからなくなった
- [ ] 機器や装置（アクセル、ブレーキ、ウィンカーなど）の名前を思い出せないことがある
- [ ] 道路標識の意味が思い出せないことがある
- [ ] スーパーなどの駐車場で自分の車を停めた位置がわからなくなることがある
- [ ] 何度も行っている場所への道順がすぐに思い出せないことがある
- [ ] 運転している途中で行き先を忘れてしまったことがある
- [ ] よく通る道なのに曲がる場所を間違えることがある
- [ ] 車で出掛けたのにほかの交通手段で帰ってきたことがある
- [ ] 運転中にバックミラー（ルーム、サイド）をあまり見なくなった
- [ ] アクセルとブレーキを間違えることがある
- [ ] 曲がる際にウィンカーを出し忘れることがある
- [ ] 反対車線を走ってしまった（走りそうになった）
- [ ] 右折時に対向車の速度と距離の感覚がつかみにくくなった
- [ ] 気が付くと自分が先頭を走っていて、後ろに車列が連なっていることがよくある
- [ ] 車間距離を一定に保つことが苦手になった
- [ ] 高速道路を利用することが怖く（苦手に）なった
- [ ] 合流が怖く（苦手に）なった
- [ ] 車庫入れで壁やフェンスに車体をこすることが増えた
- [ ] 駐車場所のラインや、枠内に合わせて車を停めることが難しくなった
- [ ] 日時を間違えて目的地に行くことが多くなった
- [ ] 急発進や急ブレーキ、急ハンドルなど、運転が荒くなった（と言われるようになった）
- [ ] 交差点での右左折時に歩行者や自転車が急に現れて驚くことが多くなった
- [ ] 運転している時にミスをしたり危険な目にあったりすると頭の中が真っ白になる
- [ ] 好きだったドライブに行く回数が減った
- [ ] 同乗者と会話しながらの運転がしづらくなった
- [ ] 以前ほど車の汚れが気にならず、あまり洗車をしなくなった
- [ ] 運転自体に興味がなくなった
- [ ] 運転すると妙に疲れるようになった

30問のうち5問以上にチェックが入った人は要注意です。

認知症予防を心がけていただくとともに、毎年一度はご自身でチェックを行い、項目が増えるようなことがあれば専門医や専門機関の受診を検討しましょう。

3. チェックリストで確認された認知機能低下の傾向

チェックリスト30は全国の自治体や地域包括支援センター、警察などでも活用されていますが、回答の一部を埼玉県警察本部およびNPO法人

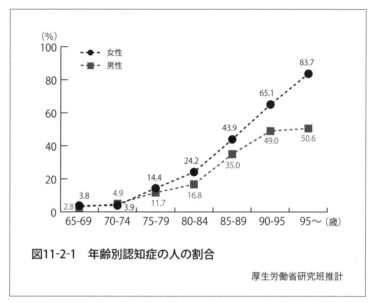

図11-2-1　年齢別認知症の人の割合

厚生労働省研究班推計

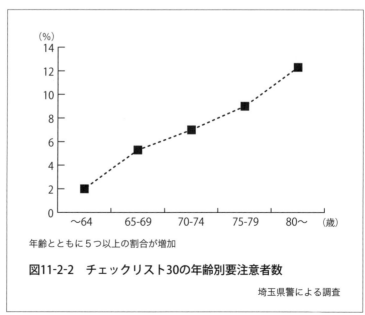

年齢とともに5つ以上の割合が増加

図11-2-2　チェックリスト30の年齢別要注意者数

埼玉県警による調査

高齢者安全運転支援研究会が、高齢者などに許諾を得て調査を実施しています。

　約7,000名を超えるこの調査結果から明らかになったことは、年齢が上がるとともに5つ以上の項目にチェックがつく（認知機能低下に注意が必要な人）割合が増えていることです。これは、厚生労働省が調べた年齢による認知症罹患率の上昇カーブに酷似しており、チェックリスト30の有効性を示しています。

　また、今回の調査では下記の5つの設問が上位（数字は順位）となり、鳥取大学浦上先生による解説を紹介します。

1. 以前ほど車の汚れが気にならず、あまり洗車をしなくなった
2. 好きだったドライブに行く回数が減った
3. 車のキーや免許証などを探し回ることがある
4. 高速道路を利用することが怖く（苦手に）なった
5. スーパーなどの駐車場で自分の車を停めた位置がわからなくなることがある

①　浦上先生による解説

　MCIや認知症の初期段階ではもの忘れが目立つようになるほか、人によっては無気力になったり、不安やイライラ、うつ、不眠などの症状が現れたりします。これらのことが、1位の洗車をしなくなったり、2位のドライブに行く回数が減った、などにつながっていると思われます。また、3位や5位にみられる、車のキーや免許証などを探し回ることがある、スーパーなどの駐車場で自分が停めた車の位置を忘れたりすることは、記憶障害や見当識障害が始まっているものと考えられます。さらに、視空間認知機能や見当識、総合的な判断力の衰えにより合流や車の速度を一定に保つことが苦手になることが、4位の「高速道路を利用することが怖くなった」につながると考えられます。

　上位5項目には入っていませんが、例えば右折が苦手になった人はできるだけ左折で行くルートを選ぶなど、補償的な運転行動をとることで、事故のリスクをある程度軽減することもできます。チェック項目が5つ以上になった場合や、気になる項目があった場合には、そこを「運転のウィークポイント」として自覚し、一層の注意を払って安全運転を心がける必要があるでしょう。また、家族や介護者も、高齢者が運転する前にこのチェックリストを本人と一緒に確認することで、運転能力の評価や危険予測に役立てることができます。

まとめ

　認知機能に問題があると感じた場合は早めに医師に相談し、認知機能低下の状況を運転者自身で自覚する必要があります。認知症の予防や症状の進行を抑えるためにも、脳や体を活発に動かすことは大切なことで、運転行為そのものにも、その効果は大きく期待できるものです。

　認知機能が著しく低下し運転能力に問題がある場合には運転をやめることを覚悟しなければなりませんが、高齢者にとって自動車の運転は自立の象徴でもあり、運転をやめることを強要したり、安易に助言することには慎重さが必要です。無論、認知機能の低下などで改善を検討し安全運転を実践することも肝要です。

　認知機能と運転に関する問題は、高齢ドライバーの問題に直結して社会的課題としても重要なものです。安全な運転を支援するために、警察行政が行う高齢者の免許証更新時の認知機能検査や、高速道路での逆走予防措置など、さまざまな取り組みが進められています。制度でカバーできる範囲は現状ではまだまだ限られているため、家族や介護者が協力して、高齢者本人の安全運転への自己評価を促し、自覚をもつことで改善につなげたいところです。

認知機能低下（MCI）と運転

> キーワード　・認知機能と運転　・MCIドライバーと運転　・免許自主返納
> ・事故当事者率

はじめに

認知症と診断された運転者は免許証の取り消しとなりますが、認知機能の低下は軽度であっても運転に影響を与え事故リスクを高めています。免許更新時の認知機能検査での中位成績の運転者（MCIを含む）は、特に注意が必要で、事故のリスクが高い傾向にあります。また、高齢運転者の違反経験は後の事故率に影響を与えることが交通事故総合分析センターにより示唆されています。

1. 認知機能検査結果と事故率について

ご紹介したとおり、75歳以上の免許更新時には認知機能検査（講習予備検査）が実施されており、現在は変更されてしまいましたが、2022（令和4）年4月まで検査結果は3分類の評価で行われていました。
・第1分類：記憶力・判断力が低くなっている（認知症のおそれがある）人
・第2分類：記憶力・判断力が少し低くなっている（認知機能の低下のおそれがある）人
・第3分類：記憶力・判断力に心配がない（認知機能の低下のおそれがない）人
　以上の3段階で分類です。

認知機能の低下が著しく認知症のおそれがある第1分類には認知症の発症に至ってしまっている人やMCIの人が含まれている可能性が高く、第2分類には認知機能の低下が確認されるMCIの人が一定数含まれていると考えられます。検査結果の3分類は、それぞれの分類の運転者に自覚を促すことや、それぞれの分類の人の運転傾向を確認できるなど、有効な分類方法であったと思われます。

これら3分類運転者それぞれの更新後の運転状況、事故発生状況などが、交通事故総合分析センター（ITALDA）により調査・分析され、研究レポートと

して公表されています。このレポートからポイントとなる部分を紹介します。

　　レポートは免許更新時に行われる認知機能検査の結果により３段階に分類された高齢者の、免許更新後の運転傾向を分析しています。
　　研究レポートで最も重要な部分として注目したいのが、第２分類（認知機能低下のおそれがある人：検査での中位成績）の高齢者は、ほかの分類に比較して運転頻度が高く、また事故の加害者（第１当事者）となる率が最も高いことです（図11-3-1）。
　　また、少々意外な結果として報告されているのが、事故の加害者（事故第１当事者）となる率では、第１分類（認知症のおそれがある人：検査での下位成績）と、第３分類（認知機能の低下のおそれがない人：健常な上位成績）が同等で、差がみられないことです（図11-3-2）。
　　第１分類と第３分類で事故率が同等なことは予想外ですが、研究レポートではこの傾向が外出頻度に影響を受けているものと予測しています。
　　また、違反を反復して経験している高齢者は事故の加害者となる確率が高くなっています。事故につながる不安全な運転行動は違反に現れることが想像されるわけですが、違反での検挙経験と事故、認知機能検査結果との関係でもその結果が現れています。第２分類（認知機能低下のおそれがある人：検査での中位成績）の運転者は違反を犯す可能性が高く、違反で検挙

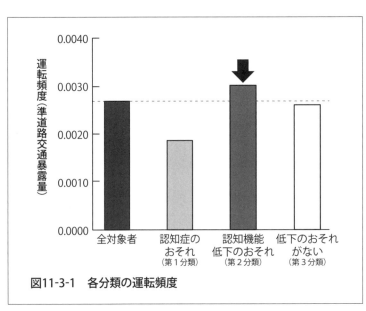

図11-3-1　各分類の運転頻度

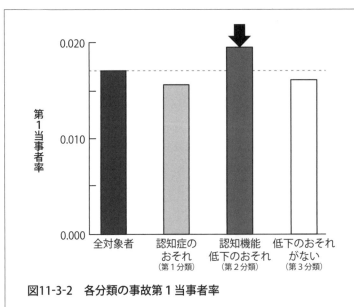

図11-3-2　各分類の事故第１当事者率

された経験のある運転者が、その後事故の加害者となる事故を起こしてしまう率が高く、第3分類（認知機能の低下のおそれがない人：健常な上位成績）の運転者を上回っていることが報告されています。

2. 認知機能検査結果と違反・事故との関係

　研究レポートでは認知機能検査前の検挙違反の実績と各分類の高齢者の認知機能検査後の交通事故の関係についても分析されています。

　認知機能検査の全ての分類において、違反を犯している違反有の高齢者は、違反無の高齢者に比べて事故の加害者（第1当事者）になる率が高くなっています。特に違反有の高齢者では第2分類（認知機能の低下のおそれがある）の事故の加害者（第1当事者）率が最も高くなっています（図11-3-3）。同様に、違反無の高齢者の事故の加害者（第1当事者）率でも第2分類（認知機能の低下のおそれがある）は、第3分類（認知機能の低下のおそれがない）よりも高い結果となっています。

　つまり、違反を犯した高齢者は事故を起こす可能性が高く、特に第2分類（認知機能の低下のおそれがある）の高齢者にその傾向が最も高い結果となっています（図11-3-4）。

　違反を犯した回数や違反の種類との関係については、事故の加害者（第1当事者）となってしまう率を違反1回の高齢者と違反2回以上の高齢者で比較しています。認知機能検査での第2分類（認知機能の低下のおそれあり）と第3分類（認知機能の低下のおそれがない）の高齢者では、違反2回以上の高齢者が事故を起こしやすくなっています。

　違反の種類での事故当事者率では、携帯電話違反者が事故当事者と

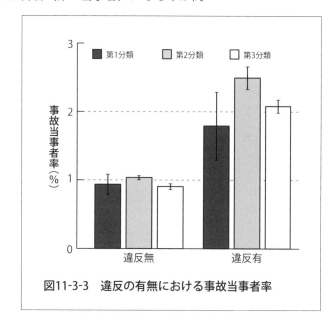

図11-3-3　違反の有無における事故当事者率

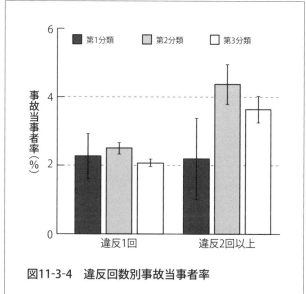

図11-3-4　違反回数別事故当事者率

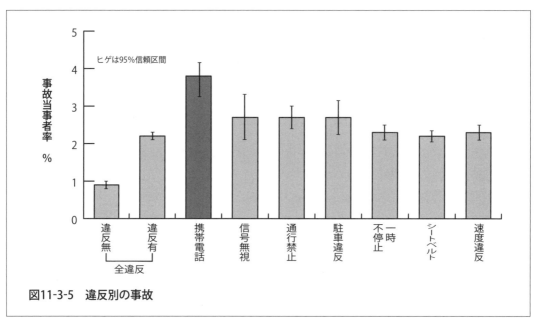

図11-3-5　違反別の事故

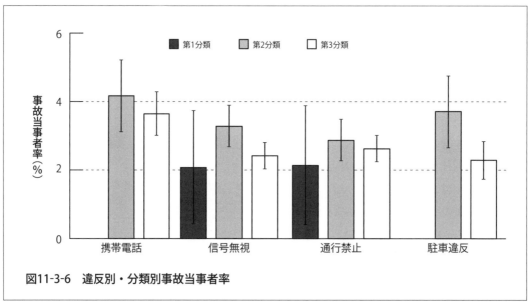

図11-3-6　違反別・分類別事故当事者率

　なる率が最も高く、続いて信号無視・通行禁止・駐車違反が多く、そして一時不停止・シートベルト違反・速度違反となっています（図11-3-5）。

　違反別・認知機能検査結果（第1・2・3分類）別の分析では、公表された全ての種類の違反で第2分類（認知機能低下のおそれあり）の高齢者が事故当事者となる率が最も高い傾向が確認できます（図11-3-6）。

　また、レポートでは認知機能の低下だけが安全運転を難しくしているわけではなく、年齢もリスク因子として指摘しています。高齢者は認知機能低下だけではなく、視覚能力の低下など身体能力の低下などが合わさって、事故発生のリスク因子を複数抱えており、これらの能力低下（リスク因子）

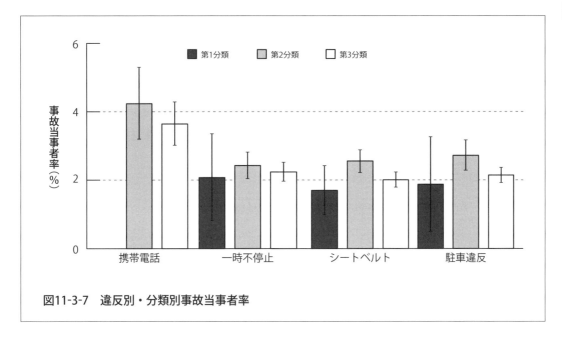

図11-3-7　違反別・分類別事故当事者率

が年齢とともに悪化してしまう人がほとんどで、加齢は（年齢が1歳増え
るごとに）人身事故率を高める要素として指摘しています。

3. わずかな認知機能低下は最も注意が必要

　このように、運転免許更新の認知機能検査で3つの種類（第1分類：認
知症のおそれあり、第2分類：認知機能低下のおそれあり、第3分類：認
知機能低下のおそれなし）のそれぞれの高齢者が、事故の当事者となる傾
向は以下となります。

・認知機能の低下よりも、反復事故と加齢は事故の加害者となる率を高
　めてしまいます。
・認知機能低下のおそれがある第2分類の高齢者は、運転頻度が多く、
　事故の加害者となる確率が高くなっています。
・認知機能低下のおそれがある第2分類で違反検挙を経験している高齢
　者はその後事故の加害者となる確率が高くなっています。

　認知機能が最も低下した成績の第1分類（認知症のおそれがある）高齢
者よりも、成績が中位に分類された第2分類（認知機能の低下のおそれが
ある）の高齢者の運転は、さまざまなケースで事故のリスクが高く、最も
注意が必要となります。
　この第2分類は認知機能低下が始まっている MCI あるいは MCI 予備群
とも考えられ、認知機能低下の初期段階のため日常生活への支障はほとん

どない状態と考えられます。そのため認知機能低下の変化は自覚をもつことが難しい程度に留まっており、周囲からも運転に問題があるとは判断されにくく、運転を継続する傾向となっていることが予想されます。

認知症に至らずとも認知機能の低下が始まった高齢者は、日常生活では問題がなくとも運転での事故のリスクが増していること、さらにいえば、軽微な事故であっても事故を繰り返していたり、違反を犯した高齢運転者には最も注意が必要となります。

4. 免許証自主返納について

年齢とともに低下する認知機能や身体能力の低下は安全運転のリスクであるため、高齢者は自身の能力低下を自覚したうえで運転を行うことが求められます。しかし能力低下が進んでしまったり、能力低下を自覚することや安全を意識することでもカバーできないなど、安全運転の履行が困難になった場合には、自主的に運転免許を返納することが求められます。

① 免許証の自主返納の状況

運転免許の自主返納件数は増加傾向ですが、年齢層別に返納数の推移をみてみると、身分証明として免許証の代替となる運転免許経歴証明書が発行されるようになった2002（平成14）年から徐々に増え始め、運転経歴証明書の有効期間が永久（2012年4月1日施行の道交法改正）となった2012（平成24）年から増加が顕著になっています。最近では若干の減少傾向が見られますが、東京池袋での高齢者による死亡事故がきっかけとなり2019（令和元）年には返納件数は急増しています。特に、近年では75

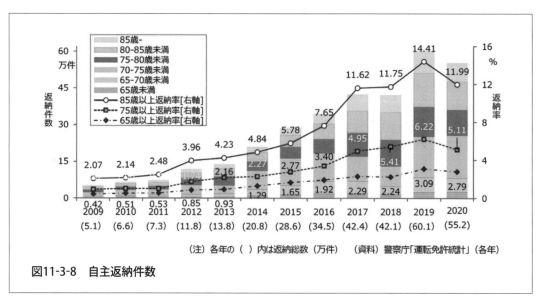

図11-3-8　自主返納件数

歳以上高齢者の自主返納件数が増加しており、半数以上を占めています。

②　免許証自主返納のきっかけについて

　ITARDA（交通事故総合分析センター）の交通事故分析レポートによると、免許の更新時に更新手続きを行わずに免許が失効となった推移をみると、75歳、78歳、81歳、84歳と3歳刻みで免許更新をしない割合が高くなっています。このことから、この年齢に合わせて身体能力低下や認識機能低下に対する自覚、安全運転への意識を深める機会を作ることに有効性があると指摘しています。

　また、運転免許更新を行わない高齢者および自主返納の特徴として、75歳を超えて返納を申請した高齢者は前年に事故当事者となっている率が高く、事故の経験が運転継続を断念する動機となっていると考えられます。本来であれば事故を起こす前に運転を諦めることが求められているわけですが、事故を起こす前の傾向から予測すると、違反を経験した高齢者は、その後事故の加害者となる率が高いことがわかっています。違反を繰り返してしまうような場合には自主返納への重要なアラートと考える必要がありそうです。

まとめ

運転に問題がなければ運転継続に前向きな検討を

　運転免許の返納は英断であって、高齢者は免許を返納すべき、との考えが大勢的ですが、高齢者が運転をやめてしまうことでのデメリットについてもぜひ知っておいてください。

　高齢者が運転免許を返納し運転をやめてしまうと、活動機会や活動範囲が減少する可能性が高くなります。特に公共交通が充実していない地方部では、自動車を運転できなくなることで、外出する機会や、趣味や社交活動などでの移動手段が減少してしまいます。家に引きこもってしまうと、筋力の衰えなど身体機能の低下につながる可能性も危惧されます。また、運転を行わないことにより、自己決定能力の喪失や社会的孤立感、精神的ストレスなどが生じる場合もあります。

　運転は車を発進させた瞬間から目的地到着まで、「認知」「判断」「操作」を連続して行っています。運転をしているときの脳は、状況を認知し、適正な動作を判断し、運転操作のための行動をとる、この一連の刺激を受け続けます。運転をやめてしまうと、日々定期的に受けていたこれらの刺激を受ける機会が失われてしまい、認知能力が低下する可能性があるとされ

ています。

　国立長寿医療研究センターによると、加齢とともに要介護状態になる危険性について、運転をやめた高齢者は、運転を継続した高齢者の約8倍にのぼること、また認知症の発症についても、運転を続けていた高齢者は運転をしていなかった高齢者と比較して、認知症発症の危険性が約4割少なくなると分析しています。

　認知機能が低下し「認知症」と診断された場合には運転は禁止されているので、運転者の意思にかかわらず免許は取り消しとなります。他方、年齢を基準に返納を決めつけることは慎重であるべきで、運転能力に応じた本人の自覚と安全への意識づけを確実にしたうえで、安全に運転ができるようであれば本人の意思に委ねることが望まれます。また、高齢者であってもトレーニングを行うことで運転技能の向上が期待できるという調査結果が得られているので、トレーニングを行いながら運転を続けることにも可能性があります。また、近年登場してきている衝突被害軽減技術や運転支援技術を搭載した車両を利用するなど、能力低下を補う最新機器を積極的に活用することも運転継続に期待できるところです。これらの対応策を講じ、同時に免許返納も選択肢として想定しながら、安全に運転を継続する方法を熟考し対応したいものです。

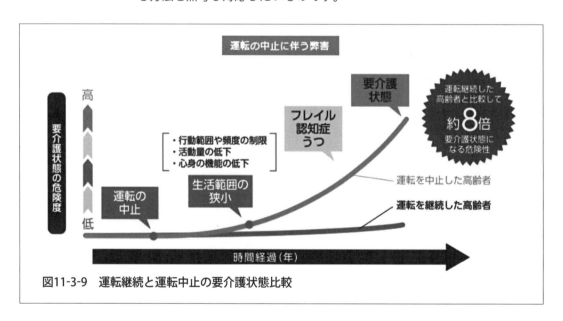

図11-3-9　運転継続と運転中止の要介護状態比較

参考文献
・2019年第22回交通事故・調査分析研究発表会（公財）交通事故総合分析センター齋藤達也「高齢運転者の検挙違反・認知機能検査結果と交通事故」
・2020年第23回交通事故・調査分析研究発表会（公財）交通事故総合分析センター小菅英恵「高齢運転者の事故防止研究：認知機能検査と交通事故・違反歴データ分析の紹介と今後の展望」

高齢者が安全に運転できるための取り組み

・MCIによる運転の影響　・サポートカーの有効性
・高齢ドライバー　・高齢者講習　・運転挙動　・予防安全技術

はじめに

　高齢ドライバーによる事故の被害が増えていることから、2022（令和4）年5月からサポカー限定免許が創設されましたが、現状では取得を希望する高齢者は少なく、浸透にも時間がかかりそうで、このまま車の運転を続けられると考える高齢者が多いようです。この理由としては、運転技能が全くなくなったわけではないし、"日常的には問題なく運転ができる"と感じているためです。事故とはさまざまな要因が重なり合って確率的に起きるもので、それは高齢者に限らず、全ての年齢のドライバーにあてはまります。運転歴が長いほど、"いつもどおり大丈夫"と考えてしまう時間も長いですし、そのような高齢ドライバーが事故を起こすメカニズムをきちんと把握することで、合理的で説得力のある交通安全への指導や施策を講じることができると考えます。

　ここでは、日常的に運転する高齢ドライバーを対象に、高齢者講習での実走コース（第3分類：記憶力・判断力に心配ない高齢者向けのもの）に車庫入れとS字カーブを追加したコースを走ってもらい、運転挙動や視認挙動などの生体反応をビデオなどにより観測することで、事故につながる挙動を抽出する実験を行った結果を紹介します。

　また、調査結果で紹介する高齢ドライバーの運転挙動特性を事故軽減の側面から補助する自動車側の機能（衝突被害軽減ブレーキなど）が近年急速に充実してきています。行政でも免許制度にサポカー免許を新設するなど、事故の軽減に一定の評価と大きな期待がされています。最新の安全技術が搭載され長く運転を続けるためには有効な手段となるサポートカーについて、その情報についても紹介していきます。

　なお、運転挙動調査では、世界的に有効性が認知されている ADAS（Alzheimer's Disease Assessment Scale：記憶を中心とする認知機能検査で、継続的に複数回実施し、得点変化によって認知機能の変化を評価

するもの）をタッチパネル式コンピュータで行なえるようにした TDAS
で認知機能を評価しました。TDAS では、高得点になるにつれて障害の程
度が増し、7点〜10点で MCI、11点以上で認知症の可能性が疑われる評
価としています。

1. 運転時の関心のムラ

　教官は、調査走行前に被験者に対して「停止線で一旦停止すること」「信
号を守ること」「踏切での通行方法を守ること」を説明していますが、こ
れら事前に説明を受けた交通ルールに対しての被験者の運転挙動（ルール
を破った回数の平均値）は停止線、信号、踏切でのルールを破る被験者は
いたものの、MCI あるいは認知症の疑いがあるドライバーと健常ドライ
バーとの間に統計的な差異があるとはいえませんでした（比較した結果は
図11-4-1）。

　特に停止線での一旦停止を履行しない高齢ドライバーが多いことがわか
り、高齢ドライバー全般で運転時の危険挙動があり、MCI あるいは認知症
か否かに依らず、一旦停止を履行させるよう促す必要があることが示唆さ
れています。

　一方で、車庫入れ時の切り返し、左寄り通行、広幅員の車道において右
側への進路変更、障害物がある箇所での車線変更などがコースに組み込ま
れていますが、走行前および走行中にこれらへの注意や説明を行わず走行
してもらいました。結果、健常ドライバーと比較して、MCI あるいは認知
症の疑いがあるドライバーはセンターライン寄りを走行し、**安全確認**[※]や

※**安全確認**
安全確認はビデオ
データから目視の有
無で判断した。

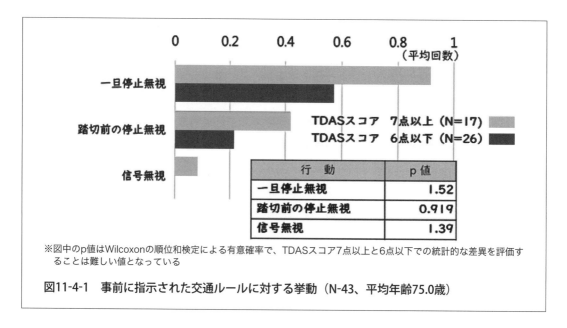

※図中のp値はWilcoxonの順位和検定による有意確率で、TDASスコア7点以上と6点以下での統計的な差異を評価す
　ることは難しい値となっている

図11-4-1　事前に指示された交通ルールに対する挙動（N-43、平均年齢75.0歳）

ウィンカーによる行動の表明をせずに進路変更や車線変更を行う挙動が観測されました。特に顕著な差が出たのが障害物回避時の挙動で、MCI あるいは認知症の疑いがあるドライバーのほとんどがウィンカーを付けずに車線変更して障害物を回避しており、中には、ウィンカーや安全確認の不足だけでなく、障害物に接触したり、衝突して破壊したりするケースすらありました（比較した結果は図11-4-2）。

さらに、交通ルールとは別に技能が求められる車庫入れ時では、切り返し回数は、MCI あるいは認知症の疑いがあるドライバーと健常ドライバーとの間で、有意水準10% で統計的に差異がみられたのは、コースに 2 ヵ所設定されている車庫入れの 1 度目の車庫入れ時で、健常ドライバーに切り返し回数が多い結果となりました（Wilcoxon の順位和検定、p=0.072）。MCI あるいは認知症の疑いがあるドライバーが 1 度目の車庫入れを順調にできていたわけではありません。切り返しが必要な場面でも強引に運転を進め、脱輪や接触に至っていて、統計的な差異はないものの、脱輪（TDAS 7 点以上：平均約 1.25 回、TDAS 6 点未満：平均約 0.917 回）や接触（TDAS 7 点以上：平均約 0.857 回、TDAS 6 点未満：平均約 0.571 回）、MCI あるいは認知症の疑いがあるドライバーに脱輪接触が多くなっています。さらに、1 度目の車庫入れの際に教官から注意を受けた際には、2 度目の車庫入れでは MCI あるいは認知症の疑いがあるドライバーのほうが多く切り返しを行っています。これらのことから、MCI あるいは認知

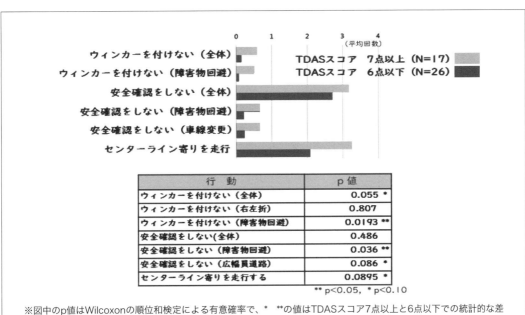

図11-4-2　事前に指示されない交通ルールに対する挙動（N-43、平均年齢75.0歳）

症の疑いがあるドライバーは、必要な動作を省いてでも早く目的を達成しようとする傾向がうかがわれ、そのため1度目の車庫入れでは切り返し回数が少ない傾向になっていることが推察されます。

2. 運転時の心理的な負荷

　上記の運転挙動から、上手く運転するための意識が向く対象に違いがあることが予想できるので、運転中の生体反応を観測し、心理的な負荷のかかり方を比較してみました。

　まず、大まかな傾向を見るために、図11-4-3で実車前と実車直後に計測できた被験者の血圧の差（mmHg）を確認します（実験後の方が高い場合は＋）。TDASが6点以下の被験者で平均2.25、**S.D.**[※]15.8（n=32）、TDASが7点以上の被験者で平均-2.56、S.D.17.2（n=9）でした。個人差が非常に大きく、統計的に有意な差異はみられないものの、MCIあるいは認知症のおそれがある高齢ドライバーの方が実車後の血圧が低い傾向が観測されました。また、図11-4-4には、実車前と実車直後に計測した被験者の脈拍数の差（bpm）を示しています（実験後の方が高い場合は＋）。TDASが6点以下の被験者で平均-0.0625、S.D.5.45（n=32）、TDASが7点以上の被験者で平均-2.67、S.D.5.48（n=9）となりました。脈拍についても個人差が非常に大きく、統計的に有意な差異は見られませんでしたが、MCIあるいは認知症のおそれがある高齢ドライバーの方が実車後の脈拍が低い傾向が観測されました。

※ **S.D.**
成績のばらつきを示す。

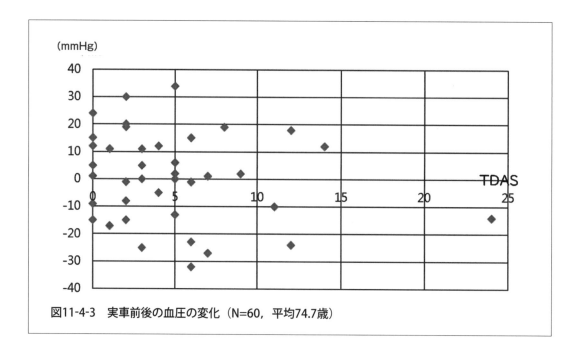

図11-4-3　実車前後の血圧の変化（N=60，平均74.7歳）

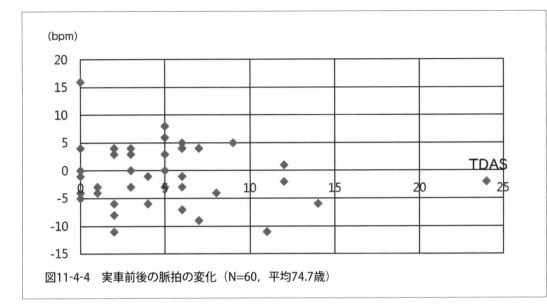

図11-4-4　実車前後の脈拍の変化（N=60，平均74.7歳）

運転行動全体の及ぼす影響が異なる可能性が示唆されるので、次に運転中に1秒ごとに観測した脈拍数の特徴を調査してみました（結果を表11-4-1）。運転中の脈拍数の平均値はTDASスコアによらず同程度ですが、変動係数については、TDASが6点以下の被験者に対し、7点以上の被験者

表11-4-1　運転中の脈拍の比較

	TDAS6点以下 （n=26）	TDAS 7 点以上 （n=9）
平均	89.10	84.43
標準偏差	6.20	11.06

（N=60、平均74.7歳）

のほうが大きい結果となり、統計的にも有意な差がみられます（p=4.08）。このことから、認知機能が低下した高齢ドライバーは、健常高齢ドライバーと比較して、過負荷状態とリラックスした状態（脈拍数が低い状態）が起きていることがわかりました。

　代表的なサンプルの、運転中の脈拍数を縦軸、走行距離を横軸にとって推移を図11-4-5および図11-4-6に示しています。健常高齢ドライバーは、車庫入れやS字クランクなどのイベント時のほかに、急ブレーキ体験の説明時や障害物回避の箇所で幅員が狭くなっていることに気付く際に脈拍数が上がっていることがわかりますが、上がった脈拍は通常道路の運転中に低下していく傾向がみられます。これに対してMCIあるいは認知症のおそれのある高齢ドライバーは、車庫入れ前、急ブレーキ体験前に脈拍数が上昇し、その後脈拍は急激に下がり、被験者によっては元の数値を下回ることすらありました。

　心拍数や脈拍数が被験者の緊張状態を表すと捉えると、これらの結果からは、健常ドライバーは運転によって負荷がかかったのに対し、MCIあるいは認知症の疑いのあるドライバーは、運転前に高負荷状態にあり、運転

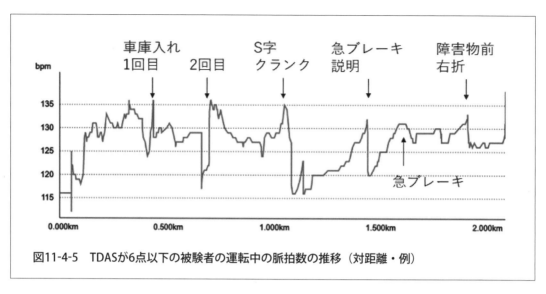

図11-4-5　TDASが6点以下の被験者の運転中の脈拍数の推移（対距離・例）

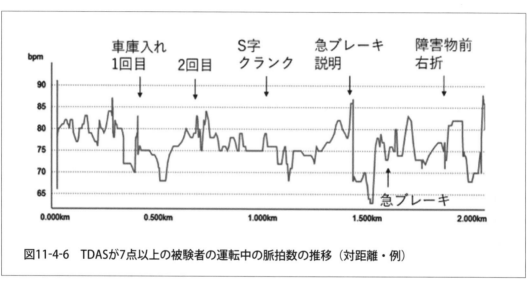

図11-4-6　TDASが7点以上の被験者の運転中の脈拍数の推移（対距離・例）

が無事にできることで極端なリラックス状態になっています。これは運転そのものよりも「うまくできるかどうか」や「評価されること」に関心があるものと推察されます。

3. データ取得と評価の難しさ

　上記のように、運転を観測する実験の場ですら、高齢ドライバーは日ごろの運転とは異なる調査の実車運転においては、「運転に問題がない（あるいはうまい）と思われたい」という心理に起因すると思われる緊張感をもつ可能性があります。これが運転技能検査の場であれば、より強く発現することは容易に想像できます。運転技能検査では日常運転での課題を発

見するべきなのですが、より緊張感の強い非日常での運転技能をみて問題
があるかどうかこそ評価の対象とすべきなのか、ターゲットを絞った評価
基準を提示しないと、高齢ドライバーの運転評価の受容性は高まらずに、
理不尽な評価と思われてしまうものと考えられます。

　なお、本調査時に、有効サンプル45名分の急ブレーキの制動距離を
計測したところ、TDASが6点以下の被験者で平均7.33m、S.D.2.55m
（n=28）、TDASが7点以上の被験者で平均8.40m、S.D.1.93m（n=5）
であった（図11-4-7）本調査の有効サンプル数が少ないのは、被験者が
急ブレーキまでに30km/hまで加速ができなかった、あるいは30km/h
より大幅に加速してしまったことによります。統計的に有意な差異はみら
れなかったものの、MCIあるいは認知症のおそれがある被験者のほうが制
動距離が長い傾向にあることもわかりました。また、除外サンプルの多く
はMCIあるいは認知症のおそれのあるドライバーであったことから、認
知機能の低下により短時間で加速したり、急減速したりの対応が難しくな
るものと考えられます。認知機能にも日変動があるといわれていますが、
高齢ドライバーの場合には個人差の大きさもあれば、そもそも調査条件を
揃えることができない場面もあるので、瞬間的に得られたデータだけで評
価しきれない難しさもあります。高齢ドライバーの安全を高めるためには、
継続的な観測や支援が必要となります。

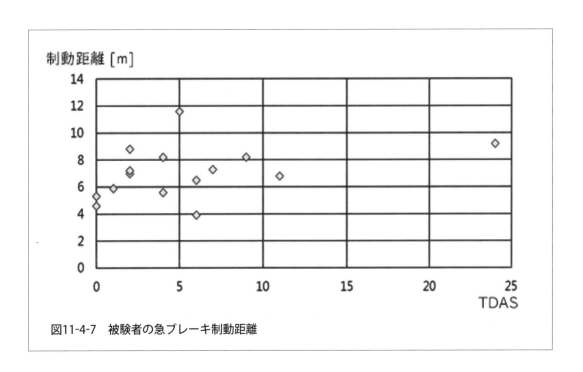

図11-4-7　被験者の急ブレーキ制動距離

4. サポートカーについて

　高齢世代のマイカー選びには、押さえておきたいポイントがあります。

　やはり納得のいく、できるだけ安全な車に乗ることが、ご自身はもちろんご家族にもやさしい車選びになります。認知機能の低下によって、運転に必要な「認知」「判断」「操作」をスムーズに行う能力が低下してしまったとしても、これらを補助してくれる車を利用すれば、リスク軽減ができるので安心です。ここでは、安全性能の付いている車、いわゆる「サポカー」について解説します。

①　自動車の安全機能は目覚ましく進化している

　高齢者世代のマイカー選びの重要なポイントとして「安全性能」があります。年齢を重ねると、認知機能、視覚能力、素早い判断力、手足の反応などは低下します。

　そんな高齢者のウィークポイントを、車の技術で補ってくれる安全技術を上手に活用したいところです。

　車の安全技術には、万が一の衝突時に運転者や同乗者の被害をできるだけ小さくする「衝突安全技術」と、衝突自体をできるだけ防ぐための「予防安全技術」があります。どちらの技術も、20〜30年ほど前から急速に進化し、現在の車の安全性能は、30年以上前の車と比べると驚くほど向上しています。

　実際、1990（平成2）年には約64万件の交通事故が発生し、約1万1,200人が亡くなっていました。それが、2018（平成30）年にはそれぞれ約43万件、約3,500人にまで減りました。

②　車の選びはここを押さえておけば大丈夫！

　では、実際にはどのように選べばよいのでしょうか。

　最初に紹介した、認知機能、視覚能力、すばやい判断、適切な操作の劣化を助けてくれるのは、主に「予防安全技術」です。具体的には、「衝突被害軽減ブレーキ」や「ペダル踏み間違い急発進抑制装置」「車線逸脱警報装置」などです。

　まず、衝突被害軽減ブレーキですが、走行中、衝突しそうになった際に、自動で減速したり止まったりする装置です。よく「自動ブレーキ」と呼ばれるものですが、注意が必要なのは、必ず衝突を防げるわけではなく、止まれないことや、条件によっては作動しないこともあります。とはいえ、認知機能の低下などで起きやすい反応遅れなどによる衝突を防ぐには、かなり高い効果が見込める装置です。

　ペダル踏み間違い急発進抑制装置は、名前のとおり、最近ニュースなどでも話題になることの多いアクセルペダルとブレーキペダルの踏み間違いによる事故を防いでくれる装置です。ペダル踏み間違い事故は、高齢世代では最も多い事故要因の一つですので、この装置が付いていると安心感は高いです。ただ、こちらも踏み間違いを完全に防げるわけではないので注意が必要です。現在の装置は、基本的には停止時からの発進のみで、走行時の踏み間違いには対応できません。

　車線逸脱警報装置は、車線をはみ出したり、超えてしまったりした際に、警報音などで教えてくれる装置です。認知機能の低下により視空間認知能力が衰えることで、直進走行を維持しづらくなり車線をはみ出すことにつながると考えられています。この装置もぜひ備えたい機能です。

　このほかに、「先進ライト」と呼ばれる、ヘッドライトの上向き、下向きを自動的に切り替えたり、カーブの曲がり具合に合わせてヘッドライトが照らす範囲を見やすく変更する装置もあります。

③　どのような車を買えば間違いない？

　これらの代表的な予防安全技術を採用した車は、広く「サポカー」（セーフティ・サポートカー、安全運転サポート車）と呼ばれています。テレビコマーシャルや新車ディーラーの店頭でよく PR されているので、聞いたことがある人も多いと思います。

　高齢者の車選びの際には、このサポカーから選ぶのが、安全の面からの基本ともいえるのですが、サポカー S に該当する車の中から選ぶことが大切です。さらに、サポカー S の中で車選びに迷ったときには、車種ごとの衝突安全技術と予防安全技術のレベルを国が調べて公表している「自動車アセスメント」という制度があります。結果はホームページで見ることができるので、こちらも参考にすると、より安全性を重視した車選びができると思います。

まとめ

　『団塊の世代』が75歳以上の後期高齢者となり、高齢運転者の問題は新たなステージに入ったといえるのではないでしょうか。この世代以降の運転者は前世代と同様、車への憧れはもちろんではありますが、車によって生活を広げることを楽しみ、車への学びは深く、スピードをコントロールする喜びを知る世代といえます。つまりは自らのドライブフィールを確かめつつ、運転力を磨いてきた自負もある世代ともいえます。

こうした世代の人々が高齢化を迎え、自らの運転フレイルを認めるのは今後ますます難しいことに思えますが、そこにはこの世代が納得できる運転の衰えを知る確かなエビデンスが必要です。現在の免許更新制度ではその一つが認知機能検査です。認知機能といわれれば、大方の高齢者には、その衰えに自覚があり、不安が先に立ちますが、現行の認知機能検査は、運転に必要な認知機能に特化された内容とはいえ、逆に自分の認知機能は大丈夫だったとの運転の過信を生む結果にもなっています。さらに、検査結果の発表についても本文でも説明したとおり従来の３分類から認知症の恐れあり、なしの２分類に簡便化され、自分の点数を知らされることもなく、３年毎の免許更新時に自らの認知機能についての警鐘としても期待できません。

　運転と認知機能の関係について体系的に研究を進めるべく、新たな施策が必要です。2023（令和５）年から一定の違反歴のある高齢運転者の運転技能検査が始まりました。この検査は安全運転の基本項目の確認だけで合否が決まる形で、合格後に認知機能検査を受けますが、順序を入れ替え、検査時点で認知機能との関係を具体的に問えないのかと考えます。現状では認知機能と運転の関係の基礎研究はゼロベースに近く、こうした機会に、データを積み上げていく考えこそが、運転と認知機能の関係が明らかにしていく始まりになるのではないでしょうか。ここは認知症予防学会の出番です。

第12章 介護保険制度

介護保険制度の概要

キーワード　・介護保険　・要介護認定　・ケアマネジャー

はじめに

　日本は総人口に対して65歳以上の高齢者の割合が21％を超えた超高齢社会です。また、平均寿命は年々延びており、2022（令和4）年度の時点で男性81.05歳、女性87.09歳であり、前年度と比較して平均寿命は若干減少しています。人口に占める高齢者の割合は年々増加しており、認知症の人の増加が懸念されています。

　日本に介護保険制度が誕生したのは2000（平成12）年です。介護保険制度と介護サービスの報酬は3年ごとに見直され、利用者のニーズに応えられるサービスが創設されてきました。しかし、高齢化の進展とともに、介護保険の総費用は年々増加しています。社会保障費の抑制と持続可能な介護保険制度の設計は極めて重要であり、本章では介護保険制度について概説します。

1. 介護保険制度の仕組み

　介護保険は市区町村が保険者となり運営する社会保険です。40歳以上の被保険者は保険料を市区町村に納め、要介護認定を受けた際に介護サービスなどの保険給付が受けられます。なお、保険制度の実施主体を「保険者」と呼び、保険者に保険料を納め給付を受けられる者を「被保険者」と呼びます。また、65歳以上の者を「第1号被保険者」、40歳から64歳までの者を「第2号被保険者」といいます。

　第1号被保険者は要支援・要介護認定を受ければ、原因を問わず介護保険サービスが利用可能となりますが、第2号被保険者は脳出血や認知症など厚生労働省が定める特定疾患（16の特定疾患）と診断されていなければ、認定申請そのものを行うことはできない制度となっています。表12-1-1に第1号被保険者と第2号被保険者の違いを示します。第1号被保険者に

表12-1-1　第1号被保険者と第2号被保険者の違い

	第1号被保険者	第2号被保険者
対象者	65歳以上の者	40歳から64歳までの者
受給権者	要介護・要支援の認定を受けた者	厚生労働省が定める特定疾患と診断されたうえで、要介護・要支援の認定を受けた者
保険料の徴収	年金から天引き（特別徴収）	医療保険の保険料と一括徴収

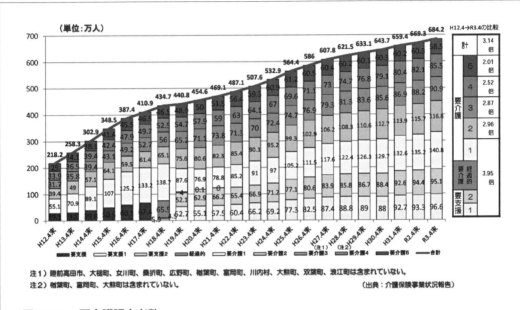

図12-1-1　要介護認定者数

厚生労働省 第98回社会保障審議会介護保険部会（令和4年9月26日）資料

おける要介護認定者数は2022（令和4）年1月末の時点で689.7万人であり、日本全国の小学校の生徒数（在学者数）である645万人より多い人数です。なお、図12-1-1に要介護認定者数の年次推移を示します。また、特定疾患については、1. がん（末期）、2. 関節リウマチ、3. 筋萎縮性側索硬化症、4. 後縦靭帯骨化症、5. 骨折を伴う骨粗鬆症、6. 初老期における認知症、7. 進行性核上性麻痺、大脳皮質基底核変性症およびパーキンソン病、8. 脊髄小脳変性症、9. 脊柱管狭窄症、10. 早老症、11. 多系統萎縮症、12. 糖尿病性神経障害、糖尿病性腎症および糖尿病性網膜症、13. 脳血管疾患、14. 閉塞性動脈硬化症、15. 慢性閉塞性肺疾患、16. 両側の膝関節または股関節に著しい変形を伴う変形性関節症、の16種類です。

　介護保険を運営するための費用は、①保険給付に必要な費用、②市区町村独自の保健福祉事業などの費用、③事業の管理運営のための事務的経費があります。これら費用をまかなうために、介護保険の給付費は税金を財

源とする公費と被保険者から徴収する保険料からそれぞれ2分の1ずつ負担します。公費（50%）のうち、国が25%、都道府県が12.5%、市区町村が12.5%を負担し、保険料（50%）のうち、第1号被保険者が23%、第2号被保険者が27%（2021〈令和3〉年度から2023〈令和5〉年度まで）を負担します。なお、第1号被保険者と第2号被保険者の保険料の割合は3年ごとに人数比率によって按分することになっています。詳細について図12-1-2に示します。

　介護保険料は、介護保険事業計画の見直しに応じて3年ごとに設定されます。第1号被保険者の保険料は市区町村によって大きな差が出ますが、主な理由は次の4点です。

① 　市区町村によって65歳以上の高齢化率が異なり、一般的に高齢化率が高い市区町村では認定率も高く、介護サービス利用者が多く、保険給付も多くなる傾向にある。

② 　特に75歳以上の後期高齢化率の差が大きく影響する。

③ 　65歳以上の高齢者に所得格差がある。一般的に、所得の低い人の多い市区町村では保険料収入が少ない傾向にある。

④ 　市区町村において介護保険の給付水準を国が定める基準以上に上げ

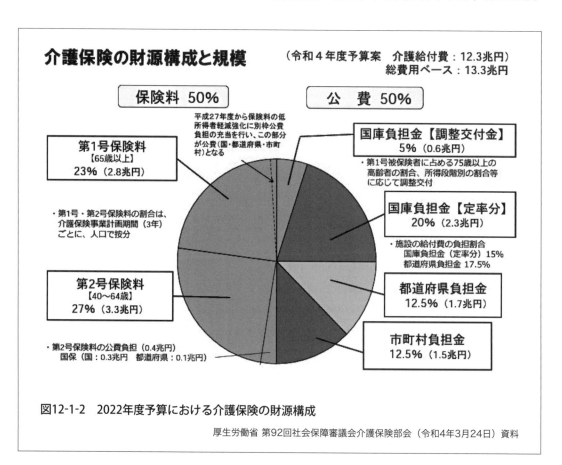

図12-1-2　2022年度予算における介護保険の財源構成

厚生労働省 第92回社会保障審議会介護保険部会（令和4年3月24日）資料

ることや、独自に市町村特別給付や保健福祉事業を行うこともある。その水準の高い市区町村では保険料が高くなる。

　保険料の基準額は、市区町村ごとに必要とするサービスの総費用のうち、第1号被保険者の負担分（23%）を65歳以上の人数で割って算出します。つまり、基準額（年額）＝ 市区町村の介護サービス総費用×第1号被保険者負担分（23%）÷市区町村の第1号被保険者数、です。市区町村によって必要となるサービスの量や65歳以上の人数は異なるため、基準額も市区町村ごとに異なることになります。保険料の基準額の市区町村格差は、第8期（2021〈令和3〉年度から2023〈令和5〉年度）では最低の市区町村と最高の市区町村で約3倍の格差があります。例えば、第8期保険料基準額（月額）で比較すると、群馬県草津町では3,300円ですが、大阪市では8,094円と約2.45倍の格差があります。なお、群馬県草津町の要介護認定率は16.1%、大阪市の要介護認定率は26.2%です。

　また、第1号被保険者の保険料の徴収は、原則として特別徴収方式です。特別徴収方式とは、年金保険者が第1号被保険者に老齢年金、退職年金、障害年金、遺族年金を支払う際に天引きして徴収し、その徴収額を市区町村に収める方法です。第2号被保険者のうち、職場の医療保険に加入している会社員や公務員の場合、介護保険料は医療保険の保険料と併せて毎月の給与から天引きされます。第2号被保険者のうち、自営業者、フリーランス、無職の人は国民健康保険に加入しています。その場合、一人ひとりの所得と被保険者の数などによって決められた額を国民健康保険の保険料に上乗せした形で保険料として徴収します。

2．介護サービスの利用

　介護保険は希望すればだれでもすぐにサービスを利用できる仕組みとはなっていません。次のような手続きが必要となります。

①　要介護認定の申請をする

　被保険者は市区町村の要介護認定の申請を行い、原則として要介護・要支援の認定を受けなければサービスを利用することができません。申請主義となっているので特に注意が必要です。なお、申請は入院中でも可能であり、退院直後から介護保険を利用したい場合には、それを見越して早期に申請をすることも可能です。ただし、申請から認定が下りるまで1ヵ月近く要するため、健康状態が不安定な時期に調査を受けると、認定が出た段階で健康状態が変化し、実態と認定結果が合わない可能性もあるため注意が必要です。入院している場合には代理申請も可能であり、家族、介護

支援専門員（ケアマネジャー）、民生委員、成年後見人などが代理申請することもできます。

② 要介護認定を受ける

要介護認定申請を受理した市区町村は、訪問調査員を派遣して調査を行い、30日以内に要介護度別に要介護認定を行い通知します。受けられるサービスの種類や上限は要介護度別に定められています。なお、調査に反映する期間については、数ヵ月以上も前の出来事などは全く反映されず、原則、調査日よりおおむね過去1週間程度までです。1部の項目（BPSDなど）については調査日よりおおむね過去1ヵ月程度です。

③ ケアマネジャーがケアプランを作成する

要介護者が在宅で介護を受ける場合には、サービスを利用するためのケアプランの作成を居宅介護支援事業者のケアマネジャーに依頼します。ケアプランは自分でも作成することができ、その場合には市区町村に届け出る必要があります。また、施設でサービスを受ける場合には、入所する施設のケアマネジャーが施設ケアプランを作成します。要支援者については、地域包括支援センターが介護予防ケアプランを作成します。

ケアマネジャーとは、要介護者や要支援者の人の相談や心身の状況に応じるとともに、サービス（訪問介護、デイサービスなど）を受けられるようにケアプラン（介護サービス等の提供についての計画）の作成や市区町村・サービス事業者・施設等との連絡調整を行う者です。また、要介護者や要支援者の人が自立した日常生活を営むのに必要な援助に関する専門的知識・技術を有するものとして介護支援専門員証の交付を受けた者です。ケアマネジャーになるためには、介護支援専門員実務研修受講試験に合格し、介護支援専門員実務研修の課程を修了する必要があります。試験を受けるためには、医療保健福祉分野での実務経験（医師、看護師、社会福祉士、介護福祉士など）として5年以上の経験が必要です。ホームヘルパー2級（介護職員初任者研修）などでも一定の実務経験がある者には受験資格がありましたが、2017（平成29）年の制度改正により廃止されました。なお、ケアマネジャーは介護保険法上に規定され、都道府県に登録する公的な資格ですが、国家資格ではありません。また、5年ごとに更新する必要もあります。

地域包括支援センターは、地域の高齢者の総合相談、権利擁護や地域の支援体制づくり、介護予防に必要な援助などを行い、高齢者の保健医療の向上および福祉の増進を包括的に支援することを目的とし、地域包括ケア実現に向けた中核的な機関として市区町村が設置しています。地域包括支

援センターには社会福祉士、主任ケアマネジャー（ケアマネジメント）、保健師の専門職が配置されています。これら3職種が互いに連携を図りながら、個々のケースに対応していくチームアプローチの手法がとられています。地域包括支援センターの業務は大きく分けると、包括的支援事業と介護保険の給付事業（介護予防支援）に分けられます。2023（令和5）年4月末の時点で、全国に5,431ヵ所が設置されています。

表12-1-2　所得に応じた自己負担額

自己負担額	年金などを合わせた合計所得	
	単身世帯	夫婦世帯
1割	280万円未満	346万円未満
2割	280万円以上	346万円以上
3割	340万円以上	463万円以上

④　サービス事業者から介護サービスを受ける

　ケアマネジャーが作成したケアプランの案に納得したら、介護サービス事業者の選定を行います。ケアプラン基づいて、どこのサービスを使うか具体的に決定します。各サービス事業者と契約するまでの連絡・調整は、担当のケアマネジャーが段取りをします。また、利用する介護サービス（介護サービス事業者）との契約が全て終了したら、最後に改めて今後のサービス利用についてケアマネジャーから説明を受け、ケアプランに同意（サイン）をします。同意後はケアプランに従って、サービス事業者から、訪問介護、デイサービス、リハビリテーションなどの介護サービスを受けます。

⑤　利用者はサービスの費用を一部負担する

　サービス事業者は、費用の1割から3割を自己負担額として利用者に、7割から9割を国保連に請求します。国保連はそれを審査して事業者に支払い、その金額を市区町村から受け取ります。なお、自己負担額は表12-1-2に示すとおりです。

3. 要介護者・要支援者と区分支給限度基準額

　要介護状態とは、介護保険法によって「身体上又は精神上の障害があるために、入浴、排せつ、食事等の日常生活における基本的な動作の全部又は一部について、厚生労働省令で定める期間（原則6ヵ月）にわたり継続して、常時介護を要すると見込まれる状態」と定義されています。要介護状態にあると認定された被保険者を「要介護者」といいます。

　要介護認定では、要介護1から要介護5までの5段階の要介護状態区分（要介護度）も併せて確認します。居宅サービスなどを利用したときにはこの要介護状態区分に応じて、介護保険から給付が受けられる上限である

区分支給限度基準額が決められています。

　また、要支援状態とは、①継続して常時介護を要する状態のうち、その状態の軽減、悪化防止に特に役立つ支援を必要とする状態、②継続して日常生活（身支度、掃除、洗濯、買い物など）を営むのに支障がある状態、をいいます。要支援状態にあると認定された被保険者を「要支援者」といい、要支援１（①の状態）と要支援２（②の状態）に分けて認定され、区分支給限度基準額も決められています。

　要介護度別に定められている限度額を区分支給限度基準額といいます。この範囲内であれば利用者は自由に居宅介護サービスと地域密着型介護サービスを組み合わせて利用することができます。限度額は月を単位としており、月の途中に認定された場合は１ヵ月分、月の途中で要介護度が変わった場合には重いほうの要介護度に応じた限度額となります。なお、区分支給限度基準額を表12-1-3に示します。１単位は10円であり、これに地域区分による単価を掛けて介護給付費を算定します。地域区分とは、地域における人件費の違いを考慮して決められており、都市部は高く設定されています。このため、診療報酬と違い介護報酬は全国一律にはならないので注意が必要です。地域区分については、表12-1-4に示すとおりです。１級地は東京23区であり、２級地は町田市、横浜市、大阪市などです。なお、表12-1-4には地域単価のほかに、人件費割合単価を含めた単価となっています。人件費割合単価には、70％、55％、45％の３種類が設定されています。例えば、訪問介護や訪問看護なら70％、訪問リハビリテーションや通所リハビリテーションなら55％、通所介護や認知症対応型共同生活介護なら45％に分類されています。

　利用者は区分支給限度基準額の範囲内で自由にサービスを利用できますが、市区町村によって提供できるサービスの種類や量に限りがあるため、ある利用者が特定の種類のサービスを上限まで利用すると、他の利用者がそのサービスを利用できない場合があります。そのため、市区町村は条例を設けて個別の種類のサービスの限度を決める種類支給限度基準額を定めることができます。しかし、多くの市区町村では設定していない場合が多いのが現状です。

表12-1-3　区分支給限度基準額

要介護度	区分支給限度基準額
要支援1	5,032単位
要支援2	10,531単位
要介護1	16,765単位
要介護2	19,705単位
要介護3	27,048単位
要介護4	30,938単位
要介護5	36,217単位

2024年3月31日時点

表12-1-4　地域区分と単価

地域	1級地	2級地	3級地	4級地	5級地	6級地	7級地	その他
単価（円）	10～11.40	10～11.12	10～11.05	10～10.84	10～10.70	10～10.42	10～10.21	10

まとめ

　介護保険制度について簡単に説明しましたが、介護保険事業計画は3年ごとに見直しされることから、介護保険料は3年ごとに改定されます。市区町村によって65歳以上の高齢化率は異なることから、市区町村によって介護保険料に大きな差が出ていることを知っておくとよいでしょう。また、介護保険を利用するためには、市区町村に対して申請を行い、要介護・要支援の認定を受けなければサービスを利用することができない申請主義となっています。さらに、市区町村によって提供できるサービスの種類や量に限りがありますので、この点は注意が必要です。

介護保険制度

(1)　介護保険制度の概要

要介護認定の流れ

はじめに

　被保険者から要介護認定の申請を受けた市区町村は、次のような段階を踏んで認定作業を進めていきます。なお、要介護認定の仕組みを図12-2-1に示します。

1. 要介護認定の仕組み

①　訪問調査

　市区町村は申請した人の日常生活の動作や問題行動の状況などを調べるため、被保険者の自宅に認定調査員を派遣して訪問調査を行います。訪問調査は1人の認定調査員が1回の訪問にて行うことが原則です。認定調査員は市区町村の職員、指定居宅介護支援事業者や介護保険施設のケアマネジャーです。しかし、2020（令和2）年4月より新たに「保険、医療又は福祉に関わる専門的な知識を有する者」も新たに加わりました。

　認定調査員は申請した被保険者に面接して、全国共通の認定調査票に基づいて質問をし、その回答を記入します。認定調査票は概況調査、基本調査、特記事項の3部から構成されています。概況調査は、氏名、年齢、住所、現在のサービス状況など被保険者の基本的な情報を調べる調査です。基本調査は、5分野の心身の状況に関する調査、12の特別な医療に関する調査、日常生活自立度に関する調査からなり、主に1次判定に使用されます。特記事項は、認定調査員が認定調査票の記入時に判断に迷った場合や、追加記入すべき状況にあると判断した場合などは記述式で記入し、介護認定審査会（2次判定）の資料として用いられます。

②　1次判定

　訪問調査による高齢者の心身の状況に関する調査の結果と主治医意見書

の意見をコンピュータに入力します。ソフトウェアは調査項目ごとに設けた選択肢によって高齢者を分類し、そこから要介護認定などの基準時間を推計するシステムとなっています。要介護認定等基準時間は5つの分野に分かれており、それを合計して、介護サービスが必要か、どの程度必要かを推計し、仮の要介護度を決定します。

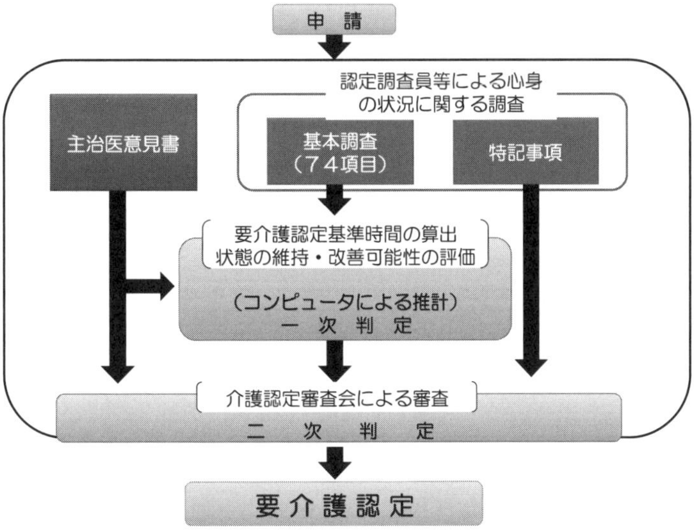

図12-2-1　要介護認定の仕組み

厚生労働省老健局資料

　要介護認定等基準時間とは、基本調査に基づき、①直接生活介助、②間接生活介助、③認知症の行動・心理症状関連行為、④機能訓練関連行為、⑤医療関連行為、の5つの分野の介護行為ごとに必要な時間を推計して合計したものです。ここで注意が必要なのは、この時間というのは1分間タイムスタディという特別な方法による時間であり、実際に家庭で行われる介護時間とは全く違うものであることです。また、実際に受けられる介護サービスの合計時間とも関係していません。なお、運動能力の低下していない認知症高齢者に関しては、過去の全国での審査データを分析し、得られた結果に基づき、時間を加算することになっています。

　この要介護認定等基準時間が25分未満であれば非該当となります。要介護認定等基準時間の詳細について表12-2-1に示します。

③　2次判定

　1次判定の結果はあくまで仮の判定であり、被保険者に通知されることはありません。2次判定の結果が最終的な判定として被保険者に通知されます。2次判定は市区町村に設置されている介護認定審査会が、委員の合議によって1次判定の結果を原案に訪問調査の特記事項と主治医意見書の内容を加味して判定します。その結果と介護認定審査会の意見があれば、それを付記して市区町村に通知します。

表12-2-1　要介護認定等基準時間

要支援1	5分野を合計した要介護認定等基準時間が25分以上32分未満
要支援2	常時介護を要する状態の軽減・悪化の防止に資する支援を要すると見込まれ、5分野を合計した要介護認定等基準時間が32分以上50分未満
要介護1	5分野を合計した要介護認定等基準時間が32分以上50分未満（ただし、要支援2を除く）
要介護2	5分野を合計した要介護認定等基準時間が50分以上70分未満
要介護3	5分野を合計した要介護認定等基準時間が70分以上90分未満
要介護4	5分野を合計した要介護認定等基準時間が90分以上110分未満
要介護5	5分野を合計した要介護認定等基準時間が110分以上

2. 地域支援事業

　要介護認定で非該当（自立）と判定されると、介護保険のサービスは利用できません。しかし、市区町村が実施する地域支援事業である介護予防・日常生活支援総合事業によるサービスを受けることができます。地域支援事業は高齢者本人への支援、高齢者の社会参加、地域の支え合い体制づくりを目指しており、一般介護予防事業と介護予防・生活支援サービス事業に分けられます。

　一般介護予防事業は、65歳以上の全ての高齢者やその支援を行う者を対象とした事業であり、介護予防の普及・啓発、住民主体の介護予防活動の育成・支援、理学療法士等のリハビリテーション専門職の関与の促進などが行われます。介護予防・生活支援サービス事業の対象者は、要支援者、基本チェックリストによりサービス事業該当者とされた者です。事業内容には、訪問型サービス、通所型サービス、栄養改善を目的とした配食、ボランティアによる見守り、介護予防ケアマネジメントの提供などがあります。

　地域支援事業の利用を希望する場合には、まずは市区町村の相談窓口に行き、次に地域包括支援センターで基本チェックリストを使用して、本人の状況確認を行います。この基本チェックリストの結果と本人の希望を踏まえ、一般介護予防対象者、介護予防・生活支援サービス対象者、予防介護認定申請対象者に分けられます。なお、介護予防・生活支援サービス対象者は介護予防ケアマネジメントに基づいてサービスを利用することになります。なお、基本チェックリストを表12-2-2に示します。

表12-2-2　基本チェックリスト

No.	質問項目	回答 (いずれかに○を お付け下さい)	
1	バスや電車で1人で外出していますか	0.はい	1.いいえ
2	日用品の買い物をしていますか	0.はい	1.いいえ
3	預貯金の出し入れをしていますか	0.はい	1.いいえ
4	友人の家を訪ねていますか	0.はい	1.いいえ
5	家族や友人の相談にのっていますか	0.はい	1.いいえ
6	階段を手すりや壁をつたわらずに昇っていますか	0.はい	1.いいえ
7	椅子に座った状態から何もつかまらずにたちあがっていますか	0.はい	1.いいえ
8	15分くらい続けて歩いていますか	0.はい	1.いいえ
9	この1年間に転んだことがありますか	1.はい	0.いいえ
10	転倒に対する不安は大きいですか	1.はい	0.いいえ
11	6ヵ月間で2～3kg以上の体重減少がありましたか	1.はい	0.いいえ
12	身長　　cm　体重　　kg(BMI=　　　　　　　　)(注)		
13	半年前に比べて固いものが食べにくくなりましたか	1.はい	0.いいえ
14	お茶や汁物等でむせることがありますか	1.はい	0.いいえ
15	口の渇きが気になりますか	1.はい	0.いいえ
16	週に1回以上は外出していますか	0.はい	1.いいえ
17	昨年と比べて外出の回数が減っていますか	1.はい	0.いいえ
18	周りの人から「いつも同じことを聞く」などの物忘れがあるといわれますか	1.はい	0.いいえ
19	自分で電話番号を調べて、電話をかけることをしていますか	0.はい	1.いいえ
20	今日が何月何日かわからない時がありますか	1 はい	0.いいえ
21	(ここ2週間)毎日の生活に充実感がない	1.はい	0.いいえ
22	(ここ2週間)これまで楽しんでやれていたことが楽しめなくなった	1.はい	0.いいえ
23	(ここ2週間)以前は楽にできていたことが今ではおっくうに感じられる	1.はい	0.いいえ
24	(ここ2週間)自分が役に立つ人間だと思えない	1.はい	0.いいえ
25	(ここ2週間)わけもなく疲れたような感じがする	1.はい	0.いいえ

（運動：6〜10、栄養：11〜12、口腔：13〜15、閉じこもり：16〜17、認知：18〜20、うつ：21〜25）

（注)BMI(=体重(kg) ÷ 身長(m) ÷ 身長(m))が18.5未満の場合に該当とする。

3. 保険給付

　介護保険の保険給付は、全国共通の要介護者のための「介護給付」と要支援者のための「予防給付」、市区町村が第1号被保険者の保険料を財源として独自で行う「市町村特別給付」に分類されます。また、利用者がどこで受けるかによって分類すると、自宅に住んでいて受ける「居宅サービス」「地域密着型サービス」と、介護保険施設に入所して受ける「施設サービス」に分類されます。なお、要支援者は施設サービスを受けることはできません。なお、介護サービスの詳細を図12-2-2に示します。

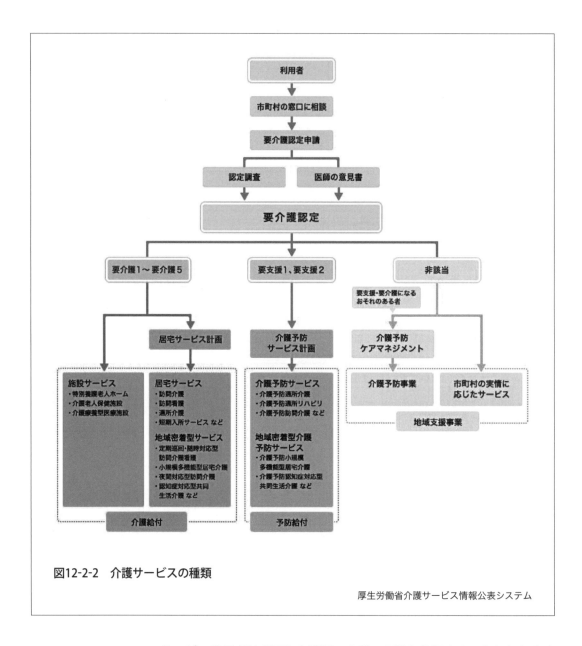

図12-2-2　介護サービスの種類

厚生労働省介護サービス情報公表システム

　　サービス利用者は利用した費用の1割〜3割を負担することになりますが、実際は次の4つは自己負担となります。①施設介護サービス費の1割〜3割、②居住費と食費の全額（所得によって負担の上限額が決まっている）、③日常生活費（歯ブラシ、化粧品、タオルなどの日用品、利用者が希望して参加する絵画や花、陶芸などのクラブ活動や行事に係る材料費、個人の嗜好に基づく贅沢品など）、④交通費や送迎費、入所者が選んだ特別な居室や特別な食事の費用は全額自己負担となります。

まとめ

　介護保険制度は非常に複雑で簡単に理解することは難しいかもしれません んが、いざというときに介護サービスが利用できるように、その仕組みや 申請方法などをあらかじめチェックしておくことは重要です。また、介 護保険制度は3年ごとに制度を見直すことになっており、2024（令和6） 年度には制度の見直しが行われる予定です。その際、介護保険料の見直し も行われ、高額介護サービス費の上限の引き上げも検討されることになり ます。常に最新の情報をチェックしておくことも今後必要となります。

はじめに

　介護保険は市区町村が主体になっており、実際に介護サービスを受けるためには市区町村に設置されている介護認定審査を受ける必要があります。介護認定審査会は申請者の今後の生活を大きく左右する会議になります。本節では、介護認定審査会および主治医意見書について説明します。

1. 介護認定審査会

　介護認定審査会は市区町村の附属機関として設置され、要介護者等の保健、医療、福祉に関する学識経験者（専門家）によって構成される合議体です。認定審査委員会のメンバーは、医師、歯科医師、薬剤師、看護師、保健師、歯科衛生士、介護福祉士、社会福祉士、介護支援専門員などが市区町村や関係団体からの推薦に基づいて市区町村長から任命されます。認定審査委員会が、認定調査に基づいた全国共通のコンピュータによる一次判定と、主治医意見書をもとに申請者の要介護度を公平かつ公正に審査・判定します。

　要介護認定は、「介護の手間」を表す時間である要介護認定等基準時間を算定し、さらに認知症高齢者の指標を加味して実施します。なお、要介護認定等基準時間は5つの分野（①直接生活介助、②間接生活介助、③認知症の行動・心理症状関連行為、④機能訓練関連行為、⑤医療関連行為）に分かれており（表12-3-1）、それを合計して介護サービスが必要か、どの程度必要かを推計し、要介護度を決定します。なお、前節でも述べたとお

表12-3-1　要介護認定等基準時間の5分野

直接生活介助	入浴、排せつ、食事等の介護
間接生活介助	洗濯、掃除等の家事援助等
問題行動関連行為	徘徊に対する探索、不潔な行為に対する後始末等
機能訓練関連行為	歩行訓練、日常生活訓練等の機能訓練
医療関連行為	輸液の管理、褥瘡の処置等の診療の補助

り、要介護認定等基準時間というのは1分間タイムスタディという特別な方法による時間であり、実際に家庭で行われる介護時間とは全く違うものです。また、実際に受けられる介護サービスの合計時間とも関係していません。

審査・判定は、不公平がないよう個人を特定できるような情報を隠して行われます。また、申請者の主治医や利用している介護事業所の職員など、直接関係のある委員は審査に加わることができません。

なお、認知症に対する介護は非常に大変ではありますが、要介護認定においては軽い判定結果になる場合も少なくありません。要介護認定の流れでも記述したように、市区町村は申請した人の日常生活の動作や問題行動の状況などを調べるため、まず被保険者の自宅に認定調査員を派遣して訪問調査を行います。

この訪問調査は全国共通のコンピュータによる一次判定の基となりますが、訪問調査の際に、認知症介護の「大変さ」を伝えるだけでは適切に判断してもらえないことがあります。この一次判定の大きなポイントは「介護の手間」です。つまり、認知症の症状によってどれだけ日常生活の中で介護に手間がかかっているかを適切に説明することが大切なのです。

特に、①直接生活介助と②間接生活介助においてどれくらい介護に手間がかかっているかを具体的に説明することが重要です。可能であれば、どのような場面で、週に何回ぐらいか、夜間に決まって起きるのか、何時間ぐらい介護に時間を要しているのかなどを事前に紙などに記載しておき、補足できるようにしておくとよいでしょう。

2. 主治医意見書

市区町村が要介護認定を行う場合には、被保険者の主治医から疾病、負傷の状況などについて医学的な意見を求めること、とされており、主治医意見書に所要の事項を医師に記載してもらう必要があります。要介護認定の結果によって申請を行った高齢者は介護保険サービスを利用できるかどうか、また利用できる場合には在宅サービスの条件や施設に支払われる報酬が決定されることになるため、主治医意見書の役割は極めて大きいといえます。

主治医意見書は申請者の主治医（かかりつけ医）が記載し、以下の項目について記入します。

　　1）疾病に関する意見：現在罹患している疾病の診断名とその発症日、
　　　　症状としての安定性、生活機能の直接の原因となっている疾病の経
　　　　過および投薬内容を含む治療内容

２）特別な医療：過去14日間以内に受けた医療について全て確認する

３）心身の状態に関する意見：日常生活自立度、認知症の中核症状と行動・心理症状（BPSD）、精神・神経症状と身体の状況

４）生活機能とサービスに関する意見：移動、栄養・食生活、現在あるかまたは今後発生する可能性の高い状態とその治療方針、サービス利用による生活機能の維持・改善の見通し、医学的管理の必要性、サービス提供時における医学的観点からの留意事項、感染症の有無

５）特記すべき事項：主治医として、要介護認定の審査判定および介護保険サービスによるサービスを受けるうえで重要と考えられる事項があれば要点を記入する

　なお、主治医意見書はケアプランの作成時にも利用されます。ケアマネジャーなどの介護サービス提供者は申請者の同意を得ることで主治医意見書の閲覧も可能となります。

　主治医意見書は申請者が主治医に依頼して直接もらう場合と、市区町村からかかりつけ医に主治医意見書を依頼してもらう場合があります。主治医がいない場合には、過去に受診歴のある医師をかかりつけ医として主治医意見書をもらっても良いです。主治医意見書を作成する医師は何科の医師であっても問題はありません。また、市区町村の窓口に相談し、地域の医師会を通じて医師を紹介してもらう場合もあります。なお、主治医意見書の作成にかかる費用については市区町村が負担することになっているため、申請者が支払う必要はありません。

　また主治医意見書では、「認知症高齢者の日常生活自立度」について記載します。認知症を有し、日常生活に支障をきたす症状や行動によって一人で生活をするのは困難であると判断された場合、認知症高齢者の日常生活自立度はⅡ以上の判定となりますので、要介護１以上の判定となります。しかし、認知症を有し、日常生活に支障をきたす症状や行動があっても、だれかが注意していれば自立できると判断されてしまうと、認知症高齢者の日常生活自立度はⅠと判定されますので、要支援２の判定となってしまいます。そのため、主治医（かかりつけ医）の判断によって要介護認定の判断が異なる場合があり、主治医が認知症診断の専門家でない場合には特に注意が必要です。その際には、認知症予防専門医などの専門医に助言を聞くなどして主治医意見書を適切に記載してもらう必要があります。

まとめ

　介護認定審査会は、それぞれの専門性をもった審査員が集まり合議を行いますが、介護サービスの提案やどういった介護サービスを受ける必要が

あるかなどを的確に判断しなければなりません。そのためにはどういった介護サービスがあるのか、地域に特化したサービスがあるのかなどをしっかりと把握しておく必要があります。

　また、認知症に対する介護においては要介護認定に十分に反映されない場合もあるため、認知症の症状によってどれだけ日常生活の中で介護に手間がかかっているかについて、事前に資料などを準備して説明することが大切です。

資料　認知症予防の
　　　各制度について

認知症予防の各制度について

　私が認知症予防に着手したころ、認知症患者を対象とした取り組みではないから専門職でなくてもボランティアで行えばよいだろうという風潮がありました。確かに地方では人手不足で専門職が得られないからという側面もあったと思います。しかし、実際に認知症予防活動を行っていくと、認知症予防教室の効果に顕著な差があることがわかりました[1]。その理由は、教室を運営するコーディネーター役の人の認知症予防に対する科学的に正しい知識とスキルによっていることでした。このことから、私は認知症予防教室のコーディネーターを務める方には、科学的に正しい認知症予防の知識とスキルをもっていただきたいと考えるようになりました。そこで、本学会では科学的に正しい認知症予防の知識とスキルをもった認知症予防専門士を育成することとしました。さらなるニーズの高まりから、認知症予防専門士だけでなく認知症予防専門検査技師、認知症予防専門医、認知症予防専門薬剤師、認知症予防ナースの資格制度拡充を図ってまいりました。本テキストは、全ての専門職の教材として活用していただけることを希望しております。

浦上　克哉

【各専門制度に対する問合せ先】

一般社団法人 日本認知症予防学会
　　[事務局]　〒805-0033　北九州市八幡東区山路松尾町13-27
　　　　　　　TEL：093-654-6363　　　　FAX：093-654-6364
　　　　　　　E-Mail：jsdp@ninchishou.jp
　　　　　　　Home Page：https://ninchishou.jp

引用文献
1)　Ito Y, Urakami K: Evaluation of dementia-prevention classes for community-dwelling older adults with mind cognitive impairment. Psychogeriatrics 12,3-10,2012.

一般社団法人　日本認知症予防学会　認知症予防専門医規則

第1章　総則

第1条　　日本認知症予防学会（以下、「本学会」という）では、今後急増すると想定される認知症患者に対する診療、介護や福祉に関する社会的ニーズに対応するため、認知症予防活動を推進する医師の育成を目指し、認知症予防専門医教育セミナーを開講し、既定の要件を満たした者に対して認知症予防専門医を認定する。

第2章　認知症予防専門医制度委員会

第2条　　認知症予防専門医を認定するため、認知症予防専門医制度委員会（以下「制度委員会」という）を設ける。

第3条　　制度委員会は、認知症予防専門医認定の円滑な実施及び改善のための検討等を行い、必要事項について定めることができる。

第3章　認知症予防専門医の認定

第4条　　認知症予防専門医の認定を申請する者は、以下のすべての要件を満たさなければならない。
（1）　日本国の医師免許証もしくは歯科医師免許証を有すること。
（2）　申請時において、本学会会員歴が2年以上であること。なお、会員歴は年度単位で計算する。
（3）　認知症に関する実診療歴が3年以上あること。
（4）　本学会の指定する修得単位数を有すること。なお、単位数等については細則に定める。
（5）　本学会の会員であること。

第5条　　認知症予防専門医の認定審査を希望する者は、次の各号に定める申請書類を本学会に提出しなければならない。
（1）　認知症予防専門医認定申請書
（2）　実診療歴証明書
（3）　単位証明書

第6条　　認知症予防専門医の審査は、制度委員会において書類審査を実施する。

第7条　　制度委員会は、審査結果を理事会に報告するとともに、認知症予防専門医の認定を行う。

第8条　　制度委員会が認知症予防専門医として認定し、認定料を納めた者に対して、本学会は認知症予防専門医認定証を交付し、認知症予防専門医名簿に登録し、氏名等を本学会ホームページにて公表する。

第9条　　認定に係る認知症予防専門医認定料は 30,000 円とする。なお、既納の認定料はいかなる理由があっても返還しない。

第10条　認知症予防専門医認定の有効期間は、交付の日より5年間とする。
　2　　第4条の規定によって、その資格を喪失したときはその限りではない。

第4章　認知症予防専門医の認定更新

第11条　本学会の認定を受けた認知症予防専門医は、認定を受けてから5年ごとにこれを更新しなければならない。

第12条　認知症予防専門医認定更新申請者は、次の各号を全て満たさなければならない。
（1）　本学会の指定する修得単位数を有する事。なお、単位数については細則に定める
（2）　本学会の会員である者

第13条　認知症予防専門医認定更新申請者は、次の各号に定める申請書類を更新料とともに本学会に提出しなければならない。
（1）　認知症予防専門医認定更新申請書
（2）　単位証明書

第14条　更新に係る費用は 20,000 円とする。なお、既納の更新料はいかなる理由があっても返還しない。

第5章　　認知症予防専門医の資格喪失

第15条　認知症予防専門医は、次の各号の理由により、制度委員会の議決を経て、認知症予防専門医の資格を喪失する。
（1）　認知症予防専門医の資格を辞退したとき
（2）　認知症予防専門医の認定更新をしなかったとき

（３）　規則第１２条に定める認定更新要件を満たさないと制度委員会が判断したとき

第１６条　認知症予防専門医としてふさわしくない行為があったときは、制度委員会の審議を経て、理事長が認知症予防専門医の認定を取り消すことがある。ただし、制度委員会は弁明する機会を与えなければならない。

第6章　規則の変更

第１７条　この規則の変更については、制度委員会の議を経て理事会で議決するものとする。

附則
この規則は、令和２年１０月４日から施行する。

一般社団法人　日本認知症予防学会　認知症予防専門士規則

第1章　総則

第1条　現在、認知症は予防が可能という一致した見解が得られてきており、認知症予備群（軽度認知障害）の人を早く見つけ、予防しようという取り組みが全国的行われている。しかし、認知症予防に関する知識やスキルは一定していない。認知症予防教室は実施すれば効果があることは確認できているが、予防に携わる人、プログラム内容によって効果に差がある。そのことから、認知症予防に携わる人は、認知症に対する十分な知識と認知症予防に関するスキルを持つことが期待される。そのため日本認知症予防学会（以下、「本学会」という）では、認知症予防専門士講座を開講し、認知症予防専門士を認定する。

第2章　認知症予防専門士制度委員会

第2条　認知症予防専門士を認定するため、認知症予防専門士制度委員会（以下「制度委員会」という）を設ける。

第3条　制度委員会は、認知症予防専門士認定の円滑な実施及び改善のための検討等を行い、必要事項について定めることができる。

第3章　認知症予防専門士の認定

第4条　認知症予防専門士の認定を申請する者は、次の各号の全て満たさなければならない。

（1）　認知症予防に関係する医療機関、介護施設、地域包括支援センター、企業、NPO法人等において通算3年以上の実務経験を有する者。

（2）　本学会の指定する単位数を有すること。なお、単位数等については細則に定める。

（3）　本学会の会員であること。

第5条　認定審査を希望する者は、次の各号に定める申請書類を審査料とともに本学会に提出しなければならない。

（1）　認知症予防専門士認定申請書
（2）　履歴書
（3）　実務経験証明書

第6条　審査は、制度委員会において試験を実施する。

第7条 制度委員会は、審査結果を理事会に報告するとともに、認知症予防専門士の認定を行う。

第8条 制度委員会が認知症予防専門士として認定し、認定証の交付を申請した者に対して、本学会は認知症予防専門士認定証等を交付する。

2 本学会は、前項の認定証等を交付した者を認知症予防専門士名簿に登録し、氏名を本学会ホームページにて公表する。

第9条 認知症予防専門士認定証の有効期間は、交付の日より5年を超えない3月31日とする。

2 第4条の規則によって、その資格を喪失したときはその限りではない。

第10条 認知症予防専門士の認定を受け認定証の交付を受ける者は、定められた期日までに、認知症予防専門士認定申請書に認定料を添えて、本学会に提出しなければならない。

第4章　認知症予防専門士の更新

第11条 本学会の認定を受けた認知症予防専門士は、認定を受けてから5年ごとにこれを更新しなければならない。

第12条 認知症予防専門士認定更新申請者は、次の各号を全て満たさなければならない。
（1） 本学会の指定する単位数を有すること。なお、単位数等については細則に定める。
（2） 本学会の会員である者。

第13条 認知症予防専門士認定更新申請者は、次の各号に定める申請書類を審査料とともに本会に提出しなければならない。
（1） 認知症予防専門士認定更新申請書
（2） 単位証明書

第14条 認定および更新に係る費用は次のとおりとする。なお、既納の審査料はいかなる理由があっても返還しない。
（1） 認定審査料　　10,000円
（2） 認定料　　　　 5,000円
（3） 更新審査料　　10,000円

第5章　　認知症予防専門士の資格喪失

第15条 認知症予防専門士は、次の各号の理由により、制度委員会の議決を経て、認知症

予防専門士の資格を喪失する。

（1）　認知症予防専門士の資格を辞退したとき。

（2）　認知症予防専門士の認定更新をしなかったとき。

（3）　規則第１２条に定める認定更新要件を満たさないと制度委員会が判断したとき。

第１６条　認知症予防専門士としてふさわしくない行為があったときは、制度委員会の審議を経て、理事長が認知症予防専門士の認定を取り消すことがある。ただし、制度委員会は弁明する機会を与えなければならない。

第６章　認知症予防専門士指導者の認定

第１７条　認知症予防専門士の育成に努める指導者に対して、認知症予防専門士指導者として認定する。

第１８条　認知症予防専門士指導者の認定を申請する者は、次の各号のいずれかの要件を満たさなければならない。

（1）　認知症予防専門士として認定され３年以上経過した者。

（2）　本会の理事もしくは代議員として３年以上経過した者。

（3）　本会が認定する認知症予防専門医として３年以上経過した者。

第１９条　認定審査を希望する者は、次の各号に定める申請書類を審査料とともに本学会に提出しなければならない。

（1）　認知症予防専門士指導者申請書

（2）　履歴書

第２０条　審査は、制度委員会において書面審査を実施する。

第２１条　制度委員会は、審査結果を理事会に報告するとともに、認知症予防専門士指導者の認定を行う。

第２２条　制度委員会が認知症予防専門士指導者として認定し、認定証の交付を申請した者に対して、本学会は認知症予防専門士指導者認定証等を交付する。

　　２　　本学会は、前項の認定証等を交付した者を認知症予防専門士指導者名簿に登録し、氏名を本学会ホームページにて公表する。

第２３条　認知症予防専門士指導者認定証の有効期間は、交付の日より５年を超えない３月３１日とする。

　　２　　第１８条の規定によって、その資格を喪失したときはその限りではない。

第２４条　認知症予防専門士指導者の認定を受け認定証の交付を受ける者は、定められた期日までに、認知症予防専門士指導者認定申請書に認定料を添えて、本学会に提出しなければならない。

第７章　認知症予防専門士指導者の更新

第２５条　本学会の認定を受けた認知症予防専門士指導者は、認定を受けてから５年ごとにこれを更新しなければならない。

第２６条　認知症予防専門士指導者認定更新申請者は、次の各号に定める申請書類を審査料とともに本会に提出しなければならない。
（１）　認知症予防専門士指導者認定更新申請書
（２）　履歴書

第２７条　認定および更新に係る費用は次のとおりとする。なお、既納の審査料はいかなる理由があっても返還しない。
（１）　認定審査料　　10,000 円
（２）　認定料　　　　 5,000 円
（３）　更新審査料　　10,000 円

第８章　教育関連施設の認定及び取り消し

第２８条　本会は、認知症予防専門士の水準を均てん化するため、認知症予防専門士の教育にふさわしい条件を備えた教育施設について、認知症予防専門士教育関連施設として認定する。

第２９条　認知症予防専門士教育関連施設として申請する施設は、次の各号の全ての要件を満たさなければならない。
（１）　認知症予防を実践している施設であること。
（２）　認知症予防専門士指導者が１名以上配置されていること。

第３０条　認定審査を希望する施設は、次の各号に定める申請書類を審査料とともに本学会に提出しなければならない。
（１）　認知症予防専門士教育関連施設申請書
（２）　認知症予防専門士指導者および認知症予防専門士名簿

第３１条　審査は、制度委員会において書面審査を実施する。

第３２条　制度委員会は、審査結果を理事会に報告するとともに、認知症予防専門士教育関

連施設の認定を行う。

第３３条　制度委員会が認知症予防専門士教育関連施設として認定し、認定証の交付を申請
　　　　した施設に対して、本学会は認知症予防専門士教育関連施設認定プレートを交付
　　　　する。
　　２　　本学会は、前項の認知症予防専門士教育関連施設の認定をした施設を認知症予防
　　　　専門士教育関連施設名簿に登録し、施設名を本学会ホームページにて公表する。

第３４条　認知症予防専門士教育関連施設の認定期間は、交付の日より５年を超えない３月
　　　　３１日とする。
　　２　　第２９条の規定によって、その資格を喪失したときはその限りではない。

第３５条　認知症予防専門士教育関連施設の認定を受けた施設は、定められた期日までに、
　　　　認知症予防専門士教育関連施設認定申請書に認定料を添えて、本学会に提出しな
　　　　ければならない。

第３６条　認定および更新に係る費用は次のとおりとする。なお、既納の審査料はいかなる
　　　　理由があっても返還しない。
　　（１）　認定審査料　　5,000 円
　　（２）　認定料　　　　20,000 円
　　（３）　更新審査料　　5,000 円

第9章　規則の変更

第３７条　この規則の変更については、制度委員会の議を経て理事会で議決するものとする。

附則
この規則は、令和元年６月９日から施行する。
この規則は、令和２年１０月４日より改正施行する。

一般社団法人　日本認知症予防学会　認知症予防専門薬剤師規則

第1章　総則

第1条　　日本認知症予防学会（以下、「本学会」という）では、今後急増すると想定される認知症患者に対する診療、介護や福祉に関する社会的ニーズに対応するため、認知症予防活動を推進する薬剤師の育成を目指し、認知症予防専門薬剤師教育セミナーを開講し、既定の要件を満たした者に対して認知症予防専門薬剤師を認定する。

第2章　認知症予防専門薬剤師制度委員会

第2条　　認知症予防専門薬剤師を認定するため、認知症予防専門薬剤師制度委員会（以下「制度委員会」という）を設ける。

第3条　　制度委員会は、認知症予防専門薬剤師認定の円滑な実施及び改善のための検討等を行い、必要事項について定めることができる。

第3章　認知症予防専門薬剤師の認定

第4条　　認知症予防専門薬剤師の認定を申請する者は、以下のすべての要件を満たさなければならない。
（1）　日本国の薬剤師免許証を有すること。
（2）　申請時において、本学会会員歴が2年以上であること。尚、会員歴は年度単位で計算する。
（3）　調剤経験、業務経験が継続年数3年以上であること。
（4）　本学会の指定する修得単位数を有すること。なお、単位数等については細則に定める。
（5）　本学会の会員であること。

第5条　　認知症予防専門薬剤師の認定審査を希望する者は、次の各号に定める申請書類を本学会に提出しなければならない。
（1）　認知症予防専門薬剤師認定申請書
（2）　実勤務歴証明書
（3）　単位証明書

第6条　　認知症予防専門薬剤師の審査は、制度委員会において書類審査を実施する。

第7条　　制度委員会は、審査結果を理事会に報告するとともに、認知症予防専門薬剤師の認定を行う。

第8条　　制度委員会が認知症予防専門薬剤師として認定し、認定料を納めた者に対して、本学会は認知症予防専門薬剤師認定証を交付し、認知症予防専門薬剤師名簿に登録し、氏名等を本学会ホームページにて公表する。

第9条　　認定に係る認知症予防専門薬剤師認定料は１０，０００円とする。なお、既納の認定料はいかなる理由があっても返還しない。

第10条　認知症予防専門薬剤師認定の有効期間は、交付の日より５年間とする。
　２　　第４条の規定によって、その資格を喪失したときはその限りではない。

第4章　　認知症予防専門薬剤師の認定更新

第11条　本学会の認定を受けた認知症予防専門薬剤師は、認定を受けてから５年ごとにこれを更新しなければならない。

第12条　認知症予防専門薬剤師認定更新申請者は、次の各号を全て満たさなければならない。
（１）　本学会の指定する修得単位数を有する事。なお、単位数については細則に定める
（２）　本学会の会員である者

第13条　認知症予防専門薬剤師認定更新申請者は、次の各号に定める申請書類を更新料とともに本学会に提出しなければならない。
（１）　認知症予防専門薬剤師認定更新申請書
（２）　単位証明書

第14条　更新に係る費用は５，０００円とする。なお、既納の更新料はいかなる理由があっても返還しない。

第5章　　認知症予防専門薬剤師の資格喪失

第15条　認知症予防専門薬剤師は、次の各号の理由により、制度委員会の議決を経て、

認知症予防専門薬剤師の資格を喪失する。
（１）　認知症予防専門薬剤師の資格を辞退したとき
（２）　認知症予防専門薬剤師の認定更新をしなかったとき
（３）　規則第１２条に定める認定更新要件を満たさないと制度委員会が判断したとき

第１６条　認知症予防専門薬剤師としてふさわしくない行為があったときは、制度委員会
　　　　　の審議を経て、理事長が認知症予防専門薬剤師の認定を取り消すことがある。た
　　　　　だし、制度委員会は弁明する機会を与えなければならない。

第６章　規則の変更

第１７条　この規則の変更については、制度委員会の議を経て理事会で議決するものとす
る。

附則
この規則は、令和３年６月２３日から施行する。

日本認知症予防学会　認知症予防ナース規則

第1章　総則

第1条 現在、認知症は予防が可能という一致した見解が得られてきており、認知症予備群（軽度認知障害）の人を早く見つけ、さらに2次予防、3次予防へ繋げようという取り組みが全国的行われている。これを看護師の立場で認知症予防に関する十分な知識と認知症予防に関するスキルを持つことは、日本の認知症予防を行う上で大いに期待され、有益なことである。そのため日本認知症予防学会（以下、「本学会」という）では、認知症予防ナース講座を開講し、認知症予防ナースを認定する。

第2章　認知症予防ナース制度委員会

第2条 認知症予防ナースを認定するため、認知症予防ナース制度委員会（以下「制度委員会」という）を設ける。

第3条 制度委員会は、認知症予防ナース認定の円滑な実施及び改善のための検討等を行い、必要事項について定めることができる。

第3章　認知症予防ナースの認定

第4条 認知症予防ナースの認定を申請する者は、次の各号の全ての要件を満たさなければならない。

（1）　日本国の看護師の資格（准看護師を含む）を有すること。

（2）　本学会の指定する単位数を有すること。なお、単位数等については細則に定める。

（3）　本学会の会員であること。

第5条 認定審査を希望する者は、次の各号に定める申請書類を審査料とともに本学会に提出しなければならない。

（1）　認知症予防ナース認定申請書

（2）　履歴書

第6条 審査は、制度委員会において書類審査を実施する。

第7条 制度委員会は、審査結果を理事会に報告するとともに、認知症予防ナースの認定を行う。

第8条 制度委員会が認知症予防ナースとして認定し、認定証の交付を申請した者に対して、本学会は認知症予防ナース認定証等を交付する。

　2　本学会は、前項の認定証等を交付した者を認知症予防ナース名簿に登録し、氏名を本学会ホームページにて公表する。

第9条 認知症予防ナース認定証の有効期間は、交付の日より5年を超えない3月31日とす

260

　　　　る。
　　2　　第4条の規則によって、その資格を喪失したときはその限りではない。

第10条　認知症予防ナースの認定を受け認定証の交付を受ける者は、定められた期日までに、認知症予防ナース認定申請書に認定料を添えて、本学会に提出しなければならない。

第4章　認知症予防ナースの更新

第11条　本学会の認定を受けた認知症予防ナースは、認定を受けてから5年ごとにこれを更新しなければならない。

第12条　認知症予防ナース認定更新申請者は、次の各号を全て満たさなければならない。
（1）　本学会の指定する単位数を有すること。なお、単位数等については細則に定める。
（2）　本学会の会員である者。

第13条　認知症予防ナース認定更新申請者は、次の各号に定める申請書類を審査料とともに本会に提出しなければならない。
（1）　認知症予防ナース認定更新申請書
（2）　単位証明書

第14条　認定および更新に係る費用は次のとおりとする。なお、既納の審査料はいかなる理由があっても返還しない。
（1）　認定審査料　　10,000円
（2）　認定料　　　　 5,000円
（3）　更新審査料　　10,000円

第5章　　認知症予防ナースの資格喪失

第15条　認知症予防ナースは、次の各号の理由により、制度委員会の議決を経て、認知症予防ナースの資格を喪失する。
　（1）　認知症予防ナースの資格を辞退したとき。
　（2）　認知症予防ナースの認定更新をしなかったとき。
　（3）　規則第12条に定める認定更新要件を満たさないと制度委員会が判断したとき。

第16条　認知症予防ナースとしてふさわしくない行為があったときは、制度委員会の審議を経て、理事長が認知症予防ナースの認定を取り消すことがある。ただし、制度委員会は弁明する機会を与えなければならない。

第6章　認知症予防ナース指導者の認定

第17条　認知症予防ナースの育成に努める指導者に対して、認知症予防ナース指導者として認定する。

第18条　認知症予防ナース指導者の認定を申請する者は、次の各号のいずれかの要件を満たさなければならない。
（1）　認知症予防ナースとして認定され3年以上経過した者。
（2）　本会の理事もしくは代議員として3年以上経過した者。

第19条　認定審査を希望する者は、次の各号に定める申請書類を審査料とともに本学会に提出しなければならない。
（1）　認知症予防ナース指導者申請書
（2）　履歴書

第20条　審査は、制度委員会において書面審査を実施する。

第21条　制度委員会は、審査結果を理事会に報告するとともに、認知症予防ナース指導者の認定を行う。

第22条　制度委員会が認知症予防ナース指導者として認定し、認定証の交付を申請した者に対して、本学会は認知症予防ナース指導者認定証等を交付する。
2　　本学会は、前項の認定証等を交付した者を認知症予防ナース指導者名簿に登録し、氏名を本学会ホームページにて公表する。

第23条　認知症予防ナース指導者認定証の有効期間は、交付の日より5年を超えない3月31日とする。
2　　第18条の規定によって、その資格を喪失したときはその限りではない。

第24条　認知症予防ナース指導者の認定を受け認定証の交付を受ける者は、定められた期日までに、認知症予防ナース指導者認定申請書に認定料を添えて、本学会に提出しなければならない。

第7章　認知症予防ナース指導者の更新

第25条　本学会の認定を受けた認知症予防ナース指導者は、認定を受けてから5年ごとにこれを更新しなければならない。

第26条　認知症予防ナース指導者認定更新申請者は、次の各号に定める申請書類を審査料とともに本会に提出しなければならない。
（1）　認知症予防ナース指導者認定更新申請書
（2）　履歴書

第２７条　認定および更新に係る費用は次のとおりとする。なお、既納の審査料はいかなる理由があっても返還しない。
（１）　認定審査料　10,000円
（２）　認定料　　　 5,000円
（３）　更新審査料　10,000円

第8章　教育関連施設の認定及び取り消し

第２８条　本会は、認知症予防ナースの水準を均一化するため、認知症予防ナースの教育にふさわしい条件を備えた教育施設について、認知症予防ナース教育関連施設として認定する。

第２９条　認知症予防ナース教育関連施設として申請する施設は、次の各号の全ての要件を満たさなければならない。
（１）　認知症予防を実践している施設であること。
（２）　認知症予防ナース指導者が１名以上配置されていること。

第３０条　認定審査を希望する施設は、次の各号に定める申請書類を審査料とともに本学会に提出しなければならない。
（１）　認知症予防ナース教育関連施設申請書
（２）　認知症予防ナース指導者および認知症予防ナース名簿

第３１条　審査は、制度委員会において書面審査を実施する。

第３２条　制度委員会は、審査結果を理事会に報告するとともに、認知症予防ナース教育関連施設の認定を行う。

第３３条　制度委員会が認知症予防ナース教育関連施設として認定し、認定証の交付を申請した施設に対して、本学会は認知症予防ナース教育関連施設認定プレートを交付する。
　２　　本学会は、前項の認知症予防ナース教育関連施設の認定をした施設を認知症予防ナース教育関連施設名簿に登録し、施設名を本学会ホームページにて公表する。

第３４条　認知症予防ナース教育関連施設の認定期間は、交付の日より５年を超えない３月３１日とする。
　２　　第２９条の規定によって、その資格を喪失したときはその限りではない。

第３５条　認知症予防ナース教育関連施設の認定を受けた施設は、定められた期日までに、認知症予防ナース教育関連施設認定申請書に認定料を添えて、本学会に提出しなければならない。

第３６条　認定および更新に係る費用は次のとおりとする。なお、既納の審査料はいかなる
　　　　理由があっても返還しない。
　（１）　認定審査料　　5,000 円
　（２）　認定料　　　　20,000 円
　（３）　更新審査料　　5,000 円

第９章　規則の変更

第３７条　この規則の変更については、制度委員会の議を経て理事会で議決するものとする。

附則
この規則は、令和２年１０月４日から施行する
この規則は、令和３年２月２１日より改正施行する。
この規則は、令和３年１０月３１日より改正施行する。
この規則は、令和６年２月１８日より改正施行する。

一般社団法人　日本認知症予防学会　認知症予防専門臨床検査技師　規則

第1章　総則

第1条　日本認知症予防学会（以下、「本学会」という）では、今後急増すると想定される認知症患者に対する診療、介護や福祉に関する社会的ニーズに対応するため、認知症予防活動を推進する臨床検査技師の育成を目指し、認知症予防専門臨床検査技師育成セミナーを開講し、既定の要件を満たした者に対して認知症予防専門臨床検査技師を認定する。

第2章　認知症予防専門臨床検査技師制度委員会

第2条　認知症予防専門臨床検査技師を認定するため、認知症予防専門臨床検査技師制度委員会（以下「制度委員会」という）を設ける。

第3条　制度委員会は、認知症予防専門臨床検査技師認定の円滑な実施及び改善のための検討等を行い、必要事項について定めることができる。

第3章　認知症予防専門臨床検査技師の認定

第4条　認知症予防専門臨床検査技師の認定を申請する者は、以下のすべての要件を満たさなければならない。
（1）　日本国の臨床検査技師免許を有すること。
（2）　申請時において、本学会会員歴が2年以上であること。なお、会員歴は年度単位で計算する。
（3）　一般社団法人日本臨床衛生検査技師会（以下日臨技）が認定する認定認知症領域検査技師制度の認定者であること。
（4）　本学会の指定する認知症予防専門臨床検査技師育成セミナーの受講歴があること。
（5）　本学会の会員であること。

第5条　認知症予防専門臨床検査技師の認定審査を希望する者は、次の各号に定める申請書類を本学会に提出しなければならない。
（1）　認知症予防専門臨床検査技師認定申請書
（2）　認定認知症領域検査技師認定証の写し
（3）　認知症予防専門臨床検査技師育成セミナーの受講証明書

第6条　認知症予防専門臨床検査技師の審査は、制度委員会において書類審査を実施する。

第7条　制度委員会は、審査結果を理事会に報告するとともに、認知症予防専門臨床検査技師の認定を行う。

第8条　制度委員会が認知症予防専門臨床検査技師として認定し、認定料を納めた者に対して、本学会は認知症予防専門臨床検査技師認定証を交付し、認知症予防専門臨床検査技師名簿に登録し、氏名等を本学会ホームページにて公表する。

第9条　認定に係る認知症予防専門臨床検査技師認定料は 5,000 円とする。なお、既納の認定料はいかなる理由があっても返還しない。

第10条　認知症予防専門臨床検査技師認定の有効期間は、交付の日より5年間とする。
　2　第4条の規定によって、その資格を喪失したときはその限りではない。

第4章　認知症予防専門臨床検査技師の認定更新

第11条　本学会の認定を受けた認知症予防専門臨床検査技師は、認定を受けてから5年ごとにこれを更新しなければならない。

第12条　認知症予防専門臨床検査技師認定更新申請者は、次の各号を全て満たさなければならない。
（1）　本学会の指定する認知症予防専門臨床検査技師育成セミナーの受講歴を認定更新期間内に1回は有する事。
（2）　日臨技が定めた認定認知症領域検査技師制度の認定者であること
（3）　本学会の会員である者

第13条　認知症予防専門臨床検査技師認定更新申請者は、次の各号に定める申請書類を更新料とともに本学会に提出しなければならない。
（1）　認知症予防専門臨床検査技師認定更新申請書
（2）　認定認知症領域検査技師認定証の写し
（3）　認知症予防専門臨床検査技師育成セミナー認定期間内の受講証

第14条　更新に係る費用は 5,000 円とする。なお、既納の更新料はいかなる理由があっても返還しない。

第5章　　　認知症予防専門臨床検査技師の資格喪失

第15条　認知症予防専門臨床検査技師は、次の各号の理由により、制度委員会の議決を経て、認知症予防専門臨床検査技師の資格を喪失する。
（1）　認知症予防専門臨床検査技師の資格を辞退したとき
（2）　認知症予防専門臨床検査技師の認定更新をしなかったとき
（3）　規則第12条に定める認定更新要件を満たさないと制度委員会が判断したとき

第16条　認知症予防専門臨床検査技師としてふさわしくない行為があったときは、制度委員会の審議を経て、理事長が認知症予防専門臨床検査技師の認定を取り消すことがある。ただし、制度委員会は弁明する機会を与えなければならない。

第6章　規則の変更

第17条　この規則の変更については、制度委員会の議を経て理事会で議決するものとする。

附則
この規則は、令和5年4月1日から施行する。

下巻索引

責任編集者

●浦上克哉（うらかみ　かつや）

1989年鳥取大学医学部大学院博士課程修了、2001年鳥取大学医学部保健学科生体制御学講座・教授、2022年鳥取大学医学部保健学科認知症予防学講座（寄附講座）・教授。
一般社団法人日本認知症予防学会代表理事。総合的に認知症に取り組み、認知症予防学の確立を目指している。2022年鳥取大学学長表彰、2023年度日本臨床衛生検査技師会有功賞・特別賞。

●児玉直樹（こだま　なおき）

1999年 鈴鹿医療科学大学保健衛生学部卒業、2004年長岡技術科学大学大学院工学研究科修了、博士（工学）。
高崎健康福祉大学健康福祉学部医療情報学科助手、講師、准教授を経て、2018年新潟医療福祉大学医療技術学部診療放射線学科教授、2022年より診療放射線学科長。認知症の早期診断や予防に関する研究に従事。
日本認知症予防学会理事、日本診療放射線技師会副会長、世界診療放射線技師会理事。2009年三井住友海上福祉財団賞（高齢者福祉部門）、2010年北米放射線学会Certificate of Merit賞、2020年結核予防会結核研究奨励賞を受賞。

各章編者一覧

章	名　前	所　　属
1	浦上 克哉	鳥取大学医学部保健学科認知症予防学講座　教授
2	鵜飼 克行	総合上飯田第一病院　老年精神科
3	舟越 亮寛	医療法人鉄蕉会医療管理本部/薬剤管理部/治験管理センター、亀田総合病院薬剤部
4	深澤 恵治	一般社団法人日本臨床衛生検査技師会　専務理事
5	児玉 直樹	新潟医療福祉大学医療技術学部診療放射線学科　学科長・教授
6	浦上 克哉	鳥取大学医学部保健学科認知症予防学講座　教授
7	櫻井 孝	国立研究開発法人国立長寿医療研究センター　研究所長
8	安部 明夫	安部第一医院　院長、大分大学医学部神経内科　臨床教授
9	佐藤 厚	愛知淑徳大学健康医療科学部言語聴覚学専攻　教授
10	辻 正純	医療法人社団翔洋会 辻内科循環器科歯科クリニック　理事長
10	當山 房子	(有)福祉ネットワーク・やえやま　代表取締役
11	浦上 克哉	鳥取大学医学部保健学科認知症予防学講座　教授
12	児玉 直樹	新潟医療福祉大学医療技術学部診療放射線学科　学科長・教授

認知症予防専門テキスト 執 筆 者 一 覧 （五十音順）

名 前	所 属	執 筆 分 担
阿部 康二	BTRアーツ銀座クリニック　医師	第2章(5)
天野 宏紀	鳥取大学医学部医学科社会医学講座健康政策医学分野　講師	第1章(1)
荒井 啓行	東北大学　名誉教授	第2章(2)
池田 将樹	埼玉医科大学保健医療学部共通教育部門（脳神経内科）　教授	第4章(7)
石渡 明子	日本医科大学脳神経内科・認知症先端治療センター　非常勤講師	第4章(2)
和泉 唯信	徳島大学大学院医歯薬学研究部臨床神経科学分野　教授	第2章(8)
伊藤 泉	山梨大学医学部附属病院　検査部	第4章(3)
岩越 和紀	特定非営利活動法人高齢者安全運転支援研究会　理事長	第11章
鵜飼 克行	総合上飯田第一病院　老年精神科	第2章(1)(13)
内門 大丈	医療法人社団彰耀会　メモリーケアクリニック湘南　理事長・院長	第2章(12)
浦上 克哉	鳥取大学医学部保健学科認知症予防学講座　教授	第1章(2)(4)、第2章(11)、第4章(8)
岡﨑 亮太	島根大学医学部附属病院　検査部　副臨床検査技師長	第4章(4)
亀山 祐美	東京大学医学部附属病院　認知症センター　副センター長	第6章(1)
菊地 佳代子	香川大学医学部附属病院　認知症看護認定看護師	第8章(5)
久德 弓子	川崎医科大学神経内科学　講師	第2章(6)
河月 稔	鳥取大学医学部保健学科生体制御学講座　講師	第1章(5)、第10章(2)
児玉 直樹	新潟医療福祉大学医療技術学部診療放射線学科　学科長・教授	第4章(5)、第6章(4)、第12章
古和 久朋	神戸大学大学院保健学研究科　教授	第2章(7)
斎藤 望	社会福祉法人恩賜財団済生会新潟県央基幹病院リハビリテーション部　言語聴覚士	第9章(4)
櫻井 孝	国立研究開発法人国立長寿医療研究センター　研究所長	第7章
佐藤 厚	愛知淑徳大学健康医療科学部言語聴覚学専攻　教授	第1章(3)、第4章(1)、第9章(1)(2)(3)
管谷 由紀子	医療法人社団翔洋会脳リハビリデイサービス大泉学園はなみずき管理者・看護師	第10章(5)
鈴木 美緒	東海大学建築都市学部土木工学科　准教授	第11章
高橋 純子	北上済生会病院　脳神経内科	第2章(10)
谷口 美也子	鳥取大学地域価値創造研究教育機構　准教授	第4章(6)
積田 啓子	医療法人社団翔洋会大泉学園さくらの家　管理者	第10章(4)
寺田 整司	岡山大学学術研究院医歯薬学域精神神経病態学　准教授	第2章(4)
當山 房子	(有)福祉ネットワーク・やえやま　代表取締役	第6章(2)(3)、第10章(1)
中村 友喜	三重県立こころの医療センター　診療技術部技師長 兼 薬剤室長/感染管理室長	第3章(2)(3)(4)
並木 靖幸	特定非営利活動法人高齢者安全運転支援研究会　事務局次長	第11章
成瀬 聡	総合リハビリテーションセンター・みどり病院　病院長	第5章
西村 美穂	香川大学自然生命科学系（医学部）看護学科老年看護学　学内講師	第8章(2)
原島 哲志	本成寺安心住宅かえるハウス　介護部長	第10章(3)
別所 千枝	広島県厚生農業協同組合連合会　尾道総合病院　薬剤科　薬剤部長	第3章(7)(8)
松井 幸子	大阪信愛学院大学看護学部　教授	第8章(3)
水上 勝義	筑波大学人間総合科学研究科　教授	第2章(3)
三好 陽子	鳥取大学医学部保健学科　成人・老人看護学講座　准教授	第8章(4)
三輪 高市	鈴鹿医療科学大学薬学部　教授	第3章(1)(5)(6)
山本 美輪	香川大学自然生命科学系（医学部）看護学科老年看護学　教授	第8章(1)
横尾 則広	特定非営利法人高齢者安全運転支援研究会　事務局	第11章
涌谷 陽介	倉敷平成病院脳神経内科・認知症予防医療センター　部長・センター長	第2章(9)

認知症予防専門テキスト　下巻

2024年6月18日　　第1刷発行

監修	一般社団法人 日本認知症予防学会
責任編集	浦上克哉　児玉直樹
発行者	松嶋 薫
発行・発売	株式会社メディア・ケアプラス 〒140-0011　東京都品川区東大井3-1-3-306 Tel 03-6404-6087　Fax 03-6404-6097 http://media-cp.jp
印刷・製本	日本ハイコム株式会社

落丁・乱丁はお取り替え致します。
ISBN978-4-908399-26-8